U0215718

中国康复医学报告
2022

主 编 王 辰

中国协和医科大学出版社
北 京

图书在版编目（CIP）数据

中国康复医学报告. 2022 / 王辰主编. —北京：中国协和医科大学出版社，2024.4

ISBN 978-7-5679-2370-6

Ⅰ.①中… Ⅱ.①王… Ⅲ.①康复医学－研究报告－中国－2022 Ⅳ.①R49

中国国家版本馆CIP数据核字（2024）第071028号

主　　编	王　辰
责任编辑	李元君　胡安霞
封面设计	邱晓俐
责任校对	张　麓
责任印制	黄艳霞
出版发行	**中国协和医科大学出版社**
	（北京市东城区东单三条9号　邮编100730　电话010-65260431）
网　　址	www.pumcp.com
印　　刷	北京联兴盛业印刷股份有限公司
开　　本	710mm×1000mm　　1/16
印　　张	17
字　　数	320千字
版　　次	2024年4月第1版
印　　次	2024年4月第1次印刷
定　　价	136.00元

编写工作组

主　编　王　辰　中国医学科学院北京协和医学院
副主编　刘　辉　中国医学科学院医学信息研究所
　　　　励建安　江苏省人民医院
　　　　赵红梅　中日友好医院
编　委　(按姓氏笔画排序)
　　　　王党校　北京航空航天大学
　　　　刘晓曦　中国医学科学院医学信息研究所
　　　　李建军　中国康复研究中心
　　　　宋元林　复旦大学附属中山医院
　　　　张洪春　中日友好医院
　　　　陈作兵　浙江大学医学院附属第一医院
　　　　陈健尔　浙江中医药大学附属第三医院
　　　　姜志梅　佳木斯大学
　　　　程　洪　电子科技大学
　　　　樊瑜波　北京航空航天大学
编　者　(按姓氏笔画排序)
　　　　马豪欣　王　薇　王艺霏　王文巧　邓景贵　冯　珍
　　　　冯芮华　刘守国　刘宏炜　刘洪举　许　航　许光旭
　　　　许志生　杜良杰　李　军　李光林　李勇强　李晓光
　　　　李海军　李雪梅　杨明亮　杨德刚　吴　军　吴　婷

吴永超　余滨宾　狄海波　邹　浩　沈　滢　张　玢
张　皓　张明明　陆　晓　陈　亮　苑亚坤　林丹花
周谋望　赵　青　胡大一　胡筱蓉　宫慧明　高　峰
高海峰　陶　静　陶春静　黄　澎　曹晓琳　曹缦婷
崔正哲　梁　康　梁一雄　蒋　青　喻洪流　温贤秀
窦祖林

统　稿　刘晓曦

前　言

医学是为恢复、维护、增强人的健康而发展出的知识、技术、艺术、学术体系。医学以"六域"和"六宝"对健康实施全方位、全过程照护。"六域"即健康照护的六个领域，包括健康促进、预防、诊断、控制、治疗、康复，简称"促防诊控治康"；"六宝"为健康照护的六个法宝，包括语言、药物、刀械、饮食、起居、环境，简称"语药械食居环"。康复是健康照护"六域"的重要组成部分，康复医学是综合运用"六宝"来促进患者从疾病所致功能障碍状态尽早、尽量恢复生理、心理健康和社会适应的知识、技术、艺术和学术体系。

当前，医学正在从"以疾病为中心"向"以健康为中心"转变。随着我国人口老龄化进程加快和慢病、伤害发生率的增加，国民对康复医疗的需求是巨大而急迫的。党的十八大以来，以习近平同志为核心的党中央把人民健康放在优先发展的战略地位，作出了实施健康中国战略、积极应对人口老龄化战略的重大决策部署，制定了一系列有关康复医学发展的国家政策，明确要求将康复纳入系统连续的一体化健康服务，实现早诊、早治、早康复，为中国康复医学的快速发展提供了重要动力和保障。但是，由于我国尚处于医疗业发展的初级阶段，现代康复医学理念尚未普及，康复医疗筹资支付机制尚不完善，康复医疗资源短缺且分布不均衡，多层次、高水平康复医学专业人才供给不足，康复医学科技创新能力不强，无法满足人民群众日益增长的康复医疗需求。发展康复医学任重而道远。在此背景下，我们撰写本书，旨在围绕健康中国战略、积极应对人口老龄化战略需求，立足"促防诊控治康"六位一体照护健康的理念，从宏观层面对我国康复医学发展作出科学、客观和简明的分析，为引导我国康复医学发展方向、推动康复医学高质量发展提供参考依据。

本书按照客观性、科学性、专业性、引导性的原则，基于数据、事实证据，全面总结我国康复医学2022年度进展，揭示存在的问题与挑战，并结合我国医学卫生健康事业发展新形势和世界康复医学发展新趋势，提出未来发展方向和建议。本书包括总报告和专题报告两个部分。在总报告中，我们系统梳理了康复医学的概念、意义与发展理念，简要回顾了我国康复医学发展历程，从供需双方分析了中国康复医疗现状，运用文献计量学方法分析了中国康复医学年度科技进展，采用主题框架法系统梳理了我国康复医学相关政策文件，在此基础上全面总结归纳了我国康复医学发展面临的机遇与挑战，提出了未来发展建议，力图展现我国康复医学发展的全貌。同时，我们选取了神经康复、骨科康复、心脏和呼吸康复、儿童康复、中医康复等发展相对成熟的子领域和康复辅助器具产业、康复医疗信息化智能化、康养结合等新兴子领域，深入介绍疾病康复治疗和康复技术方面的年度进展情况。教育是康复医学发展的重要支撑，为此我们专门设立了康复医学教育专题，系统梳理了我国康复医学教育的历史、现状和未来发展趋势。

　　本书是我国首部综合反映康复医学进展的专著，将为我国康复医学相关行政管理部门、医疗机构、社会组织制定政策和配置资源等提供决策参考，为相关科研院所、企业开展研发指引方向，为广大医务人员了解康复医学领域进展和发展方向提供重要资料。希望本书的出版，能够凝聚各方力量，共同推动我国康复医学高质量发展。

　　由于我国康复医学事业起步相对较晚，同时编写团队关注的领域有限，本书仍有不足和遗憾之处，恳请学界同仁和广大读者不吝指正。在写作过程中，我们参阅了大量文献，吸收了许多学者的研究成果，在行文中不能一一注出，在此一并致谢！

编者

2023年12月

目　录

总 报 告

第一章　康复医学概述

康复医学是医学的重要组成部分。从广义的角度出发，无论在东方还是西方，康复医学都有着悠久的历史，如针灸、导引等传统中医疗法和运动、水疗等西方康复手段。而现代康复医学体系则形成于第二次世界大战之后，并于20世纪80年代引入我国。本章将阐述康复医学的概念、意义和理念，并简要介绍中国康复医学发展历程。

第一节　康复与康复医学

一、什么是康复

"康复"（rehabilitation）一词的原意为"复原""恢复原来的良好状态""重新获得能力""恢复原来的权益、资格、地位、尊严"等。1942年，美国康复会上提出："康复是使残疾者最大限度地恢复其身体的、精神的、社会的、职业的和经济的能力。"1969年，世界卫生组织（World Health Organization，WHO）将"康复"定义为"综合和协同地将医学、社会、教育和职业措施应用于残疾者，对他们进行训练和再训练，以恢复其功能至最高可能的水平"。1981年，WHO提出新的定义："康复是应用所有措施，旨在减轻残疾和残障状况，并使他们有可能不受歧视地成为社会的整体，使残疾人重返社会。"2011年，WHO发布的《世界残疾报告》重新定义康复为："帮助经历着或可能经历残疾的个体，在与环境的相互作用中取得并维持最佳功能状态的一系列措施。"随着人口老龄化进程的加快、疾病谱的变化和康复技术的发展，康复的对象进一步拓展。2017年，WHO发布了第一部规范化康复服务指南——《健康服务体系中的康复》，对康复概念特别是康复对象有了进一步的阐述："康复是指应用一系列措施，使有健康状况的个体在与环境相互作用的过程中优化功能和减少残疾"，其中健康状况包括疾病（急性或慢性）、异常、损伤或创伤，也包括其他一些状况，如怀孕、老龄化、应激、先天异常或遗传基因易感性等。2018年，欧洲物理和康复医学机构联盟也将康复对象拓展到经历或可能经历残疾的人，提出"康复是帮助经历或可能经历残疾的个人在与环境的互动中实现并保持最佳功能的一系列干预措施"。国外也有专家学者认为："康复是当一个人因衰老或健康状况（包括慢性疾病或障碍、受伤或创伤）而在日常身体、心理和社会功能方面受到限制时所需的一系列干预措施。"

在国内，康复领域专家基于国际经验和中国实践，对"康复"概念的认识逐步深入。在20世纪80年代末，专家提出："康复即恢复之意，是应用物理方法与康复措施，使患者与伤残病人在身体上、精神上、职业上及社会活动上能得到最大限度的健康恢复，使之能改善或恢复其生活活动和参加劳动生产的能力，至少要能达到生活自理，享有与正常人同样的生活和劳动的权利。"在21世纪初，专家对康复的措施、核心与目标有了更明确的阐述，认为康复的主要含义包含四个方面：①采用综合措施。②以残疾者和患者的功能障碍为核心。③强调功能训练、再训练。④以提高生活质量、回归社会为最终目标。近10年来，不同版本的康复医学教材陆续出版，在上述四个含义的基础上，对康复的过程目标进行了阐述，如强调"达到或保持最佳功能水平""达到个体最佳生存状态"等。也有专家结合疾病的种类进一步提出："康复是急性病能够加快康复，慢性病能够在疾病长期存在的情况下动员机体能力和代偿，使其身体、心理和社会适应能力得到维护和提升""康复是急性病在时间上、慢性病在功能上，尽可能使患者的生理、心理和社会适应能力改善"。

纵观国内外不同组织和专家对康复概念的界定，可以发现，随着时间的推移，康复的对象越来越广泛，已由残疾者扩展到包括病、伤、残者和怀孕、老龄等具有健康状况的人，但在本质上都属于存在功能障碍的人。从目的来看，康复旨在恢复和优化人体功能，不是"治愈疾病"而是获得最大程度功能恢复，从而促进生理、心理健康和社会适应。从干预措施来看，由于康复对象的特殊性，需要建立多学科的干预方法体系，涉及医学、工程、教育、社会、职业等综合手段。从属性来看，大部分专家描述的康复是一个过程，是功能障碍状态得以恢复的过程，而"最佳功能""最佳水平""最高潜能"等词汇则体现了恢复的程度，当人体出现功能障碍时，无论是处于急性期、稳定期、恢复期，通过综合的康复手段可以尽早、尽量恢复功能，以实现维护健康的目标。因此，康复具有跨学科的特征，是综合运用医学和非医学的干预措施，促进患者从功能障碍状态尽早、尽量恢复生理、心理健康和社会适应。

二、什么是康复医学

康复医学在国外常表述为"Physical and Rehabilitation Medicine""Physical Medicine and Rehabilitation""Rehabilitation Medicine"等，我国常用的表述有

"康复医学"和"物理医学与康复",本报告统称为"康复医学"。尽管在国际上现代意义的康复医学已发展80多年,但尚未形成公认的康复医学定义。"康复医学"是"康复"和"医学"的组合,其属性是一门医学的分支学科。与涉及医学、工程、教育、社会、职业等多学科的"康复"相比,"康复医学"突出了医学手段在康复中的作用,是运用医学干预措施实现患者康复的医学学科。

医学是为恢复、维护、增强人的健康而发展出的知识、技术、艺术、学术体系。现代医学已由以疾病为原点转化为以健康为原点,由"单病"转向"共病、复合病"。根据照护对象的不同,医学包括两大类:重在照护个人健康的临床医学和以提升群体乃至人类健康利益为目标的群医学。从大医学、大卫生、大健康角度出发,医学以"六域"和"六宝"对健康实施全方位、全过程照护。"六域"即全方位健康照护的六个领域,包括健康促进、预防、诊断、控制、治疗、康复,简称为"促防诊控治康"。"六宝"即健康照护的六个法宝,包括语言、药物、刀械、饮食、起居、环境,简称为"语药械食居环"。

康复医学是医学的重要组成部分,具有独立的理论基础、评估方法和治疗技术,是以研究所有年龄段患者的残疾状况及共病为主要任务,促进患者从疾病所致功能障碍状态尽早、尽量恢复生理、心理健康和社会适应的知识、技术、艺术和学术体系。康复医学以"六域"中的"康复"来照护健康,但又与其他五域"促防诊控治"浑然一体,相辅相成,不可割裂,共同实现全方位-全过程的健康照护目标。与"促防诊控治"相同,康复医学同样需要运用"六宝"来实现功能障碍的解决或减轻,但在"六宝"的具体内容上,又有其特点。例如,在语言方面,康复侧重于教育患者养成健康的生活方式,戒烟,戒酒,规律用药,鼓励坚持康复训练;在药物方面,为患者实施稳定期维持用药;在刀械方面,运用助行器、功率车、呼吸训练器等康复辅具;在饮食方面,强调摄入优质蛋白质,长期遵守疾病饮食要求等;在起居方面,实施家居改造,实现老人和残障人士友好等;在环境方面,进行气候康养等。通过综合运用"六宝",康复医学可以最大限度解决或减轻功能障碍患者的损伤和活动限制,恢复或保持患者相对较好的生理、心理状态和社会适应,从而实现达到最佳生命状态的目标。

第二节　康复医学的意义与理念

一、康复医学的意义

（一）满足日益增长的康复需求，推进健康中国建设、积极应对人口老龄化

任何人在生命中的某个时刻都可能需要康复，无论其是否经历过伤害、疾病或者功能随着年龄的增长而下降。当前，全球有大量和持续增加的未满足的康复需求，而对中、低收入国家，这些需求的影响将更加深远。根据《柳叶刀》相关文章显示，随着人口老龄化进程加快和慢病、伤害发生率增加，2019年全球范围具有康复服务需求的人数达到24.1亿，相当于全球人口的1/3，其中肌肉骨骼疾病、视听觉障碍、神经系统疾病、精神障碍、慢性呼吸系统疾病对康复的需求位列前五位。在我国，据测算，2017年约1.3亿慢性病患者有医疗康复需求，到2030年我国慢性病患病率将高达65.7%，其中80%的患者需要康复。我国第七次人口普查公报显示，2020年中国60岁及以上老年人口数量达到2.64亿，占比为18.7%，到2033年将进入重度老龄化阶段。人口老龄化伴随着多发性疾病的增加，将导致更多的老年人出现功能受限，意味着人们将会有更长的残疾生存年限，随之而来的将是康复需求激增。我国约有8500万残疾人，而调查发现，41.46%的残疾人康复需求未得解决，其中需求最高的是医疗服务与救助。

《"健康中国2030"规划纲要》提出，要强化早诊断、早治疗、早康复，《健康中国行动（2019—2030年）》也明确将康复与预防、治疗、健康促进一起纳入系统连续的一体化健康服务。然而，我国康复需求已经大大超出现有健康服务体系所能承受的范围，存在巨大的供需差距。因此，加快发展康复医学，推广康复医学理念、方法和技术，培养康复医学人员，推进康复医疗工作，对于满足我国居民日益增长的康复医疗需求、全面推进健康中国建设、实施积极应对人口老龄化国家战略具有重要意义。

（二）健全医学体系，实现全方位连续性照护健康

康复医学是医学的重要组成部分。50多年前，现代康复医学之父，美国的腊斯克教授曾提出，应当使康复的理念和基本技术成为所有医院医疗计划的组成

部分，也应当使之成为所有医师医疗手段的组成部分。从群体角度来看，康复医学几乎贯穿于"促防诊控治"的各个过程，包括从患者发病前的预防、疾病的诊断、起病早期的积极干预、疾病过程中系统功能的关注和维护，到残疾的预防及功能、能力的促进及代偿。从个体角度来看，康复医学是实现连续性健康照护中不可或缺的力量。例如，在疾病的急性治疗期，应当考虑残疾的预防和病情稳定后的功能恢复（康复）问题，而在康复医疗期间，不但要强调残疾的预防，也应当进行必要的临床治疗。

然而相较于其他医学分支，康复医学在我国的发展仍处于滞后状态。管理部门、医疗机构把时间、精力和资源重点放在了疾病诊疗上，对于康复则经常持可以或缺的态度。我国医疗体系，包括医院中康复体系的规划和建设或缺乏或不足，运行水平低下。由于观念转型的滞后，我国医学界对于康复医学的重视程度仍有较大提升空间。当前医学正在从"以疾病为中心"向"以健康为中心"转变，以前是以疾病的诊断、治疗、预防为主，现在是以健康为出发点，在疾病状态要恢复健康，存在致病危险因素时要去除危险因素维护健康，在相对健康时要增强健康。要实现全方位连续性健康照护，必须发展好康复医学，补短板、强弱项，使之在"促防诊控治康"中发挥重要作用。

（三）减少健康风险，降低经济和社会负担

康复医学覆盖整个生命历程，从出生到临终关怀，都需要康复医疗服务的介入。更长的预期寿命与不断增长的重度残疾生存率，以及慢性病流行率的上升，意味着与功能受限有关的健康负担问题将不断增加。发展康复医学，推动康复医疗服务全覆盖，有利于缩短患者住院时间、减少再入院、预防高代价和潜在的致命性并发症，有助于减轻与长期住院和健康并发症有关的社会和健康风险。国际社会普遍认为，投资康复是一种很好的社会资源分配方式，发展康复医学具有十分重要的理论与现实意义。康复医学具有低投入和高产出的明显优势，社会资源占有率低，发展康复医学不仅可以减少国家医疗支出和家庭负担，还可以提高残疾患者、慢性病人群及老年人的生活质量。康复医学通过综合的干预措施，最大限度恢复个体功能，适应所处的健康状况并尽可能保持独立和积极的心态，使人们更多地参与教育、就业和社区生活。当个体回归工作或恢复其他角色能力时，将降低正在接受的由社会、个人或家庭提供的保健和支持的相关成本，并重建经济价值，贡献社会力量。因此，康复医学将带来深远的健康、社会和经济利益，对推动国家整体经济社会发展具有重要意义。

二、康复医学的理念

（一）以健康为中心实现功能康复

医学正在从"以疾病为中心"向"以健康为中心"转变。健康是人的一种良好的生命状态，包括人的身体健康、心理健康、人际和谐与环境友好。康复医学坚持以健康为中心的理念，注重患者的主体化需求，聚焦人体功能，不以治愈疾病为目标，而是激发身体潜能、恢复和谐功能，侧重于功能的评估、训练、重建、代偿、调整和适应，通过最大程度地恢复功能来改善个人的健康水平与生活状况，实现照护健康的目标。

（二）多学科协作

康复医学自诞生以来就体现了多学科协作的理念。在早期，将物理学原理和方法引入康复。近年来，科技的进步促进了康复医学的快速发展，医工结合的多学科团队共同研发康复技术已成为国内外业内人士的共识，如生物芯片技术、脑机接口、康复机器人、计算机辅助认知训练等，对人体功能测定、评估、训练、重建、补偿、调整和适应，对通过恢复运动、语言、心理、认知以及个人自立所需的其他功能，都将带来不可替代的巨大推动作用。康复医学科与骨科、神经内科、呼吸与危重症医学科、心血管内科等学科交叉渗透、密切协作，开展早期康复介入治疗，对预防残疾发生、减轻伤残程度发挥了重要作用。康复医学与中国传统医学的融合越来越被认同，并已逐步影响世界。

（三）多领域紧密融合

正如前文所述，医学从"促防诊控治康"维护健康，这六个领域浑然一体、不可分割。在全世界，无论高收入国家还是中低收入国家，都面临巨大的、持续增加的、未满足的康复医疗需求。联合国2030年可持续发展目标提出了实现全民健康覆盖的目标。全民健康覆盖需要根据全民的健康需求，在"促防诊控治康"六个医学领域提供基本的服务。鉴于康复医疗发展相对滞后的状况，WHO提出"将康复融入卫生健康体系"的倡议，把康复作为全人类健康战略，提升康复意识，扩大康复医疗规模，提高康复医疗服务可及性，实现全生命期和全方位健康维护。

（四）早期、主动、全面康复

为最大程度地恢复患者功能，重返社会，康复医学遵循早期、主动、全面的理念。"早期康复"即康复医疗措施应当尽早尽快实施，在临床救治的第一阶段就要根据患者病情选择预防性康复、助力性康复等适宜的康复医疗措施。"主动康复"即鼓励患者积极主动参与到康复医疗过程中，通过患者、医护、治疗师、家庭其他成员和社会力量的共同努力，使患者功能得到最大程度的恢复。"全面康复"最早由美国的腊斯克等提出，是指将医疗对象视为一个整体的人，对他进行全面的治疗，不但解决躯体问题，而且关注其心理的、社会的、职业的和教育的问题。"全面康复"强调要考虑到人体自身、人与自然、人与社会的综合因素。

（五）个体化、精准康复

康复医学需要紧密结合个体的功能状况，制订和施行覆盖所有病程、有针对性、连续性、综合性的康复方案，能够在正确的时间给予患者最恰当的康复治疗。精准医学是以个体化医疗为基础，基于基因组测序技术以及生物信息与大数据科学，快速发展起来的新型医学概念与医疗模式。精准康复的本质是精确寻找到疾病和功能障碍的原因和治疗靶点，实现个体化精准治疗，使康复医疗模式从粗放型向精准型转变，提高功能恢复的效益。

第三节　中国康复医学发展历程

康复医学特别是现代康复医学在中国的发展呈现"起步晚、发展快"的特点，按照发展脉络大致分为三个阶段。

一、萌芽阶段

新中国成立后，苏联先后派出多批理疗专家来华工作，在北京、沈阳、大连等城市举办多期培训班，重点学习理疗、体疗和疗养学，为我国早期康复医学的发展培养了骨干力量。此后数十年，在全国各地培训专业技术人员，开拓了新的学科领域，主要围绕专业运动员及群众体育运动中运动创伤的防治方案，以及医疗体育在心血管系统、呼吸系统疾病中的临床应用展开研究，在物理因子的临床应用上也颇有建树。

1958年中华医学会理疗学会筹备委员会在北京成立，首次进行了全国范围的学术交流。1963年卫生部成立了理疗、疗养、体疗专题小组，成为卫生部的咨询和工作机构。1978年，中华医学会理疗分会正式成立。

总体来看，这一阶段我国康复医学发展尚处于萌芽阶段，康复机构和人员、康复手段措施等都非常有限。

二、初步发展阶段

20世纪80年代，我国引进现代康复医学，并同我国传统康复医学相结合，我国康复医学工作开始起步。1982—1983年，卫生部组团出国访问，了解康复医学的进展情况和立法、管理工作的经验，初步意识到中国医疗服务体系不完整，缺乏康复医学。随后，卫生部提出选择若干综合医院、疗养院试办康复医疗机构，通过试点，逐步推广。1984年3月，中国残疾人福利基金会成立；与此同时，经国务院批准中国康复研究中心开始筹建。1987年1月，全国卫生厅局长会议提出，在建设具有中国特色的社会主义卫生事业过程中，康复医学应当和预防、医疗、保健等协调发展。1988年10月，中国康复研究中心正式成立，成为现代康复医学事业的开端。

制定康复医学相关政策法规，从国家层面推动康复医学发展。1990年12月，第七届全国人民代表大会常务委员会第十七次会议通过了《中华人民共和国残疾人保障法》，为我国康复医学的发展奠定了法律基础，对于培养康复医学专业人才、设置康复医学医疗机构及其网络等问题都作了明确的规定。1991年7月，为贯彻执行《中华人民共和国残疾人保障法》，卫生部、民政部、中国残疾人联合会联合印发了《康复医学事业"八五"规划要点》，先后采取了一系列的具体措施，推动康复医学事业的发展。卫生部在医院评审工作中要求，三甲医院应当建立康复医学科，有力地推动了各级医院康复医学科的建设和发展。

这一时期康复医学相关社会组织明显增加，在促进学术交流方面发挥了重要作用。1983年4月，卫生部批准成立中国康复医学研究会，在中国康复医学发展历程中具有里程碑意义。1988年9月，经国家科委批准，学会正式改名为中国康复医学会。1995年6月，中华医学会理疗分会更名为中华医学会物理医学与康复学会。

三、快速发展阶段

2008年四川汶川地震是中国康复医学大踏步发展的重要时间节点。当时卫生部领导及时判断，对地震伤员采取了"大救治、大转移、大康复"的处理举措。康复概念的引入，在地震伤员早期康复和近万名地震伤员后续功能恢复中起到了极其重要的作用，也间接推动了中国康复医学的发展，国家和社会对康复医学给予了高度关注，为康复医学发展带来了机遇。2009年全国医政工作会议上明确提出，康复医疗是中国医疗服务体系的最大短板。2009年4月，中共中央、国务院发布《关于深化医药卫生体制改革的意见》，强调预防、治疗、康复三结合，确认康复医疗的地位，是我国康复医学发展的里程碑。2011年8月，卫生部医政司启动建立完善康复医疗服务体系试点工作，明确提出了"分层级医疗"和"分阶段康复"的理念。

进入新时代，康复在国家战略与政策中的地位不断提升。2012年，卫生部印发了《"十二五"时期康复医疗工作指导意见》，为之后五年的中国康复医疗体系建设指明了方向。此后，国家发布一系列推动康复医学全面提速发展的纲领性文件，如《"十三五"深化医药卫生体制改革规划》《"十三五"卫生与健康规划》《"健康中国2030"规划纲要》《健康中国行动（2019—2030年）》等，明确将康复与预防、治疗、健康促进一起纳入系统连续的一体化健康服务，强化早诊断、早治疗、早康复，要求强化康复医疗工作前移和下沉，进一步推动医疗保险进入康复等。2021年6月，国家卫生健康委、国家发展改革委等八部门联合印发《关于印发加快推进康复医疗工作发展意见的通知》，要求健全完善康复医疗服务体系，加强康复医疗专业队伍建设，提高康复医疗服务能力。党的二十大报告指出，要推进健康中国建设，实施积极应对人口老龄化国家战略。这些宏观政策为中国康复医学的快速发展提供了重要的动力和保障。这一时期，我国康复医疗机构、康复医学科、康复医师、康复治疗师的数量都得到一定程度的提升，但与满足日益增长的康复医疗需要相比仍有较大差距，同时其他相关临床学科医师对康复医学的认识和实践应用也有待提升。

在加强康复医疗服务建设的同时，我国康复医学科研工作也得到了快速发展。国家层面设立了多项攻关课题、支撑课题、国家重点研发项目等重点和重大项目，国家自然科学基金项目中设立康复医学专业目录，支持康复医学的发展，康复医学领域的科研论文数量明显增加、各级奖励项目不断完善、专利授权数量增加。然而，作为全球康复辅具需求人数最多、潜力最大的国家，我国现阶段使用的高端康复辅具仍然被美国、日本等发达国家所垄断，国产辅具种类少、品牌认可度不高、质量参差不齐。我国康复医学高层次人才的培养体系逐步建立，招录的研究生数量明显增多，但康复医学专业人才的专业化、标准化和国际化水平有待提升，需要优化康复教育相关院校类型结构、完善康复医学学科专业体系和课程体系、建立康复人员考核和认证体系等。

　　我国康复医学走上了提速发展之路，在政策保障、医疗体系、科研与教育等方面都取得了积极进展。然而，与国外发达国家相比，我国康复医学事业在发展理念、康复医疗供给与质量、人员数量与素质、科技创新与研发应用、社会认同等各个方面仍然存在较大差距，亟待政府、医学界、社会共同努力，推动康复医学事业高质量发展，全方位保障人民健康。

第二章 中国康复医疗现状

第一节 中国康复医疗需要及利用现状

康复医疗作为健康干预的措施之一，旨在减少有健康问题人群的残疾状态并优化其与环境的相互作用。康复医疗不仅适合残疾人或有长期障碍或有生理障碍的人，也是对任何有急性或慢性健康问题的人以及有限制身体功能的障碍或损伤的人的一项基本卫生服务。相关研究显示：世界上至少每三个人中就有一个人在疾病或受伤过程中的某个时候需要康复医疗。尤其随着人口老龄化和非传染性疾病的日益流行，各国对康复医疗的需求仍在不断增长。

一、我国康复医疗需要现状

康复医疗需要是指依据人们的健康状况与"理想健康水平"之间存在的差距而提出的客观需要，不考虑实际支付能力。需求则基于个人的支付意愿和支付能力，但目前尚未有相关研究来调查不同人群对康复医疗的需求。因此本报告主要对康复医疗重点人群的需要现状进行初步分析。

（一）慢性病人群

慢性病是严重威胁我国居民健康的一类疾病，已成为影响国家经济社会发展的重大公共卫生问题。无论收入和年龄如何，慢性疾病都是导致残疾和死亡的主要原因。康复是预防、治疗、康复、健康促进等一体化慢性病防治服务的一项重要内容，有助于最大程度减轻或减少慢性病（如心血管疾病、癌症和糖尿病）的严重影响，为人们提供自我管理策略和所需的辅助器具，或解决疼痛或其他并发症，促进健康老龄化。

根据国家卫生健康统计年鉴数据显示，2008年、2013年和2018年我国慢性病患病率分别为157.4‰、245.2‰和342.9‰，在不考虑其他因素的情况下，平均每年增长18.55个千分点，由此预测2022年我国慢性病患病率约为417.1‰。《2018年全国第六次卫生服务统计调查报告》显示，80%的慢性病患者需要康复医疗。由此可大体估算我国慢性病患病人数约为5.9亿，需要康复医疗人数约4.7亿。

（二）老年人群

老龄化是人类发展的胜利，延长人均期望寿命是人类最伟大的成就之一。随着营养、卫生、医药、保健、教育和经济生活水平的提高，人们的长寿已成为可能。联合国《2022年世界人口展望》报告中显示，2022年全球65岁及以上人口为7.71亿，是1980年（2.58亿）的3倍；预计到2030年，老年人口将达到9.94亿，到2050年将达到16亿。中国作为世界人口最多的国家，老龄化程度在全球已经处于中上水平。2017—2022年，中国65岁及以上老年人口数从2017年的15 961万人增加到2022年的20 987万人，占全国总人口数量比例从11.40%增长到14.87%（图2-1）。据测算，预计"十四五"时期，60岁及以上老年人口总量将突破3亿，占比将超过20%，进入中度老龄化阶段。2035年左右，60岁及以上老年人口将突破4亿，在总人口中的占比将超过30%，进入重度老龄化阶段。人口老龄化的一个严重后果是慢性病发病率的增加，以及由此导致的残疾和死亡。根据我国第七次全国人口普查数据显示，调查登记的25 523 101名老年人中不健康、生活不能自理的老年人598 118人，老年人口失能率为2.34%，比第六次全国人口普查下降0.61个百分点，年均下降了0.061个百分点，由此预测2022年老年人口失能率为2.22%，老年人口失能数约为465.91万人。

由此可见，我国老年人口基数大、增长速度快、失能群体数量庞大，是康复医疗需要的主流群体。基于老年人口规模持续扩大和对健康服务的迫切需求，

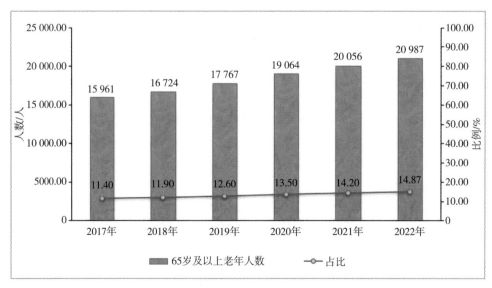

图2-1　我国2017—2022年老年人口数及占总人口比例趋势

2019年国家卫生健康委印发《关于建立完善老年健康服务体系的指导意见》,将康复护理与健康教育、预防保健、疾病诊治、长期照护、安宁疗护作为综合连续、覆盖城乡的老年健康服务体系的重要内容之一,从政策层面也将激发老年人康复医疗的需要。

(三)残疾人群

残疾是痴呆、失明或脊髓损伤等健康状况与一系列环境和个人因素相互作用的结果,可分为视力残疾、听力残疾、言语残疾、肢体残疾、智力残疾、精神残疾和多重残疾。据估计,目前有13亿人(占全球人口的16%)患有严重残疾,由于非传染性疾病的增加和人们寿命的延长,这个数字还在增长。根据历年《中国残疾人事业统计年鉴》结果显示,2017—2021年,我国已办理残疾人证数由2018年的3566.20万人上涨到2021年的3804.92万人(图2-2),其中60岁以上的残疾人占比44.75%(图2-3),一、二级残疾等级的占比为44.31%(图2-4),肢体残疾占比53.55%(图2-5),呈现出高龄、自理能力偏低的特征。目前得到精准康复服务的残疾人有831.8万人,仅占总数的21.9%。而研究显示仅1.14%的中国残疾人不需要康复服务,由此预测我国残疾人群的康复需要人数为3761万人。

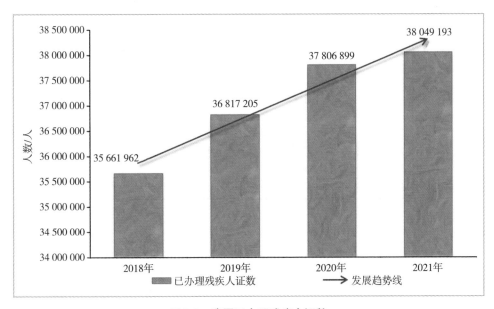

图2-2 我国已办理残疾人证数

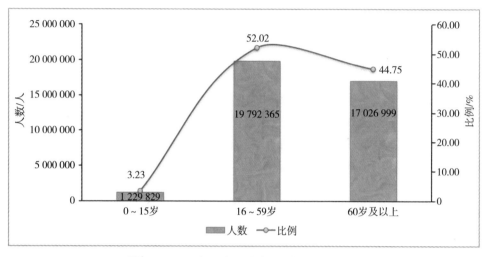

图2-3　2021年已办理残疾证人年龄分布情况

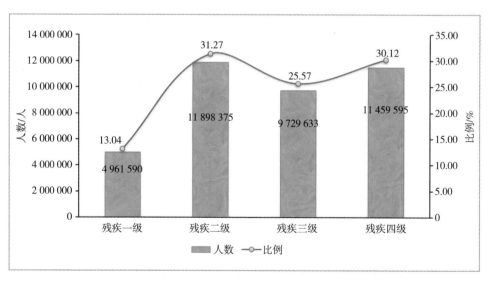

图2-4　2021年已办理残疾证人残疾等级情况

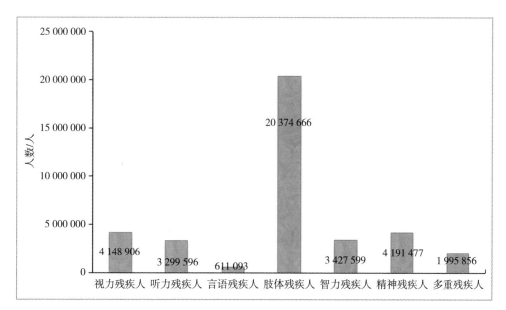

图2-5　2021年已办理残疾证的残疾类别人数分布情况

（四）妇幼人群

1. 产妇

产妇在分娩后，其生殖、消化、泌尿等系统均会产生变化，需要有效的康复护理措施来促进其产后的身心康复，产后康复护理不仅有利于产妇身体、精神的快速恢复，还能提高产妇和婴儿的生活质量。一项在重庆市进行的产妇家庭问卷调查显示，认为需要产后康复的比例为96.53%。2022年我国全年出生人口956万，预测产后康复需要人数约923万。产后康复在我国发展时间尚短，随着全面"三孩"政策的实施及母婴健康行业的高速发展，产后康复的社会需求将会不断扩大和升级。

2. 儿童（出生缺陷儿童）

新生儿出生缺陷病种多、病因复杂，目前已知的病种超过8000种，包括脑瘫、先天性心脏病、肢体残疾、苯丙酮尿症、听力障碍和髋关节发育不良等，我国每年新增出生缺陷儿约90万。通过三级预防的先天性疾病筛查和诊断，并对这部分新生儿及早进行康复护理干预，可显著减少儿童残疾，提高患儿生存质量。据估算，我国出生缺陷总发生率约5.6%，2022年全年出生人口956万，预测出生缺陷人数为53.54万。尤其是脑瘫儿童功能障碍具有多样性、复杂性的特点，常伴有感觉、知觉、认知、交流和行为障碍以及癫痫和继发性肌肉、骨骼等问题，导致我国脑瘫儿童的康复医疗需求量巨大。2018年《全国出生缺陷综合防治方案》中提出将出生缺陷防治融入所有健康政策，促进公平可及、人人享有，并将康复纳入出生缺陷综合防治全程服务之一，也将逐步提高患儿家庭对出生缺陷康复医疗的需要。

3. 精神及行为障碍儿童

儿童的精神和行为障碍主要包括孤独症、多动障碍、失语症、口齿不清、语言错乱等语言障碍，刻板运动障碍，以及学习障碍等幼年时期引发的人格及行为障碍。其中多动障碍和孤独症在我国儿童患病率高达6.4%和7‰。对多动症儿童执行障碍康复训练是以抑制冲突为基础，通过提高患儿在抑制任务中的表现及大脑活动，并迁移至日常活动中，达到增强患儿控制能力的目的。儿童孤独症缺乏有效的药物治疗，目前主要治疗途径是康复训练，最佳治疗期为6岁前，如能在3岁前接受科学干预，可不同程度改善患儿症状和预后。调查显示，随着国家对孤独症基本知识的普及和宣传，引导家长积极主动接受孤独症筛查、诊断和干预服务，将进一步扩大孤独症人群的康复医疗需要。

（五）术后人群

研究发现，康复医学不仅在治疗心血管疾病、糖尿病、脑卒中和精神疾病等慢性病具有明显效果，对一般外科手术，特别是骨科手术患者、运动损伤患者的功能恢复也具有显著效果。骨科和运动损伤康复是康复医学的重要分支，但骨科治疗和骨科康复的发展存在不平衡，骨科治疗的技术日新月异，尤其是骨科手术的发展处于国际领先水平，但患者的疗效与国外相比仍存在很大差异，主要原因可能是术后康复医疗的利用不足。例如，由于临床医师没有康复医学理念或者没有康复医疗人员的指导，患者固定石膏的时间较长，导致术后恢复的时间长，造成关节粘连和本体感觉的缺失，为后续的康复带来困难。2021年我国住院患者手术人次数为8103.11万人次，骨科医院和康复医院的出院人次数为255.08万人次，说明术后患者也是康复医疗需求的重要人群。

二、我国康复医疗利用现状

康复医疗不仅是康复医学科和康复医师的工作，还应该贯穿于临床医生的诊疗过程中。国家卫生和计划生育委员会早在2013年就发布了《关于印发四肢骨折等9个常见病种（手术）早期康复诊疗原则的通知》，将早期康复内容纳入四肢骨折、运动创伤、髋/膝关节置换、手外伤、周围神经损伤、脊髓损伤、脑外伤、脑出血的临床路径，帮助临床医师建立早期康复意识，推动康复医学科与其他临床科室的密切合作来提高疾病诊疗效果。虽然多学科康复并不总是必要的，但它已被证明在许多疾病的管理中有效，特别是那些慢性、复杂或严重的疾病。

目前我国对康复医疗利用的统计监测主要集中在康复医学科（康复医院和疗养院均计入康复医学科）的门诊和住院服务，尚未完全纳入临床治疗中的康复利用情况。鉴于数据可获得性，本部分内容重点分析我国康复医学科门诊和住院服务利用情况。

（一）康复医学科门急诊服务利用情况

我国康复医学科门急诊服务利用逐年增长，但在医疗机构门急诊人次数分科占比排名中位次较低。2017—2021年，我国康复医学科的门急诊诊疗人次数从4547.16万人次增长到5700.62万人次（图2-6）。康复医学科占医疗卫生机构分科门急诊人次数的占比从0.83%上升到0.95%，但是2017年和2021年康复医学科的门急诊服务利用人次数占比在22个科室中均排名16，名次没有变化。

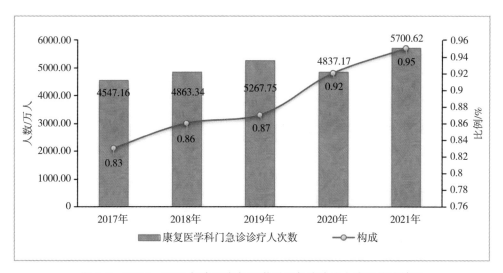

图2-6 2017—2021年我国康复医学科门急诊诊疗人次及构成情况

（二）康复医学科住院服务利用情况

康复医学科住院服务利用逐年增长，但床位使用率降低。2017—2021年，我国康复医学科的出院人次数从346.41万人次增长到442.29万人次（图2-7）。康复医学科占医疗卫生机构分科出院人次数的占比从0.83%上升到0.95%，2017年和2021年康复医学科的出院人次数构成在22个科室中均排名第9。床位使用率从2017年的67.9%下降到2020年的63.40%，2021年又回升到66.03%，但仍低于2017年。

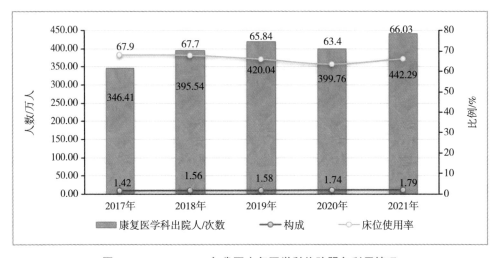

图2-7　2017—2021年我国康复医学科住院服务利用情况

第二节　中国康复医疗供给现状

一、康复医疗资源现状

（一）康复医院

康复医院数量呈逐年增长趋势，但占比较低。2017—2021年，我国康复医院的数量从552家逐渐增加到810家，康复医院占全部医疗机构数量的比例从0.056%增长到0.079%（图2-8），虽然占比整体较低，但呈逐年增加的趋势。

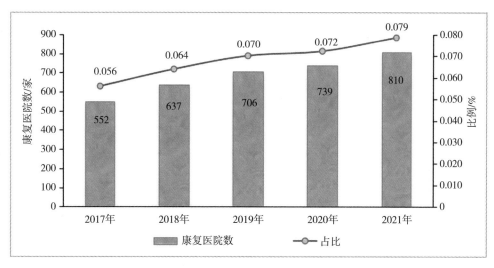

图2-8　2017—2021年我国康复医院数量及占比情况

（二）人员

康复医师数量逐年增加，但占比较低。2017—2021年，我国康复医学科（含康复医院和疗养院）执业（助理）医师的数量从3.05万人逐渐增长到5.57万人，增长了近1倍。康复医学科执业（助理）医师占全部执业（助理）医师数量的比例从0.0%增长到1.30%，虽然占比整体较低，但呈上升趋势（图2-9）。

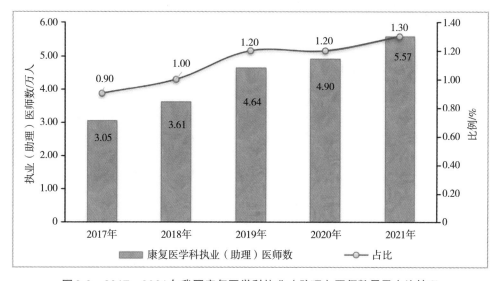

图2-9　2017—2021年我国康复医学科执业（助理）医师数量及占比情况

（三）床位

康复床位数逐年增长。2017—2021年，我国康复医学科（含康复医院和疗养院）床位数从214 980张增长到327 717张，康复医学科床位数占全部床位数的比例从2.71%增长到3.47%（图2-10）。

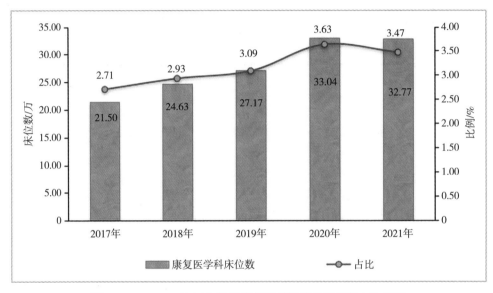

图2-10 2017—2021年我国康复医学科床位数量及占比情况

（四）万元以上设备

万元以上康复设备逐年增长，但占比降低。2017—2021年，我国康复医院万元以上设备数从40 241个逐渐增长到61 180个，康复医院万元以上设备数占我国医疗卫生机构万元以上设备数的比例从0.61%降至0.58%（图2-11）。

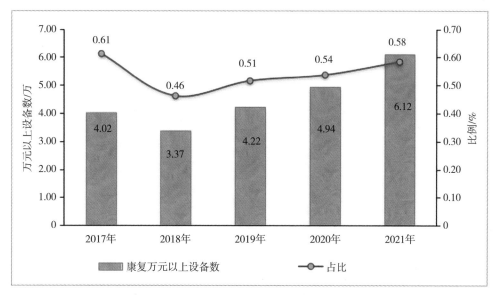

图2-11　2017—2021年我国康复万元以上设备数量及占比情况

（五）财政拨款收入

康复医院财政拨款收入逐年增加，但占总收入的比例低于全国医疗机构平均水平。财政拨款收入指康复医院从主管部门或主办部门取得的财政性事业经费，包括定额和定项补助。2017—2021年，从绝对值看，康复医院财政拨款收入呈逐年增长趋势，由145 250万元增长到307 689万元。从占比看，2017—2019年，康复医院财政拨款收入占康复医院总收入的比例逐年下降，2020—2021年有所上升，但各年度占比均低于全部医疗机构财政拨款收入占总收入的比例；与整体专科医院相比，除2020年外，其他年度康复医院财政拨款收入占康复医院总收入的比例均高于专科医院平均水平（图2-12）。

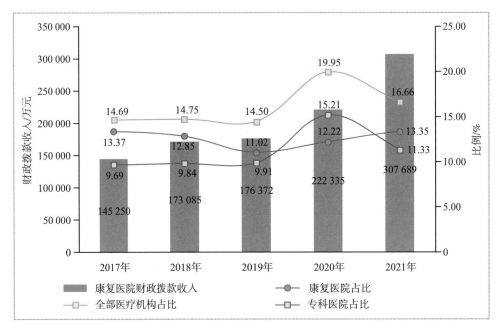

图2-12　我国康复医院财政拨款收入及占比情况

二、康复医疗提供模式

康复医疗模式作为康复医疗提供方的载体，对康复医疗需求的释放具有重要支撑。我国康复医疗发展已经初具规模，目前各地主要探索形成了综合医疗机构医康融合模式、专科医疗机构康复模式、社区康复模式、居家康复模式和康复医疗分级诊疗模式五种发展模式（表2-1）。

表2-1　五种康复医疗提供形式对比

提供形式	综合医疗机构医康融合模式	专科医疗机构康复模式	社区康复模式	居家康复模式	康复医疗分级诊疗模式
功能定位	开展早期康复治疗，与相关临床科室充分融合，将康复贯穿于疾病诊疗全过程，提高医疗效果，促进患者快速康复和功能恢复	提供专科化、专业化康复服务	提供基本康复服务，健康教育等	以基层医疗卫生机构为依托，实行居家康复医疗、日间康复训练、康复指导等	不同医疗机构之间定位明确、分工协作、上下联动
服务对象	疾病急性期、恢复早期患者	经过治疗且后续需恢复、症状较重的患者	经过治疗且后续无须住院恢复、症状较轻的患者	失能或高龄老年人、慢性病患者、重度残疾人等有迫切康复医疗服务需求的人群	诊断明确、病情稳定或者需要长期康复的患者
介入时间	疾病急性期	疾病亚急性期	疾病恢复期	疾病恢复期	全流程
特点	专科化、专业化、协同性	开展早、拥有成熟专业的医学背景和临床路径、预防并发症	低水平、广覆盖、可及性强	便民性、利民性	广覆盖、全流程、高效利用康复医疗资源

（一）综合医疗机构医康融合模式

综合医疗机构医康融合模式是一种常见的组织形式，指综合医院中设立的康复医疗科室或分部，与相关科室密切合作，为病伤急性期、恢复早期的有关躯体或内脏器官功能障碍的患者提供临床早期的康复医学专业诊疗服务。

在医康融合模式下，康复贯穿于疾病诊疗全过程。患者在医院接受治疗期间，由医师、护士、康复治疗师为患者共同制订治疗方案，对患者进行健康宣教与康复治疗。患者在术后或者伤后的短时间之内接受康复医疗，在疾病的早期介入康复治疗，有效促进患者及时恢复运动功能，缩短恢复时间，减少并发症的产生。

综合医疗机构医康融合模式相较于专科医疗机构康复模式，其优势在于综合医疗机构同时拥有临床科室与康复治疗科室，在各科室互相配合下，既可以充分发挥院内人才和设备的作用，有利于早期实行康复医疗，又可以提高疗效预防继发性残疾的发生，可有效提高患者的日常生活能力和改善功能障碍。目前公立综合医院和非公立综合医院大多均设有康复治疗科室，逐步形成以神经康复、骨科康复、心肺康复、烧伤康复等学科为主研方向的康复领域。

（二）专科医疗机构康复模式

专科医疗机构康复模式以诊断明确、疾病稳定期或者需要长期康复的患者为主，提供专科化、专业化康复服务。2021年国家卫生健康委、国家发展改革委等八部委联合发布的《关于印发加快推进康复医疗工作发展意见的通知》（国卫医发〔2021〕19号）鼓励"推动医疗资源丰富地区的部分一级、二级医院转型为康复医院"之后，专业的康复医疗机构得到快速发展。康复医疗机构按照医院注册类型分为公立康复医院和非公立康复医院。《中国卫生健康统计年鉴》数据显示，我国2011年公立康复医院146家、非公立康复医院155家，到2021年分别增长到182家和628家，十年间增长率分别高达24.66%和305.16%，非公立康复医疗机构增长速度与占比远高于公立康复医疗机构，在康复医疗机构中占据主导地位。

（三）社区康复模式

社区康复（community-based rehabilitation，CBR）于1987年被WHO首次提出，是WHO推广的一种康复战略，其核心目标是保证残疾人及其家庭获得常规服务和工作生活的机会。2004年国际劳工组织、联合国教科文组织、WHO将CBR定义为：在社区内促进所有残疾人康复，享有平等机会和融入社会的一项整体发展战略。社区康复模式是院内康复延伸到院外康复的有效衔接，主要为基层医疗机构康复治疗或居家康复，为患者提供陪伴式康复服务。服务对象为经过治疗且后续无须住院恢复的患者，如精神障碍患者、残疾人、戒毒人员等。根据中国残疾人联合会数据显示。截至2021年，我国开展社区康复服务的市辖区有1015个，开展社区康复服务的县有1671个、社区康复协调员有48.08万人。

社区机构康养融合模式基于其低水平、广覆盖、可及性强的特点，是康复体系中重要的组成部分，在康复医疗资源供应不足的情况下，发展社区康复模式对整个康复体系具有重要支撑作用。同时对于患者而言，社区康复方便、快捷，而且价廉，有利于康复效果的巩固，有利于他们回归融入家庭和社会。

（四）居家康复模式

居家康复是指康复及相关医务人员在家庭为失能或高龄老年人、慢性病患者、重度残疾人等有迫切康复医疗服务需求的人群提供专业、连续的康复、用药和护理等综合指导的康复服务。居家康复具有便民、利民、专业等特点，主要依托基层医疗卫生机构，由医务人员深入街道社区和家庭，对功能障碍者进行系统评估，结合患者身体状况作出专业的康复治疗处方，为广大居民提供更便利的康复指导，利用家庭简单的康复辅助器具完成康复训练。目前还通过"互联网＋"、家庭病床、上门巡诊等方式将医疗机构内康复医疗服务延伸至居家。

居家康复中照护者的照护能力是保障照护质量的核心，通过护理人员正确的干预和指导，提高照护者的照护能力，能使患者得到高质量的康复，减轻患者经济压力的同时，也确保了医疗资源能够得到有效的利用，继而产生一系列的社会效益。

（五）康复医疗分级诊疗模式

为改善康复患者"看病难、看病贵"的问题，缓解康复医疗资源供应不足问题，2012年卫生部指出康复医疗体系需建立分层级、分阶段的三级康复医疗体系。2021年国家卫生健康委等八部门联合发文《关于印发加快推进康复医疗工作发展意见的通知》，提出完善康复医疗服务网络，医疗机构要按照分级诊疗要求，结合功能定位按需分类提供康复医疗服务。其中，三级综合医院康复医学科、三级中医医院康复科和三级康复医院重点为急危重症和疑难复杂疾病患者提供康复医疗服务。公立三级医院要承担辖区内康复医疗学科建设、人才培训、技术支持、研究成果推广等任务，发挥帮扶和带动作用，鼓励社会力量举办的三级医院积极参与；二级综合医院康复医学科、二级中医医院康复科、二级康复医院、康复医疗中心、基层医疗机构等重点为诊断明确、病情稳定或者需要长期康复的患者提供康复医疗服务；以基层医疗机构为依托，鼓励积极开展社区和居家康复医疗服务。我国康复分级诊疗处于积极探索状态，目前主要形成了康复医联体、"互联网＋"分级诊疗等模式。

1. 康复医联体模式

康复医联体是以医联体为纽带，对康复医疗资源、管理模式进行整合及优化，使不同地区的人民共享康复医疗资源，实现康复分级诊疗模式。目前我国已逐步形成四种医联体模式，包括"远程医疗协作""跨区域专科联盟""县域医共体""城市医疗集团"。康复医联体以经济不发达、边远贫困地区为关注重点，实现康复医疗资源下沉、双向转诊目标；对康复医疗服务以不同阶段、不同级别有序管理，达到"康复回社区"的目标。

我国目前康复医疗资源不足且各地配置不均衡，康复医疗服务体系尚待改善，各级医院及康复医疗机构的定位及双向转诊关系尚待完善，康复医联体建设还有待探索与发展。

2. "互联网＋"分级诊疗模式

随着国家对"互联网＋"战略的不断推进，康复领域也开始了互联网化的探索，"互联网＋"分级诊疗是与互联网系统相融合的分级诊疗模式。通过互联网的平台，以智能化的方法，将"三级医疗网络"结合起来，以促进患者的有序就医及医疗机构之间的上下联动，共同推动分级诊疗的发展。

目前国内"互联网＋"分级诊疗模式主要有三种形式。①区域网络模式：该模式通常由政府主导建立，由区域内多家三级医院、康复医院、社区服务机构共同构成的区域三级康复服务网络，借助区域人口健康信息平台探索信息共享。②医院中心模式：该模式常见于公立综合性医院与民营康复机构之间的合作，是以一家大型综合性医院为核心构建的三级转诊网络，以医联体模式实现体系内信息共享。多为市场化运营。③互联网第三方平台模式：该模式整合几家大型医院康复科资源作为线上核心资源，借助互联网手段将优质资源下沉至地方，指导地方医院、基层医院进行线下康复服务，构建线上线下（O2O）康复体系。

三、医保报销的配套支持政策

有需求但缺乏支付意愿一直是困扰康复医疗发展的制约之一，国家和各试点地区对康复医疗纳入医保支付进行了有益实践。

将康复医疗项目纳入医保报销并优化和调整康复医疗项目价格。2016年国家新增20项康复医疗服务项目纳入医保报销范围，共计29项。2021年国家卫生健康委办公厅发布《关于开展康复医疗服务试点工作的通知》将研究决定在北京市、天津市、河北省、上海市等15个省、直辖市率先开展康复医疗服务试点工作。要求试点地区将康复医疗服务价格纳入本地区深化医疗服务价格改革中统筹考虑，做好相关项目价格的调整和优化工作。切实落实国家确定的康复综合评定等29项医疗康复项目，并加强医疗康复项目支付管理。鼓励结合实际建立居家康复医疗服务价格和支付机制。2022年8月，国家卫生健康委等11个部门联合印发《关于进一步推进医养结合发展的指导意见》，"将符合条件的康复治疗性医疗服务项目纳入医保支付范围，足额支付符合规定的基本医保费用"。

探索多元的康复医疗医保支付方式。我国实施在总额预算管理下的多元复合式医保支付方式。主要包括以下几类。①按床日付费：国家正在从医保支付方式上在精神、康复类病种上正在探索试行按床日付费的支付方式，如宁波市结合DRG付费对康复治疗等需要长期住院治疗且日均费用较稳定的疾病，逐步推行按床日DRG点数管理。②按价值付费：2022年1月长沙市卫生健康委率先推出《长沙市康复病组按价值付费医保支付管理办法（试行）》，借鉴美国"功能相关分组（FRG）"和"基于患者需求的慢性康复分组（PDCRG）"分组体系，将颅内出血性疾病、脑缺血性疾病－梗死型等15个康复病组实施按价值付费医保支付方式。南京、无锡、苏州三个城市也在探索以价值医疗为导向，以功能改善为核心的康复医保支付模式的改革。

第三章 中国康复医学年度科技进展

本章从康复医学科技论文、专利申请、临床试验注册的角度，对2022年中国康复医学领域的科技进展进行定量分析，并与美国、英国、澳大利亚等发达国家进行对比，了解我国康复医学科技发展水平及其优势与差距。

第一节 中国康复医学科技论文分析

一、康复医学科技论文总体情况

（一）近年来中国发表康复医学科技论文数量增长较快，全球占比逐年增加

研究人员的科研成果通过各种学术期刊得以发表，实现科研成果的快速传播。对科研人员在学术期刊发表的科技论文进行分析，有助于了解某领域的研究进展以及不同国家、不同机构开展该领域基础研究的水平。利用 Web of Science 核心合集的 SCIE 数据库检索到康复医学相关论文[①]进行统计分析得到2000年以来全球发表康复医学科技论文的年份趋势（图3-1）。2000年，全球共发表相关论文5346篇，中国发表41篇，约占全球论文量的0.77%。2010年，全球共发表相关科技论文9455篇，中国发表219篇，约占全球论文量的2.32%。2022年，全球共发表康复医学领域科技论文23 537篇，中国发表3560篇，约占全球论文量的15.13%。近年来中国发表相关科技论文的数量快速增长，占全球发表论文数量比重不断增加。

（二）与美英澳加相比，中国科技论文的整体质量仍有待提升

2000—2022年，发表康复医学科技论文数量排名前十的国家/地区如图3-2所示，依次为美国、英国、澳大利亚、加拿大、中国、德国、意大利、荷兰、日本、巴西。其中，美国发表论文82 289篇，英国26 753篇，澳大利亚23 641篇，加拿大22 931篇，中国15 747篇。

---

① 检索日期：2023年4月3日。

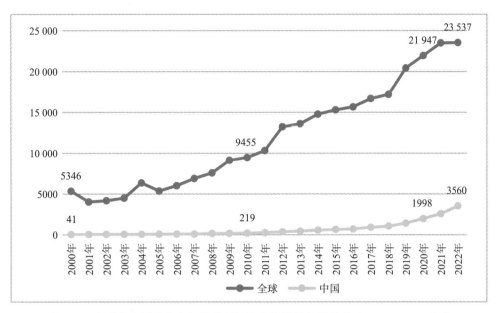

图3-1 全球及中国发表康复医学科技论文数量的年份趋势（2000—2022年）

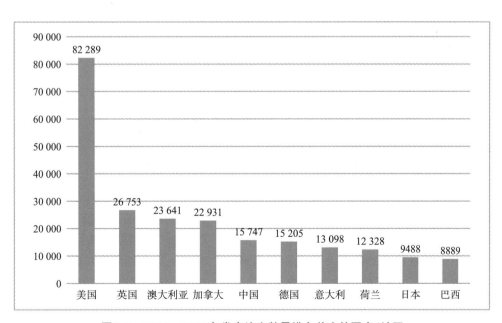

图3-2 2000—2022年发表论文数量排名前十的国家/地区

进一步聚焦近五年（2018—2022年）的论文数据，全球共发表康复医学科技论文104 058篇。其中，美国、中国、澳大利亚、英国、加拿大发表的论文数排名前五位，占全球相关科技论文的53.34%（表3-1）。中国康复医学科技论文数量为9389篇，占全球康复医学科技论文数的9.02%，发表论文数量超过英国、澳大利亚和加拿大。

对比2000—2022年的数据，中国发表论文数的排名提升。论文总被引频次排名前五位的国家/地区依次为：美国、中国、英国、澳大利亚和加拿大，中国发表论文总被引频次排名第二，但从篇均被引频次看，中国论文篇均被引频次排名全球49位，在发文量前五的国家中排名靠后。

近年来，中国在康复医学领域发表的科技论文逐渐增多，但与美国、英国、澳大利亚、加拿大相比，论文的研究质量仍亟待提高。

表3-1　2018—2022年全球部分国家康复医学科技论文比较

国家/地区	论文数量（比例）/世界排名		总被引频次/世界排名		篇均被引频次/世界排名	
美国	24 364（23.41%）	1	151 160	1	6.20	27
中国	9389（9.02%）	2	47 159	2	5.02	49
澳大利亚	7701（7.40%）	3	46 455	4	6.03	28
英国	7264（6.98%）	4	46 506	3	6.40	24
加拿大	6783（6.52%）	5	39 836	5	5.87	31

二、2022年度康复医学科技论文情况

（一）中国高水平论文数与美英等国家有较大差距

表3-2及图3-3是美国、中国、澳大利亚、英国、加拿大五个国家发表康复医学论文、高被引论文、CNS[1]及四大顶级医学期刊[2]论文的数量。2022年，全球共发表康复医学领域科技论文23 537篇。其中，美国发表5835篇，中国发表3560篇，澳大利亚发表2095篇，英国发表1954篇，加拿大发表1818篇。但从高被引论文数及高水平医学刊物上发表的论文数来看，中国与美国的差距较大。虽然中

---

① 指发表在细胞（Cell）、自然（Nature）、科学（Science）上的论文。

② 指新英格兰医学杂志（NEJM）、柳叶刀（Lancet）、美国医学会杂志（JAMA）、英国医学期刊（BMJ）。

国发表的全部论文数超过了澳大利亚、英国，但CNS论文数、四大顶级医学期刊论文等高水平论文的数量落后。

表3-2　2022年美中澳英加发表高被引论文、CNS及四大顶级医学期刊论文的数量

国家/地区	论文数	高被引论文数	CNS论文数	四大顶级医学期刊论文数
美国	5835	33	3	10
中国	3560	14	1	0
澳大利亚	2095	16	1	3
英国	1954	19	1	5
加拿大	1818	10	2	3

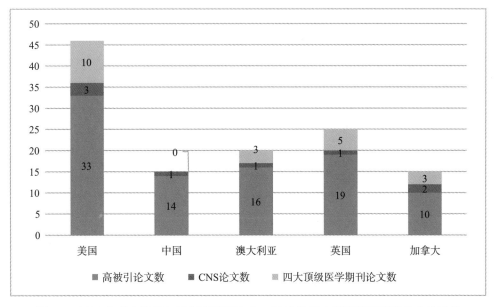

图3-3　2022年美中澳英加发表高被引论文、CNS及四大顶级医学期刊论文的数量

（二）全球研究热点包括康复患者管理、脑卒中康复等，国内对脑机接口等技术的应用、帕金森病与阿尔茨海默病康复关注较多

利用文献可视化软件VOSviewer制作2022年各国康复医学领域发表论文的研究热点聚类图，了解各国康复医学领域重点关注的研究方向。

1. 中国研究热点

图3-4为中国康复医学领域发表论文的研究热点聚类图。2022年，中国发表的3560篇康复医学科技论文的研究热点主要包括：①康复医学中的康复管理、患者生活质量、康复护理与干预。②脑卒中康复、康复治疗、康复机制。③康复医学中对脑电图、脑机接口、虚拟现实等技术的应用。④针对不同疾病患者，如帕金森病、阿尔茨海默病患者的个体状态与表现进行研究。⑤骨关节炎等疾病的康复以及双盲试验、系统评价等。

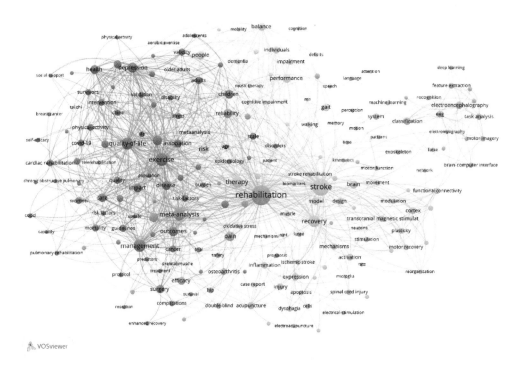

图3-4   中国康复医学论文关键词聚类图

2. 美国研究热点

图3-5为美国康复医学领域发表论文的研究热点聚类图。2022年，美国发表的5835篇康复医学科技论文的研究热点主要包括：①围绕患者如脑卒中患者在康复过程中的语言功能、认知能力、神经系统等方面的表现进行研究。②康复治疗的方法、效果与患者康复管理，如物理治疗、远程医疗等方法的应用及效果。③康复干预措施对不同群体生活质量的影响，尤其是精神与社会影响的研究与调查。④心肺康复、老年患者康复的预防与运动训练。⑤脑损伤及康复措施的可靠性。⑥骨关节炎、肌肉骨骼疼痛等疾病的康复与恢复机制。

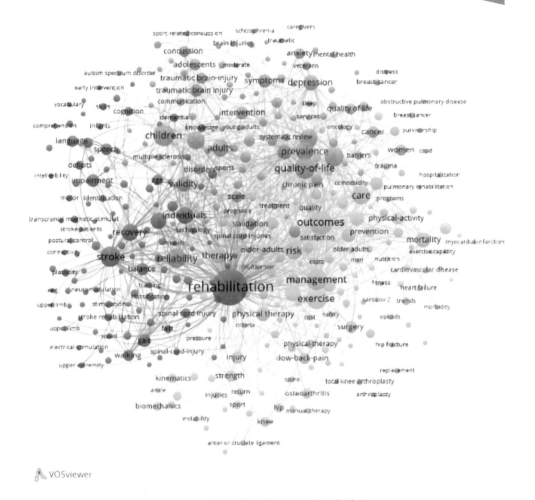

图3-5　美国康复医学论文关键词聚类图

3. 澳大利亚研究热点

图3-6为澳大利亚康复医学领域发表论文的研究热点聚类图。2022年，澳大利亚发表的2095篇康复医学科技论文的研究热点主要包括：①康复医学中的康复护理与干预、职业疗法、脑卒中康复、定性研究。②康复中的力量恢复、运动平衡、信度和效度研究。③康复中物理治疗、系统评价、远程医疗的应用以及新型冠状病毒感染康复相关内容。④康复患者生活质量、运动以及心脏康复等。

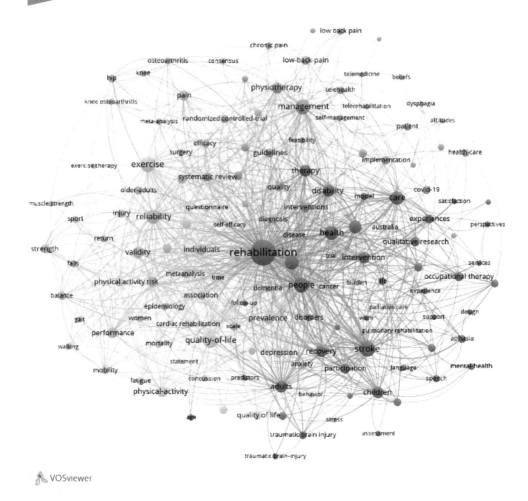

图3-6　澳大利亚康复医学论文关键词聚类图

4. 英国研究热点

图3-7为英国康复医学领域发表论文的研究热点聚类图。2022年，英国发表的1954篇康复医学科技论文的研究热点主要包括：①康复管理与护理、康复措施干预与影响、物理治疗、新型冠状病毒感染康复等。②手术后康复、流行病学研究、疼痛康复治疗等。③康复群体生活质量、儿童康复以及系统评价、荟萃分析等研究方法。④脑卒中康复、康复效果及成人康复等。⑤康复医学教育与实践。

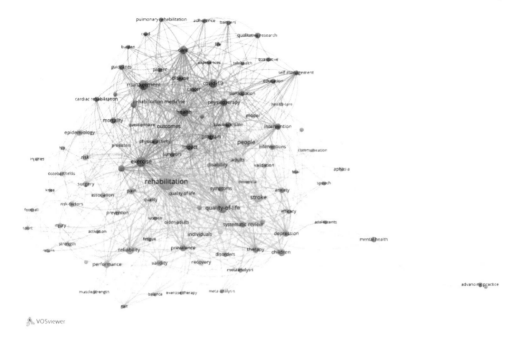

图3-7　英国康复医学论文关键词聚类图

5. 加拿大研究热点

图3-8为加拿大康复医学领域发表论文的研究热点聚类图。2022年，加拿大发表的1818篇康复医学科技论文的研究热点主要包括：①康复干预措施、康复护理、物理治疗、职业治疗及新型冠状病毒感染患者康复等。②康复管理、指南规范、疼痛如腰痛康复等。③儿童与青少年康复、功能障碍、康复效果及信度效度研究等。④康复患者生活质量、康复锻炼、心脏康复、焦虑与抑郁等。⑤脑卒中康复、成人康复、步态移动等行动表现。

2022年，中国及其他四个国家在康复患者管理、患者生活质量、康复干预措施等研究领域以及脑卒中康复等疾病领域均有较多的研究布局。此外，中国的研究主题中，研究较多的内容还包括对脑机接口等技术的应用研究以及对帕金森病、阿尔茨海默病的重点关注。

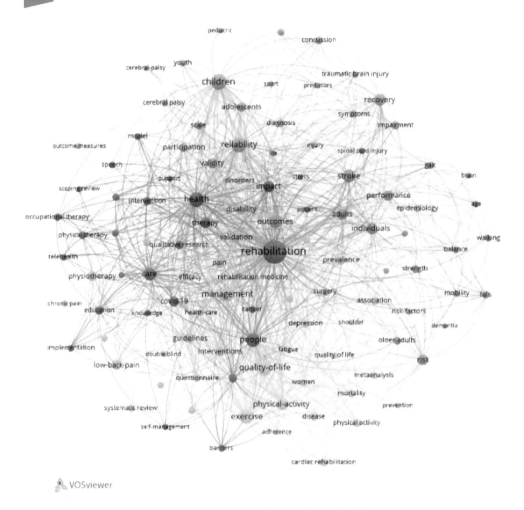

图3-8　加拿大康复医学论文关键词聚类图

（三）美国机构论文数量及影响力均世界领先，英国机构论文影响力处于较高水平，中国机构需注重提升研究质量

1. 中国发文量及被引频次前十机构

2022年，中国以第一/通信作者在康复医学领域发表论文量最多的机构是首都医科大学，发表论文量为160篇。其次是同济大学和上海交通大学。以上三所高校发表的相关论文均超100篇。如图3-9所示，发文量排名前十的机构中有九所大学，一所科研院所。其中两所大学为医学类院校，其他均为综合类院校。

按照论文被引频次进行排序，得到排名前十位的机构如表3-3所示。其中，

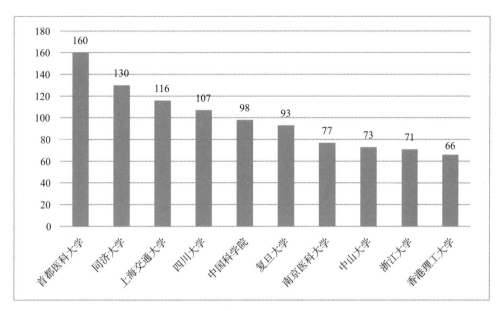

图3-9 中国发表论文数量排名前十的机构

中国科学院、北京大学和香港大学所发表论文的学科规范化的引文影响力①超过1，表明其所发表论文的整体表现超过了全球平均水平。

表3-3 发表论文被引频次排名前十的中国机构

名称	论文数	被引频次	学科规范化的引文影响力	高被引论文
同济大学	130	130	0.905 261	1
中国科学院	98	110	1.022 21	1
上海交通大学	116	105	0.991 423	2
首都医科大学	160	84	0.523 603	0
四川大学	107	79	0.631 262	1
北京大学	62	67	1.118 797	1
香港理工大学	66	62	0.959 567	0
复旦大学	93	59	0.740 509	0
中山大学	73	56	0.789 71	0
香港大学	50	52	1.264 448	0

① 学科规范化的引文影响力是一种相对指标，其定义是论文实际被引次数除以同文献类型、同出版年份、同学科领域文献的期望被引数的平均值，该指标通过归一化处理，减弱了不同学科篇均被引次数不同而导致的学科差异，用于分析不同学科之间学者成果被引用情况。

2. 美国发文量及被引频次前十机构

如图3-10所示，2022年，美国以第一/通信作者在康复医学领域发表论文量最多的机构是哈佛大学，发表论文量为317篇。其次是哈佛医学院和美国退伍军人事务部。发表论文量排名前十的机构主要为高等院校。美国退伍军人健康管理局是退伍军人事务部的重要组成部分，在康复医学领域也发表了较多论文。医疗机构中，麻省总医院发表了较多相关论文。

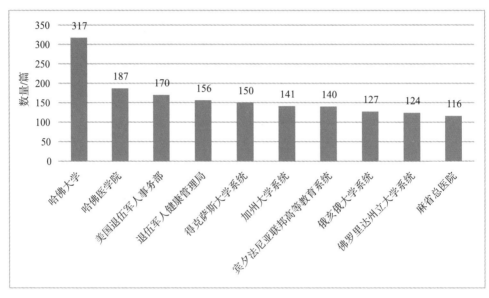

图3-10 美国发表论文数量排名前十的机构

按照论文被引频次进行排序，得到排名前十位的机构如表3-4所示。由上述发文数排名可知，斯坦福大学未进入发文数前十位，但其论文被引频次超过哈佛大学位列第一，学科规范化的引文影响力远超其他机构，表明其发表的论文具有很高的影响力。

表3-4 美国发表论文被引频次排名前十的机构

名称	论文数	被引频次	学科规范化的引文影响力	高被引论文
斯坦福大学	52	443	7.741 715	3
哈佛大学	317	400	1.604 265	5
哈佛医学院	187	205	1.334 668	3
加州大学系统	141	179	1.216 604	1

续　表

名称	论文数	被引频次	学科规范化的引文影响力	高被引论文
麻省总医院	116	147	1.602 391	2
美国退伍军人事务部	170	116	0.918 172	0
布列根和妇女医院	41	115	3.208 456	2
加州大学洛杉矶分校	29	109	2.961 869	1
退伍军人健康管理局	156	102	0.867 866	0
斯波尔丁康复医院	98	93	1.147 186	2

3. 澳大利亚发文量及被引频次前十机构

如图3-11所示，2022年，澳大利亚以第一/通信作者在康复医学领域发表论文量最多的机构是悉尼大学，发表论文量为209篇。其次是昆士兰大学和蒙纳士大学。在发表论文量排名前十的机构中，除弗洛里神经科学与心理健康研究所以外，均为高等院校。

按照论文被引频次进行排序，得到排名前十位的机构如表3-5所示。澳大利亚发表论文被引频次排名前十的机构均为高等院校。其中，蒙纳士大学和堪培拉大学各发表一篇高被引论文。拉筹伯大学、科廷大学和堪培拉大学的学科规范化

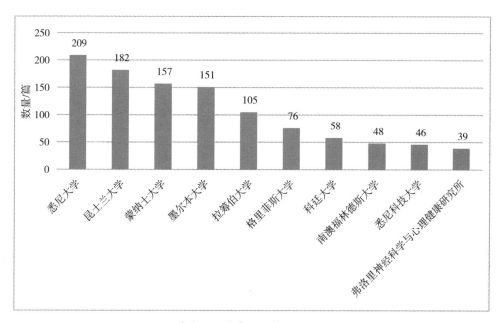

图3-11　澳大利亚发表论文数量排名前十的机构

的引文影响力超过1。

表3-5　发表论文被引频次排名前十的澳大利亚机构

名称	论文数	被引频次	学科规范化的引文影响力	高被引论文
悉尼大学	209	138	0.918 954	0
昆士兰大学	182	97	0.798 235	0
蒙纳士大学	157	86	0.670 766	1
墨尔本大学	151	85	0.889 228	0
拉筹伯大学	105	79	1.167 559	0
科廷大学	58	43	1.572 291	0
堪培拉大学	25	29	1.2101	1
南澳福林德斯大学	48	28	0.758 742	0
新南威尔士大学悉尼分校	38	28	0.967 558	0
格里菲斯大学	76	26	0.495 425	0

4. 英国发文量及被引频次前十机构

如图3-12所示，2022年，英国以第一/通信作者在康复医学领域发表论文量最多的机构是伦敦大学，发表论文量为166篇，是排名前十的机构中唯一一所发表数量超过100篇的机构，数量超过排名第二的伦敦大学学院的2倍。

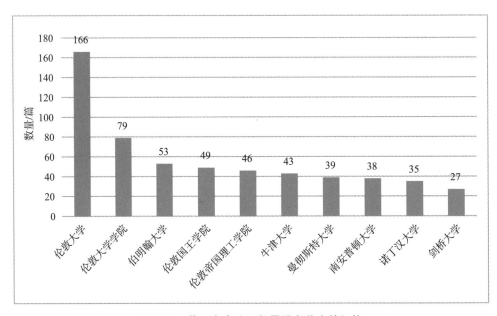

图3-12　英国发表论文数量排名前十的机构

按照论文被引频次进行排序，得到英国排名前十位的机构如表3-6所示。英国发表论文被引频次排名前十的机构均为高等院校。六家机构的学科规范化的引文影响力超过1。伦敦大学发表论文数和论文被引频次总数均为第一位。巴斯大学的学科规范化的引文影响力超过2，引文影响力在十个机构中最高。

表3-6　发表论文被引频次排名前十的英国机构

名称	论文数	被引频次	学科规范化的引文影响力	高被引论文
伦敦大学	166	132	0.930 895	0
伦敦大学学院	79	55	0.935 359	0
伦敦帝国理工学院	46	45	1.154 939	0
伦敦国王学院	49	43	1.009 655	0
巴斯大学	19	42	2.003 505	1
曼彻斯特大学	39	35	1.056 277	0
诺丁汉大学	35	34	1.503 454	0
伯明翰大学	53	25	0.592 315	0
牛津大学	43	24	0.697 253	0
谢菲尔德大学	19	20	1.240 495	0

5. 加拿大发文量及被引频次前十机构

如图3-13所示，2022年，加拿大以第一/通信作者在康复医学领域发表论文量最多的机构是多伦多大学，发表论文量为364篇。排名第二、第三的是不列颠哥伦比亚大学和多伦多大学健康网络。多伦多大学健康网络包括多伦多总医院、多伦多西部医院、多伦多康复研究所等下属机构。

按照论文被引频次进行排序，得到加拿大排名前十位的机构如表3-7所示。多伦多大学健康网络和多伦多康复研究所具有很高的引文影响力。

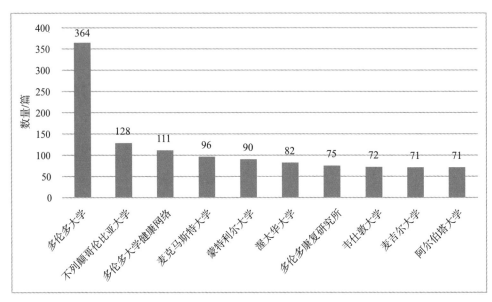

图3-13　加拿大发表论文数量排名前十的机构

表3-7　发表论文被引频次排名前十的加拿大机构

名称	论文数	被引频次	学科规范化的引文影响力	高被引论文
多伦多大学	364	499	1.644 449	0
多伦多大学健康网络	111	366	3.974 681	0
多伦多康复研究所	75	339	5.510 592	0
阿尔伯塔大学	71	69	1.052 793	1
渥太华大学	82	66	0.852 802	2
麦克马斯特大学	96	58	0.948 655	0
麦吉尔大学	71	50	0.967 345	0
不列颠哥伦比亚大学	128	48	0.637 205	0
蒙特利尔大学	90	46	0.675 481	0
卡尔加里大学	61	37	1.025 421	1

　　对比各国发表论文量排名前十的机构，美国排名前十的机构发表论文数量均超过100篇，中国发表论文数量超过100篇的机构有四所，澳大利亚有五所，英国有一所，加拿大有三所。对比被引频次排名前十的机构，发表论文的学科规范化的引文影响力（CNCI值）超过1的中国机构有三所，美国有八所，且其中斯坦

福大学的CNCI值超过7，澳大利亚有三所，英国有六所，加拿大有五所。整体上看，2022年，美国相关机构发表康复医学领域论文的数量和影响力均处于世界领先水平。英国的部分机构虽发文量不高，但其论文的影响力保持在较高水平。中国应注意提升论文的研究质量，产出更多的高价值论文。

（四）康复医学研究与其他学科交叉融合突出，中国在听力学和言语病理学、语言学、体育科学领域的康复研究布局相对较少

1. 中国发文量排名前十的期刊及学科领域

如表3-8所示，中国发表论文量最多的期刊来源为*IEEE TRANSACTIONS ON NEURAL SYSTEMS AND REHABILITATION ENGINEERING*，该期刊专注于生物医学工程的康复和神经方面研究。发文量排名第二的期刊为*SUPPORTIVE CARE IN CANCER*，该期刊主要涵盖关于支持治疗和护理的医学技术和外科主题，包括护理康复的心理社会和精神支持问题等。发文量排名第三的期刊为*FRONTIERS IN NEUROLOGY*，该期刊主要发表神经系统疾病的诊断、性质、原因、治疗和公共卫生方面的研究。中国发表论文数量排名前十的学科领域如表3-9所示。除康复医学外，排名前三的学科领域依次为神经科学、临床神经病学和生物医学工程。

表3-8　中国发表论文数量排名前十的来源期刊

期刊名称	论文数	被引频次	期刊分区
IEEE TRANSACTIONS ON NEURAL SYSTEMS AND REHABILITATION ENGINEERING	150	116	Q1
SUPPORTIVE CARE IN CANCER	92	56	Q1
FRONTIERS IN NEUROLOGY	89	18	Q2
MEDICINE	88	12	Q3
OCCUPATIONAL THERAPY INTERNATIONAL	80	5	Q3
COMPUTATIONAL AND MATHEMATICAL METHODS IN MEDICINE	73	21	Q2
JOURNAL OF HEALTHCARE ENGINEERING	61	19	Q2
BMJ OPEN	57	17	Q2
FRONTIERS IN NEUROSCIENCE	56	43	Q2
FRONTIERS IN AGING NEUROSCIENCE	56	47	Q1

表3-9　中国发表论文数量排名前十的学科领域

学科中文名称	学科英文名称	论文数	被引频次
康复医学	REHABILITATION	655	367
神经科学	NEUROSCIENCES	516	410
临床神经病学	CLINICAL NEUROLOGY	283	178
生物医学工程	ENGINEERING，BIOMEDICAL	240	224
卫生保健科学和服务	HEALTH CARE SCIENCES & SERVICES	228	118
肿瘤学	ONCOLOGY	217	132
骨科学	ORTHOPEDICS	178	80
医学：研究与实验	MEDICINE，RESEARCH & EXPERIMENTAL	143	63
老年病学和老年医学	GERIATRICS & GERONTOLOGY	134	103
体育科学	SPORT SCIENCES	131	117

2. 美国发文量排名前十的期刊及学科领域

如表3-10所示，美国作者发表论文量最多的期刊来源为*JOURNAL OF SPEECH LANGUAGE AND HEARING RESEARCH*，该期刊专注于听力学和言语病理学相关研究。发文量排名第二的期刊与中国一致，为*SUPPORTIVE CARE IN CANCER*。发文量排名第三的期刊为BRAIN INJURY，其研究范围覆盖功能、沟通、神经和心理方面的障碍的评估和干预。美国发表论文数量排名前十的学科领域如表3-11所示。除康复医学外，排名前三的学科领域依次为体育科学、临床神经病学和神经科学。

表3-10　美国发表论文数量排名前十的来源期刊

期刊名称	论文数	被引频次	期刊分区
JOURNAL OF SPEECH LANGUAGE AND HEARING RESEARCH	198	104	Q1
SUPPORTIVE CARE IN CANCER	186	102	Q1
BRAIN INJURY	173	33	Q2
JOURNAL OF HEAD TRAUMA REHABILITATION	159	76	Q1
ARCHIVES OF PHYSICAL MEDICINE AND REHABILITATION	159	235	Q1
AMERICAN JOURNAL OF PHYSICAL MEDICINE & REHABILITATION	118	63	Q1
AMERICAN JOURNAL OF SPEECH-LANGUAGE PATHOLOGY	116	124	Q1
PHYSICAL THERAPY	111	66	Q1
PM&R	104	48	Q2
JOURNAL OF SPORT REHABILITATION	90	47	Q3

表3-11　美国发表论文数量排名前十的学科领域

学科中文名称	学科英文名称	论文数	被引频次
康复医学	REHABILITATION	2679	1509
体育科学	SPORT SCIENCES	877	729
临床神经病学	CLINICAL NEUROLOGY	820	701
神经科学	NEUROSCIENCES	684	546
听力学和言语病理学	AUDIOLOGY & SPEECH-LANGUAGE PATHOLOGY	590	318
骨科学	ORTHOPEDICS	554	361
语言学	LINGUISTICS	535	295
卫生保健科学和服务	HEALTH CARE SCIENCES & SERVICES	427	249
外科学	SURGERY	346	247
肿瘤学	ONCOLOGY	305	182

3. 澳大利亚发文量排名前十的期刊及学科领域

如表3-12所示，澳大利亚发表论文量最多的期刊来源为*DISABILITY AND REHABILITATION*，该期刊涉及残疾和康复的各个方面，包括实践中的康复、康复政策、评估程序、教育和培训等。发文量排名第二的期刊为*INTERNATIONAL JOURNAL OF SPEECH-LANGUAGE PATHOLOGY*，该期刊涉及儿童或成人交流或吞咽困难的任何领域，围绕与病因、评估、诊断、干预或理论框架有关的问题。发文量排名第三的期刊为SUPPORTIVE CARE IN CANCER，与中国发文量排名第二的刊物相同。澳大利亚发表论文数量排名前十的学科领域如表3-13所示。除康复医学外，排名前三的学科领域依次为临床神经病学、体育科学和骨科学。

表3-12　澳大利亚发表论文数量排名前十的来源期刊

期刊名称	论文数	被引频次	期刊分区
DISABILITY AND REHABILITATION	123	39	Q2
INTERNATIONAL JOURNAL OF SPEECH-LANGUAGE PATHOLOGY	71	28	Q2
SUPPORTIVE CARE IN CANCER	67	56	Q1
JOURNAL OF PHYSIOTHERAPY	54	14	Q1
AUSTRALIAN OCCUPATIONAL THERAPY JOURNAL	53	21	Q3
BMJ OPEN	46	18	Q2
MUSCULOSKELETAL SCIENCE AND PRACTICE	39	30	Q2
JOURNAL OF ORTHOPAEDIC & SPORTS PHYSICAL THERAPY	36	46	Q1
PHYSIOTHERAPY THEORY AND PRACTICE	31	9	Q3
INTERNATIONAL JOURNAL OF LANGUAGE & COMMUNICATION DISORDERS	31	10	Q1

表3-13　澳大利亚发表论文数量排名前十的学科领域

学科中文名称	学科英文名称	论文数	被引频次
康复医学	REHABILITATION	1056	519
临床神经病学	CLINICAL NEUROLOGY	217	221
体育科学	SPORT SCIENCES	216	185
骨科学	ORTHOPEDICS	215	146
卫生保健科学和服务	HEALTH CARE SCIENCES & SERVICES	185	127
听力学和言语病理学	AUDIOLOGY & SPEECH-LANGUAGE PATHOLOGY	182	94
语言学	LINGUISTICS	164	77
神经科学	NEUROSCIENCES	155	190
肿瘤学	ONCOLOGY	119	96
护理学	NURSING	99	57

4. 英国发文量排名前十的期刊及学科领域

如表3-14所示，英国发表论文量最多的期刊来源为*BRITISH JOURNAL OF OCCUPATIONAL THERAPY*，该期刊主要发表促进职业治疗研究、实践、教育和政策方面的知识。发文量排名第二的期刊为*BMJ OPEN*，该期刊涉及的学科领域众多，主要关注患者和临床医生相关的研究。发文量排名第三的期刊为*DISABILITY AND REHABILITATION*。英国发表论文数量排名前十的学科领域如表3-15所示。除康复医学外，排名前三的学科领域依次为临床神经病学、体育科学和神经科学。

表3-14　英国发表论文数量排名前十的来源期刊

期刊名称	论文数	被引频次	期刊分区
BRITISH JOURNAL OF OCCUPATIONAL THERAPY	103	3	Q4
BMJ OPEN	83	42	Q2
DISABILITY AND REHABILITATION	69	34	Q2
BRAIN INJURY	41	4	Q2
SUPPORTIVE CARE IN CANCER	39	26	Q1
INTERNATIONAL JOURNAL OF LANGUAGE & COMMUNICATION DISORDERS	36	8	Q1
EUROPEAN JOURNAL OF CANCER CARE	34	14	Q2
IEEE TRANSACTIONS ON NEURAL SYSTEMS AND REHABILITATION ENGINEERING	30	36	Q1
INTERNATIONAL JOURNAL OF ENVIRONMENTAL RESEARCH AND PUBLIC HEALTH	28	30	Q1
MUSCULOSKELETAL SCIENCE AND PRACTICE	28	21	Q2

表3-15 英国发表论文数量排名前十的学科领域

学科中文名称	学科英文名称	论文数	被引频次
康复医学	REHABILITATION	767	320
临床神经病学	CLINICAL NEUROLOGY	207	184
体育科学	SPORT SCIENCES	191	147
神经科学	NEUROSCIENCES	177	180
卫生保健科学和服务	HEALTH CARE SCIENCES & SERVICES	144	120
骨科学	ORTHOPEDICS	144	95
听力学和言语病理学	AUDIOLOGY & SPEECH-LANGUAGE PATHOLOGY	102	35
肿瘤学	ONCOLOGY	101	63
语言学	LINGUISTICS	92	26
公共、环境和职业健康	PUBLIC, ENVIRONMENTAL & OCCUPATIONAL HEALTH	87	106

5. 加拿大发文量排名前十的期刊及学科领域

如表3-16所示，加拿大发表论文量最多的期刊来源为*JOURNAL OF HEAD TRAUMA REHABILITATION*，该期刊主要发表有关颅脑外伤后功能恢复和基本机制的研究。发文量排名第二的期刊为*BRAIN INJURY*，该期刊覆盖范围包括功能、沟通、神经和心理方面的障碍的评估和干预。发文量排名第三的期刊为*DISABILITY AND REHABILITATION*。加拿大发表论文数量排名前十的学科领域如表3-17所示。除康复医学外，排名前三的学科领域依次为临床神经病学、神经科学和体育科学。

表3-16 加拿大发表论文数量排名前十的来源期刊

期刊名称	论文数	被引频次	期刊分区
JOURNAL OF HEAD TRAUMA REHABILITATION	115	20	Q1
BRAIN INJURY	114	5	Q2
DISABILITY AND REHABILITATION	79	20	Q2
PHYSIOTHERAPY CANADA	68	3	Q4
SUPPORTIVE CARE IN CANCER	47	34	Q1
AMERICAN JOURNAL OF PHYSICAL MEDICINE & REHABILITATION	37	15	Q1
BMJ OPEN	36	11	Q2
CANADIAN JOURNAL OF OCCUPATIONAL THERAPY-REVUE CANA-DIENNE D ERGOTHERAPIE	32	7	Q3
PHYSIOTHERAPY THEORY AND PRACTICE	28	8	Q3
SPINAL CORD	26	8	Q2

表3-17 加拿大发表论文数量排名前十的学科领域

学科中文名称	学科英文名称	论文数	被引频次
康复医学	REHABILITATION	978	411
临床神经病学	CLINICAL NEUROLOGY	286	456
神经科学	NEUROSCIENCES	242	145
体育科学	SPORT SCIENCES	205	200
卫生保健科学和服务	HEALTH CARE SCIENCES & SERVICES	138	81
骨科学	ORTHOPEDICS	119	124
听力学和言语病理学	AUDIOLOGY & SPEECH-LANGUAGE PATHOLOGY	95	62
儿科学	PEDIATRICS	90	50
语言学	LINGUISTICS	85	54
肿瘤学	ONCOLOGY	77	68

从康复医学科技论文发表期刊的分区看，美国发表论文量排名前十的期刊位于Q1区的比重大，进一步体现出其论文整体质量位于世界领先水平。从发表期刊的种类及论文分布的Web of Science学科分类看，康复医学领域的研究与神经科学、临床神经病学的学科交叉突出。中国排名前十的学科分类中，生物医学工程排名第四，体现出康复医学研究中应用理工类多学科知识的交叉融合。与其他四个国家相比，中国在听力学和言语病理学、语言学、体育科学领域的康复研究布局相对较少。

第二节　中国康复医学专利分析

专利是衡量技术创新与进步的方法之一，对专利进行分析，可以反映一个国家/地区、机构等的创新能力。利用incoPat数据库对五个国家康复医学领域的专利申请数量、主要申请机构等进行分析，可以了解各国在康复医学领域专利申请的具体情况。

一、康复医学专利申请总体情况

在incoPat数据库中检索康复医学相关专利[①]。2010—2021年，全球及中国发

---

① 检索日期：2023年10月30日，因专利从申请到公开有18个月的滞后期，本节数据统计截至2021年。

明专利数量（包含发明专利申请与授权）趋势如图3-14所示。2010年，全球相关发明专利10 192项，中国1496项，占全球相关专利数量的14.68%。2020年，全球相关发明专利23 373项，中国12 516项，占全球相关专利数量的53.55%。近年来，中国申请康复医学领域相关专利的数量呈增加趋势，且在全球申请专利数量中所占的比重增加。但从专利授权的数量看，中国授权专利数量的增长趋势相对申请趋势较为平缓。

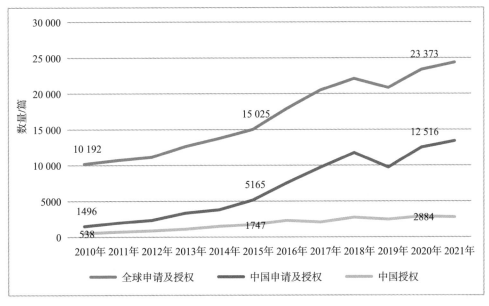

图3-14　2010—2021年全球及中国申请及授权专利数量趋势

通过专利IPC的分布情况，可以看出专利申请的主要技术构成。图3-15所示为2010—2021年全球申请康复医学相关专利的主要技术构成。排名前十的IPC分类号对应的含义如表3-18所示。

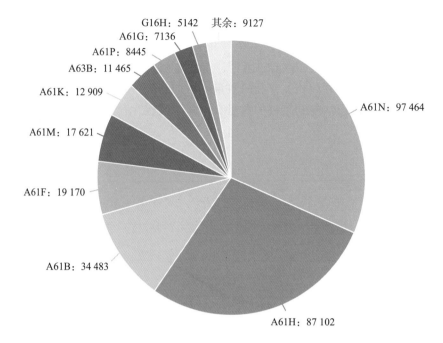

图3-15　2010—2021年全球申请专利主要技术构成

表3-18　2010—2021年全球申请专利主要IPC分类号及含义

IPC分类号	含义
A61N	电疗、磁疗、放射疗、超声波疗
A61H	理疗装置，如用于寻找或刺激体内反射点的装置；人工呼吸；按摩；用于特殊治疗或保健目的或人体特殊部位的洗浴装置
A61B	诊断、外科、鉴定
A61F	可植入血管内的滤器；假体；为人体管状结构提供开口或防止其塌陷的装置，如支架等
A61M	将介质输入人体内或输到人体上的器械
A61K	医用、牙科用或梳妆用的配制品
A63B	体育锻炼、体操、游泳、爬山或击剑用的器械、球类、训练器械
A61P	化合物或药物制剂的特定治疗活性
A61G	专门适用于患者或残疾人的运输工具、专用运输工具或起居设施等
G16H	医疗保健信息学，即专门用于处置或处理医疗或健康数据的信息和通信技术

二、康复医学专利申请情况

（一）中国专利申请数量多，但高价值专利占比较低

表3-19为中美英澳加专利申请数量及高价值专利（incoPat数据库中价值度星级6分及以上的专利）占比情况。2021年，中国申请专利数量远超其他四个国家，但高价值专利占比不足50%，与美国、英国、澳大利亚相比有较大差距。中国申请专利的整体质量亟待提高。

表3-19　中美英澳加2021年专利申请数量及高价值专利占比

国家	专利数量	高价值专利数量	高价值专利占比/%
中国	13 618	6739	49.49
美国	4386	3338	76.11
英国	221	164	74.21
澳大利亚	191	153	80.10
加拿大	157	100	63.69

（二）美国、加拿大的转让或许可专利占比高，中国需加强康复技术专利的转化应用

2021年，中美英澳加五国申请的专利中，发生转让或许可事件的专利数量及占比如表3-20所示。美国与加拿大申请的专利中发生转让或许可的专利数量占其2021年申请专利总数的比值均超过20%，表明其专利的转化应用程度高。中国申请的专利中发生转让或许可的专利数量占比偏低，亟需加快专利的转化应用。

表3-20　中美英澳加2021年专利申请中发生转让或许可的专利数量及占比

国家	转让或许可的专利数量	转让或许可的专利占比/%
中国	776	5.70
美国	1552	35.39
英国	35	15.84
澳大利亚	27	14.14
加拿大	45	25.66

（三）全球申请数量排名前十的机构主要来自美国和中国，中国申请机构中企业参与度较低

表3-21为全球2021年申请专利数量排名前十的申请人列表。2021年，全球专利申请数量排名前十位的国际机构中，包括四个美国机构、三个中国机构，以及韩国、德国、荷兰机构各一个。

表3-21　全球2021年申请专利数量排名前十的申请人

序号	申请人	专利数量	所在国家
1	MEDTRONIC INC	298	美国
2	BODYFRIEND CO LTD	113	韩国
3	BOSTON SCIENTIFIC NEUROMODULATION CORPORATION	94	美国
4	未来穿戴技术有限公司	89	中国
5	NOVOCURE GMBH	87	美国
6	ZOLL MEDICAL CORPORATION	86	美国
7	BIOTRONIK SE CO KG	79	德国
8	KONINKLIJKE PHILIPS N V	75	荷兰
9	河南科技大学第一附属医院	71	中国
10	郑州大学第一附属医院	70	中国

表3-22为中美两国2021年申请专利数量排名前十的申请人列表。中国排名前十的申请人中，包括企业、医院及高校，且医院与高校类机构有七个。美国排名前十的申请人中，有八个为企业类机构，企业在美国相关专利申请的机构中占据主导地位。

在康复医疗行业发展的重要机遇期，需充分发挥学界与企业界的共同力量，增强产学研协同创新能力。中国相关专利的申请亟需更多企业的参与，以促进相关研究与技术的快速应用。

表3-22　中美两国2021年专利申请数量排名前十的申请人

序号	中国申请机构	数量	美国申请机构	数量
1	未来穿戴技术有限公司	89	MEDTRONIC INC	298
2	河南科技大学第一附属医院	71	BOSTON SCIENTIFIC NEUROMODULATION CORPORATION	94
3	郑州大学第一附属医院	70	ZOLL MEDICAL CORPORATION	86
4	河南省中医院（河南中医药大学第二附属医院）	62	PACESETTER INC	67
5	吉林大学	58	THE REGENTS OF THE UNIVERSITY OF CALIFORNIA	56
6	河南省人民医院	53	ADVANCED NEUROMODULATION SYSTEMS INC	51
7	合肥工业大学	52	VARIAN MEDICAL SYSTEMS INC	48
8	左点实业（湖北）有限公司	52	NOVOCURE GMBH	42
9	固安翌光科技有限公司	50	CARDIAC PACEMAKERS INC	41
10	中国人民解放军空军军医大学	48	THE BOARD OF TRUSTEES OF THE LELAND STANFORD JUNIOR UNIVERSITY	35

第三节　中国康复医学临床试验分析

按照国家药品监督管理局颁布的《药物临床试验质量管理规范》中临床试验的含义，临床试验（Clinical Trial）指任何在人体（患者或健康志愿者）进行药物的系统性研究，以证实或揭示试验药物的作用、不良反应和/或试验药物的吸收、分布、代谢和排泄，目的是确定试验药物的疗效与安全性。临床试验是医学领域发展的重要环节，对于改善患者的生活质量和提高医疗水平具有重要意义。

Clinical Trials.gov网站是全球最大的临床试验注册网站，该网站由美国国立卫生研究院的国家医学图书馆维护。通过Clinical Trials.gov可以检索到世界范围内的临床试验注册内容，并从不同角度对相关临床试验进行分析。

一、康复医学临床试验总体情况

截至2022年12月31日，ClinicalTrials.gov数据库收录了康复医学领域的临床试验5937项[①]。表3-23和描述了全球相关临床试验项目的地区分布情况。康复医学临床试验项目申请注册的地区主要分布在欧洲和北美地区，其所注册的临床试验数量占全球总量的67.83%。东南亚、非洲、南亚、北亚等地区申请量较少。

表3-23 ClinicalTrials收录的康复医学临床试验项目地区分布

地区名称	试验数量	地区名称	试验数量	地区名称	试验数量
欧洲	2228	加拿大	390	北亚	36
北美	1799	南美	253	太平洋地区	35
美国	1402	东南亚	92	墨西哥	14
东亚	521	非洲	69	日本	9
中东	401	南亚	57	中美	4

表3-24所示为全球康复医学相关临床试验项目所处阶段的分布情况，其中早Ⅰ期临床试验44项，Ⅰ期临床试验89项，Ⅰ/Ⅱ期临床试验59项，Ⅱ期临床试验187项，Ⅱ/Ⅲ期临床试验46项，Ⅲ期临床试验105项，Ⅳ期临床试验88项，4482项临床试验无FDA定义的阶段。

表3-24 ClinicalTrials收录的康复医学临床试验项目阶段分布

阶段	试验数量
Early Phase Ⅰ	44
Phase Ⅰ	89
Phase Ⅰ|Phase Ⅱ	59
Phase Ⅱ	187
Phase Ⅱ|Phase Ⅲ	46
Phase Ⅲ	105
Phase Ⅳ	88
Not Applicable	4482

截至2022年12月31日，全球康复医学临床试验项目注册数量排名前十的机

---

① 检索日期：2023年4月20日。

构如表3-25所示。排名前十的机构包括政府机构、研究所、大学和医院。全球康复医学临床试验项目注册数量排名前十的机构中有3所来自美国。

表3-25　ClinicalTrials收录的康复医学临床试验项目主要机构分布

序号	机构名称	所在地	试验数量
1	美国退伍军人事务部	美国	232
2	尤尼斯·肯尼迪·施莱弗国家儿童健康和人类发展研究所	美国	70
3	Don Carlo Gnocchi基金会	意大利	63
4	长庚纪念医院	中国	55
5	哈西德佩大学	土耳其	50
6	美国国立神经病学与脑卒中研究所	美国	50
7	巴黎公立医院集团（AP-HP）	法国	48
8	国立台湾大学医学院附属医院	中国	48
9	不列颠哥伦比亚大学	加拿大	48
10	奥胡斯大学	丹麦	44

表3-26为全球康复医学相关临床试验项目注册数量排名前二十的疾病。在康复医学领域，针对中枢神经系统疾病、脑部疾病及血管疾病的临床试验数量占据主要位置。

表3-26　ClinicalTrials收录的康复医学临床试验项目疾病分布

序号	疾病中文名称	疾病英文名称	试验数量
1	中枢神经系统疾病	Central Nervous System Diseases	1967
2	脑部疾病	Brain Diseases	1757
3	血管疾病	Vascular Diseases	1458
4	脑卒中	Stroke	1347
5	脑血管疾病	Cerebrovascular Disorders	1154
6	神经病学表现	Neurologic Manifestations	999
7	慢性移植物抗宿主病	Chronic Graft Versus Host Disease	904
8	创伤与损伤	Wounds and Injuries	863
9	呼吸道疾病	Respiratory Tract Diseases	606
10	肺部疾病	Lung Diseases	558

续 表

序号	疾病中文名称	疾病英文名称	试验数量
11	肌肉骨骼疾病	Musculoskeletal Diseases	551
12	疼痛	Pain	476
13	精神疾病	Mental Disorders	451
14	精神病性障碍	Psychotic Disorders	447
15	创伤，神经系统	Trauma，Nervous System	442
16	心脏疾病	Heart Diseases	416
17	生活质量	Quality of Life	398
18	急性移植物抗宿主病	Acute Graft Versus Host Disease	397
19	脑损伤	Brain Injuries	387
20	缺血	Ischemia	381

二、2022年康复医学临床试验注册情况

（一）美国注册临床试验数量占全球数量近五分之一，中国三项临床试验进入临床Ⅳ期

2022年，全球康复医学领域的临床试验注册总量为645项。图3-16所示为各国各阶段临床试验的数量分布。2022年，中国在Clinical Trials注册的相关临床试验共21项，有阶段标识的临床试验16项，其中一项处于临床Ⅰ期，三项处于临床Ⅳ期。美国共注册125项，有阶段标识的临床试验116项，其中处于临床早Ⅰ期、临床Ⅰ期、临床Ⅰ/Ⅱ期的临床试验各三项，处于临床Ⅱ期的四项，处于临床Ⅱ/Ⅲ期、Ⅳ期的各一项。英国共注册23项，有阶段标识的临床试验18项，其中处于临床Ⅱ期的一项，处于临床Ⅲ期的一项。澳大利亚共注册一项，标识为无FDA定义的阶段。加拿大共注册48项，有阶段标识的临床试验43项，其中处于临床Ⅱ期的临床试验一项，处于临床Ⅳ期的一项。从数量上看，美国2022年注册的临床试验远多于其他国家。

表3-27为2022年中国、美国、英国、澳大利亚、加拿大注册的处于临床早Ⅰ期、Ⅰ期、Ⅰ/Ⅱ期、Ⅱ期、Ⅱ/Ⅲ期、Ⅲ期、Ⅳ期的临床试验清单。

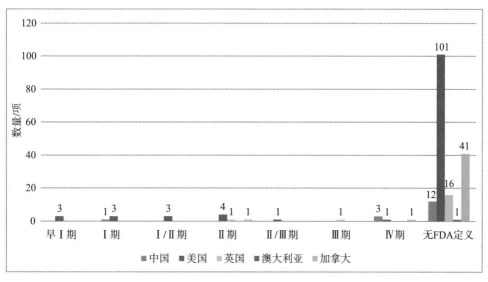

图3-16　各国注册临床试验所处阶段

表3-27　中美英澳加2022年各阶段临床试验清单

注册号	标题	病症	阶段	注册国家
NCT05258591	基于功能近红外光谱的脑机接口脑卒中后运动康复	轻偏瘫	早Ⅰ期	美国
NCT05180786	二维和三维错误强化学习与恢复	脑卒中|脑血管意外（CVA)/脑卒中	早Ⅰ期	美国
NCT05381740	治疗慢性脑卒中患者双臂运动功能和控制能力的新型脑刺激疗法	脑卒中	早Ⅰ期	美国
NCT04820335	通过补偿性认知康复提高自立能力	轻度认知功能障碍|阿尔茨海默病	Ⅰ期	美国
NCT04672044	TMS和运动治疗脑卒中后疼痛	脑卒中后慢性头痛	Ⅰ期	美国
NCT05154253	增强脑瘫患者的踝关节跖屈功能	脑瘫	Ⅰ期	美国
NCT05369533	脑卒中后早期康复治疗的多巴胺能增强作用	脑卒中	Ⅰ/Ⅱ期	美国
NCT05218187	帕金森病的机器人步态康复训练	帕金森病|步态障碍, 感知运动型	Ⅰ/Ⅱ期	美国
NCT05786729	创伤性脑损伤后的有氧运动	创伤性脑损伤	Ⅰ/Ⅱ期	美国
NCT05325554	腹部肿瘤患者同时接受化疗和放疗的多模式康复治疗	同期化放疗, 营养, 多模式康复治疗	Ⅱ期	中国
NCT04353804	利用康复网络重返日常工作-Ⅲ（RETURN-Ⅲ）	认知康复|重症监护室幸存者|重症监护室	Ⅱ期	美国
NCT05700825	帕金森病患者气道保护的康复治疗	帕金森病|吞咽困难	Ⅱ期	美国

续 表

注册号	标题	病症	阶段	注册国家
NCT05398276	行为暴露治疗诱发性耐受RCT	运动敏感性|感知暴露|焦虑|心脏康复	Ⅱ期	美国
NCT04397159	综合运动对慢性肾病退伍军人疲劳感的影响	慢性肾病透析前期	Ⅱ期	美国
NCT05527262	慢性脑卒中患者的上肢强化训练	脑卒中	Ⅱ期	英国
NCT04789616	加拿大Maraviroc随机对照试验提高脑卒中后康复效果	脑卒中	Ⅱ期	加拿大
NCT04386590	中度慢性阻塞性肺疾病患者在肺康复治疗的基础上进行手法治疗	慢性阻塞性肺疾病	Ⅱ/Ⅲ期	美国
NCT05596175	超级康复:逆转心房颤动的新方法	心房颤动|超重和肥胖症	Ⅲ期	英国
NCT05625022	连花清咳为奥密克戎感染患者提供康复治疗	冠状病毒|传统中医学	Ⅳ期	中国
NCT05625035	连花清瘟用于新型冠状病毒感染患者的康复治疗	冠状病毒|传统中医学	Ⅳ期	中国
NCT05489952	老年髋部骨折的铁质补充剂	髋部骨折|韧性骨折|骨质疏松性骨折	Ⅳ期	中国
NCT04639011	度洛西汀　胫骨平台	胫骨平台骨折|疼痛，术后	Ⅳ期	美国
NCT03824106	虚弱康复	虚弱	Ⅳ期	加拿大

（二）中国主要申办机构为医院，关注脑卒中康复及中医应用；美国退伍军人事务部居美国申办机构首位

中国临床试验申办机构中，有4家机构注册了2项及2项以上的临床试验，依次为浙江中医药大学第三附属医院、西安交通大学第一附属医院、山东大学齐鲁医院和深圳市第二人民医院。浙江中医药大学第三附属医院注册的三项临床试验分别为六字诀锻炼结合常规康复治疗脑卒中后吞咽困难、综合康复治疗脑卒中后焦虑、综合康复治疗脑卒中后抑郁症。三项临床试验均与脑卒中的康复治疗相关，且均处于招募状态。西安交通大学第一附属医院注册的两项临床试验分别为基于fNIRS（近红外脑功能成像技术）的个性化rTMS（重复性经颅磁刺激）对痉挛的影响、基于运动想象和运动执行的脑机接口在脑卒中康复中的应用。山东大学齐鲁医院的两项临床试验与新型冠状病毒感染的康复治疗相关，分别为连花清咳对奥密克戎感染患者康复的疗效观察以及连花清瘟对奥密克戎感染患者康复的疗效观察，两项临床试验均已进入临床Ⅳ期。深圳市第二人民医院的两项临床试验为老年髋部骨折的补铁和基于远程评估的龙氏量表信度研究。龙氏量表指龙氏日常生活活动能力评定量

表，是深圳市第二人民医院康复医学科起草《功能障碍者生活自理能力评定方法》这一国家标准的研究成果。以上机构注册临床试验的情况体现了我国相关机构对脑卒中康复的关注以及中医在我国康复医学领域的应用。

表3-28 中国临床试验注册数量2项及以上的机构

序号	机构	试验数量
1	浙江中医药大学第三附属医院	3
2	西安交通大学第一附属医院	2
3	山东大学齐鲁医院	2
4	深圳市第二人民医院	2

美国注册临床试验数量在2项及以上的机构有31家，数量显著多于中国。表3-29展示了注册临床试验数量4项及以上的机构。美国退伍军人事务部以16项临床试验注册数量排名第一。16项临床试验所涉及的疾病领域包括慢性阻塞性肺疾病、慢性肾病、慢性脑卒中、射血分数保留型心力衰竭、帕金森病、脑外伤、脊髓损伤等疾病；睡眠障碍、精神分裂症、药物性精神障碍等精神障碍问题，以及针对退伍军人囤积症、长新冠综合征和其重返社会问题的临床试验。尤尼斯·肯尼迪·施莱弗国家儿童健康和人类发展研究所的6项临床试验围绕脑卒中、偏瘫、脑损伤以及对危重症儿童的多方面早期运动康复干预进行研究。Shirley Ryan AbilityLab注册的6项临床试验主要围绕脑卒中和脊髓损伤康复。此外，梅奥诊所和国立神经病学与脑卒中研究所各注册5项，俄亥俄州立大学和斯波尔丁康复医院各注册4项。

表3-29 美国临床试验注册数量4项及以上的机构

序号	机构	试验数量
1	美国退伍军人事务部（研发部）	16
2	尤尼斯·肯尼迪·施莱弗国家儿童健康和人类发展研究所	6
3	雪莉-瑞恩功能研究院（原芝加哥康复研究所）	6
4	梅奥诊所	5
5	美国国立神经病学与脑卒中研究所	5
6	俄亥俄州立大学	4
7	斯波尔丁康复医院	4

英国注册临床试验数量在2项及以上的机构有10家。表3-30展示了注册临床试验数量3项及以上的机构。伦敦大学学院、德比和伯顿大学医院NHS基金会信托、巴斯大学、诺丁汉大学、牛津大学各注册了3项临床试验。伦敦大学学院注册的临床试验涉及危重病人、脑卒中以及脊髓损伤的康复；德比和伯顿大学医院NHS基金会信托注册的临床试验涉及心血管疾病、前交叉韧带损伤/断裂以及结直肠癌；巴斯大学注册的临床试验涉及心房颤动、冠状动脉疾病以及肌肉骨骼损伤；诺丁汉大学注册的临床试验涉及多发性硬化症、前交叉韧带损伤/断裂及结肠直肠癌；牛津大学注册的临床试验涉及脑卒中、心房颤动、冠状动脉疾病。

表3-30　英国临床试验注册数量3项及以上的机构

序号	机构	试验数量
1	伦敦大学学院	3
2	德比和伯顿大学医院NHS基金会信托	3
3	巴斯大学	3
4	诺丁汉大学	3
5	牛津大学	3

加拿大注册临床试验数量在2项及以上的机构有12家。表3-31展示了注册临床试验数量4项及以上的机构。阿尔伯塔大学注册临床试验最多，涉及疾病领域包括乳腺癌、慢性阻塞性肺疾病（简称"慢阻肺"）、脑瘫、先天性心脏病、孤独症谱系障碍、腹股沟疝等。麦克马斯特大学注册的临床试验涉及的疾病领域包括肩关节脱臼、新型冠状病毒感染、老龄化、髋/膝骨关节炎、脑卒中等。多伦多大学健康网络和卡尔加里大学各注册5项，日溪健康科学中心和不列颠哥伦比亚大学各注册4项。

表3-31　加拿大临床试验注册数量4项及以上的机构

序号	机构	试验数量
1	阿尔伯塔大学	8
2	麦克马斯特大学	6
3	多伦多大学健康网络	5
4	卡尔加里大学	5
5	日溪健康科学中心	4
6	不列颠哥伦比亚大学	4

澳大利亚注册的1项临床试验有3个参与机构，分别为澳新重症监护研究中心、蒙纳士大学和澳大利亚国家健康与医学研究理事会。该项临床试验针对体外膜肺氧合并发症进行研究，旨在确定在患者进行ECMO后72小时内开始的早期康复治疗是否可行。

2022年，美国、英国、加拿大注册数量均多于中国，澳大利亚申请数量较少。中国注册相关临床试验2项以上的机构集中在医院，关注脑卒中康复及中医在患者康复中的应用。美国、英国和加拿大的主要注册机构包括大学、医疗机构及研究所等。美国退伍军人事务部居美国主要申办机构首位，其临床试验涉及多种疾病领域。英国主要申办机构以大学为主，临床试验涵盖心血管疾病、冠状动脉疾病等。

（三）急性/慢性移植物抗宿主病是各国普遍涉及的罕见病，多项临床试验关注中枢神经系统疾病、脑部疾病和血管疾病

1983年，美国颁布《孤儿药法案》，标志着罕见病及罕见病管理制度体系在美国形成。罕见病的诊疗是全球面临的重大公共卫生问题。在没有有效治疗药物的情况下，康复治疗在一定程度上成为帮助罕见病群体的重要途径。2022年四个国家所注册的康复医学临床试验涉及的罕见病病种情况如表3-32～表3-35所示。急性移植物抗宿主病和慢性移植物抗宿主病是以上各国康复医学临床试验均涉及的罕见病，美国所涉及的罕见病种类最多。

表3-32　2022年中国康复医学临床试验涉及罕见病

罕见病中文名称	罕见病英文名称	试验数量
急性移植物抗宿主病	Acute Graft Versus Host Disease	1
急性淋巴细胞白血病	Acute Lymphoblastic Leukemia	1
儿童急性淋巴细胞白血病	Childhood Acute Lymphoblastic Leukemia	1
肛门闭锁症	Imperforate Anus	1
淋巴母细胞淋巴瘤	Lymphoblastic Lymphoma	1
淋巴肉瘤	Lymphosarcoma	1

表3-33　2022年美国康复医学临床试验涉及罕见病

罕见病中文名称	罕见病英文名称	试验数量
慢性移植物抗宿主病	Chronic Graft Versus Host Disease	14
急性移植物抗宿主病	Acute Graft Versus Host Disease	13
肌萎缩性侧索硬化症	Amyotrophic Lateral Sclerosis	1
先天性多发性关节挛缩症	Arthrogryposis Multiplex Congenita	1
儿童急性淋巴细胞白血病	Childhood Acute Lymphoblastic Leukemia	1
克鲁宗综合征	Crouzon Syndrome	1
1型远端关节挛缩	Distal Arthrogryposis Type 1	1
面部综合征	FACES Syndrome	1
家族性阿尔茨海默病	Familial Alzheimer Disease	1
Freeman-Sheldon综合征	Freeman-Sheldon Syndrome	1
戈登综合征	Gordon Syndrome	1
眼脑色素减退综合征	Oculocerebral Syndrome With Hypopigmentation	1
原发性侧索硬化症	Primary Lateral Sclerosis	1
假性醛固酮减少症Ⅱ型	Pseudohypoaldosteronism Type 2	1
肺动脉高压	Pulmonary Arterial Hypertension	1
Sheldon-Hall综合征	Sheldon-Hall Syndrome	1

表3-34　2022年英国康复医学临床试验涉及罕见病

罕见病中文名称	罕见病英文名称	试验数量
急性移植物抗宿主病	Acute Graft Versus Host Disease	1
慢性移植物抗宿主病	Chronic Graft Versus Host Disease	1
眼脑色素减退综合征	Oculocerebral Syndrome With Hypopigmentation	1

表3-35　2022年加拿大康复医学临床试验涉及罕见病

罕见病中文名称	罕见病英文名称	试验数量
慢性移植物抗宿主病	Chronic Graft Versus Host Disease	7
急性移植物抗宿主病	Acute Graft Versus Host Disease	2
儿童急性淋巴细胞白血病	Childhood Acute Lymphoblastic Leukemia	2
肌萎缩性侧索硬化症	Amyotrophic Lateral Sclerosis	1

续　表

罕见病中文名称	罕见病英文名称	试验数量
转换障碍	Conversion Disorder	1
肺动脉高压	Pulmonary Arterial Hypertension	1
痉挛性共济失调	Spastic Ataxia Charlevoix-Saguenay Type	1
脊柱裂	Spina Bifida	1
脊髓性肌萎缩症	Spinal Muscular Atrophy	1
脊髓小脑性共济失调	Spinocerebellar Ataxia	1
外阴前庭炎综合征	Vulvar Vestibulitis Syndrome	1

在主要治疗病种方面，2022年，美国注册数量较多的临床试验治疗病种包括中枢神经系统疾病、脑部疾病、血管疾病、神经系统表现、创伤与损伤、脑卒中、脑血管疾病、神经系统创伤、慢性移植物抗宿主病、呼吸道疾病、疼痛、急性移植物抗宿主病等。中国注册数量较多的临床试验治疗病种包括血管疾病、脑部疾病、中枢神经系统疾病、脑血管疾病、脑卒中、精神障碍、缺血、传染病、冠状病毒感染等。英国注册数量较多的临床试验治疗病种包括血管疾病、中枢神经系统疾病、脑部疾病、脑血管疾病、脑卒中、肌肉骨骼疾病、心脏疾病、创伤与损伤等。加拿大注册数量较多的临床试验治疗病种包括中枢神经系统疾病、脑部疾病、肺部疾病、呼吸道疾病、慢性移植物抗宿主病、心脏疾病、神经系统表现、血管疾病、创伤与损伤。可见中枢神经系统疾病、脑部疾病和血管疾病是各国临床试验均重点关注的疾病领域。

第四章 中国康复医学相关政策

康复医学是卫生健康事业的重要组成部分，洞悉康复领域政策动态、加快推进康复医学工作发展对于全面推动健康中国建设、实施积极应对人口老龄化国家战略，保障和改善民生具有重要意义。国家层面出台的康复医学相关政策相较于地方政策，更具有权威性和指导性。为保证严谨性和数据的针对性，本报告仅聚焦并选取国家层面出台的康复医学相关政策。

第一节 中国康复医学相关政策基本信息

通过浏览中共中央组织部、国务院、国务院各部门及直属单位等政府官方网站和北大法宝数据库，以"康复"等关键词精确检索近五年康复医学相关政策文件，对不同数据来源的政策文本进行交叉检验以确保样本的一致性和完整性。检索时间为2018—2022年，纳入排除标准为：主要纳入条例、意见、通知等类型的政策文本，排除函、通报、报告、回复、决定、公告、临时/紧急通知（新型冠状病毒感染等）、行业规定、司法解释等类型的政策文本。通过比对，剔除与康复医学关联性不强的政策，最终共获取131份政策文本。利用政策文献计量分析法对康复医学政策文本进行定量分析，将政策的发文时间、发文数量、发文主体、政策主题等构成要素进行数字化和可视化转换。

一、发文趋势

2018—2022年，选取的131份康复医学相关政策发文时间和数量变化详见图4-1。可以看出，近五年康复医学相关政策发文趋势总体上保持稳定且有小幅增长。其中，2021年发文数量达到峰值39份，这可能是由于2021年是我国第十四个五年规划的开局之年，也是奔向2035年远景目标的新起点，我国各个领域均自上而下出台了若干项规划发展等类型的政策文件。

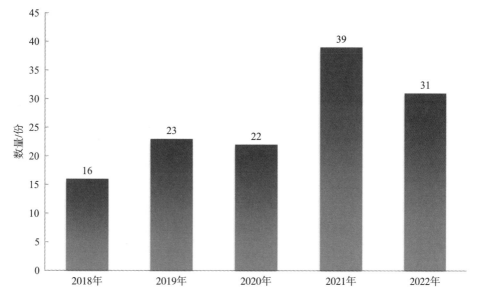

图 4-1　2018—2022 年康复医学相关政策发文数量变化

二、政策类型与效力位阶

政策类型分为专项政策和综合政策，专项政策是指该政策主题均是围绕康复医学领域相关内容制定的，而综合政策是指在综合性、全局性、系统性的宏观规划发展类政策或其他领域政策中有涉及到康复医学相关内容。梳理发现，近五年的康复医学相关政策中，有专项政策24项，综合政策107项。其中，专项政策包括《关于开展康复辅助器具社区租赁服务试点的通知》（民发〔2018〕152号）、《国家卫生健康委办公厅关于开展加速康复外科试点工作的通知》（国卫办医函〔2019〕833号）、《关于印发加快推进康复医疗工作发展意见的通知》（国卫医发〔2021〕19号）等。

根据政策制定部门的不同，对政策效力位阶进行划分和统计，共有法律1项，国家工作文件1项，党内法规制度6项，行政法规32项，部门规章91项。其中，法律为《中华人民共和国基本医疗卫生与健康促进法》；国家工作文件为《中华人民共和国国民经济和社会发展第十四个五年规划和2035年远景目标纲要》；党内法规制度包括《中共中央国务院关于加强新时代老龄工作的意见》等；行政法规主要为国务院规范性文件，包括《国务院关于建立残疾儿童康复救助制度的意见》（国发〔2018〕20号）等；部门规章主要为部门规范性文件和部门工作文件，包括《民政部、财政部、国家卫生健康委、中国残联关于开展"精康融合行动"

的通知》（民发〔2022〕104号）等。

三、发文机构

通过对收集的我国康复医学相关政策发文机构的统计，单一机构发文的政策共有64项，联合机构发文数量共67项。其中，康复医学专项政策中单一机构发文的有11项，联合机构发文的有13项。而联合机构发文中，联合发文机构数量最多的是《关于印发支持康复辅助器具产业国家综合创新试点工作政策措施清单的通知》（民发〔2020〕150号），共涉及22个部门，包括民政部、国家发展改革委、教育部、科技部、工业和信息化部、司法部、财政部、人力资源和社会保障部、商务部、国家卫生健康委、人民银行、海关总署、税务总局、市场监管总局、统计局、医保局、银保监会、证监会、中医药局、药监局、知识产权局、中国残疾联合会。

牵头发文机构除中共中央、国务院外，共涉及20个不同的部门或组织，包括国家卫生健康委员会，民政部、中国残疾人联合会、国家中医药管理局、健康中国行动推进委员会等，具体牵头发文机构的发文数量和占比情况详见图4-2。其中，近五年以国家卫生健康委为牵头单位的共发布政策37项，占比28%，民政部作为牵头单位共发布政策18项，占比14%，中国残疾人联合会作为牵头单位共发布政策11项，占比8%。

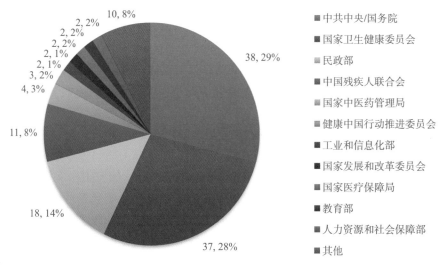

图4-2 康复医学相关政策颁布机构（牵头机构）分布

四、政策主题

通过对收集的政策文件主题进行提取和归类，统计主题词频数并作可视化分析，康复医学相关政策主题词云图详见图4-3。可以看出，政策主题主要涉及内容及频数依次为中医康复（26）、残疾儿童（20）、残疾康复（20）、康复器械（20）、老年人康复（19）、康复机构建设（17）、康复医学科建设（15）、社会办医（15）、康复人才培养（12）、精神康复（11）、儿童康复（10）、社区康复（10）等。

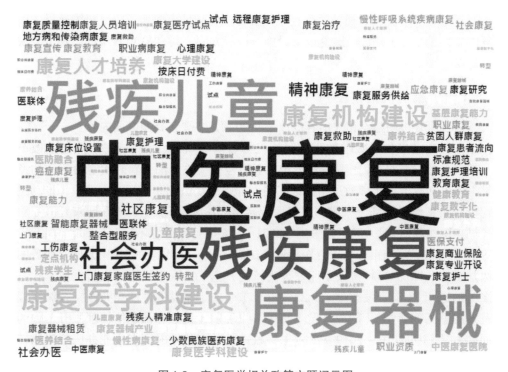

图4-3　康复医学相关政策主题词云图

第二节　中国康复医学政策内容分析

2017年，WHO发布了全球第一部规范化康复政策指南《健康服务体系中的康复》。2019年，WHO又发布了《健康服务体系中的康复：行动指南》，作为通过《健康服务体系中的康复》的配套工具，并结合健康服务体系构成要素提出了康复服务的六大组成部分，即康复领导力与治理能力、康复筹资、康复人力资源、康复服务提供、康复医药技术、康复健康信息系统。其中，康复领导力与治理能力主要是针对康复问题的法律、政策、规划和战略，而本报告该部分内容是直接以我国康复政策为研究对象，因此主要以康复资源配置、康复筹资、康复服务提供、康复技术与器械、康复信息系统等五个维度构建政策文本分析框架，对我国康复医学政策文本内容进行分析。

一、康复资源配置

近五年的康复医学相关政策在康复资源配置领域主要涉及康复机构建设、康复医学科（专科）建设、康复设备设施建设等方面，共有31项政策提出相关要求或建议。

（一）康复机构建设

涉及康复机构建设相关内容的政策共20项，主要包括两方面内容。

一是通过多种形式增加康复医疗机构数量。如《关于促进护理服务业改革与发展的指导意见》（国卫医发〔2018〕20号）、《关于加强新时代老龄工作的意见》等多项政策提出，通过新建改扩建，加强康复医院和康复中心建设，推动医疗资源丰富地区的部分一级、二级医院转型为康复医院。《关于开展康复医疗服务试点工作的通知》（国卫办医函〔2021〕536号）确定北京市、天津市、河北省等15个省份、直辖市作为康复医疗服务试点地区，提出增加提供康复医疗服务的医疗机构和床位数量。《关于印发〈支持国有企业办医疗机构高质量发展工作方案〉的通知》（国资发改革〔2022〕77号）、《关于印发促进社会办医持续健康规范发展意见的通知》（国卫医发〔2019〕42号）、《关于加强老年护理服务工作的通知》（国卫办医发〔2019〕22号）等政策鼓励有条件的国有企业办医疗机构转型康复护理机构，支持和引导社会力量举办规模化、连锁化的康复医疗中心，对在社区提供康复服务的机构，各地要依法给予税费减免、资金支持、水电气热价格优惠等扶持。另外，《关于印发"十四五"健康老龄化规划的通知》（国卫老龄发〔2022〕4号）对康复医院建设提出明确要求，原则上每个省会城市、常住人口超过300万的地级市至少设置1所二级及以上康复医院。《关于建立残疾儿童康复救助制度的意见》（国发〔2018〕20号）则提出将康复机构设置纳入基本公共服务体系规划。

二是加强和规范残疾人、老年人、妇女儿童等群体相关康复机构的管理。

《残疾儿童康复救助定点服务机构协议管理实施办法（试行）》等政策强调，要加强和规范残疾人和残疾儿童康复救助定点服务机构管理。《关于建立完善老年健康服务体系的指导意见》（国卫老龄发〔2019〕61号）、《关于全面加强老年健康服务工作的通知》（国卫老龄发〔2021〕45号）等政策推动康复医院成为老年友善医疗卫生机构并提出具体发展目标，即到2022年和2025年，康复医院成为老年友善医疗卫生机构的比例分别为80%以上和85%以上。另外，《残联系统康复机构业务规范建设评估指南（试行）》为中国残联系统下的康复机构开展业务规范建设提供了评估指南和规范标准。

（二）康复医学科（专科）建设

涉及康复医学科（专科）建设的政策共10项。主要包括两方面内容。

一是加强康复医院、综合医院和中医医院的康复医学科建设。如《关于印发加快推进康复医疗工作发展意见的通知》（国卫医发〔2021〕19号）明确要求加强康复医院和综合医院康复医学科建设。《关于印发"十四五"健康老龄化规划的通知》（国卫老龄发〔2022〕4号）提出，原则上，常住人口超过30万的县至少有1所县级公立医院设置康复医学科；常住人口30万以下的县至少有1所县级公立医院设置康复医学门诊。《关于全面加强老年健康服务工作的通知》（国卫老龄发〔2021〕45号）、《关于印发基层中医药服务能力提升工程"十四五"行动计划的通知》（国中医药医政发〔2022〕3号）等政策提出，到2025年，三级中医医院设置康复科比例达到85%；70%的二级以上县级中医医院设置康复科，鼓励在社区卫生服务中心和乡镇卫生院设置中医康复诊室和康复治疗区。

二是鼓励康复医学科与其他专科融合创新发展。《关于开展康复医疗服务试点工作的通知》（国卫办医函〔2021〕536号）提出，加强康复医疗学科能力建设，创新开展康复医疗多学科合作模式，积极推动康复医疗与其他服务的融合发展。《关于开展加速康复外科试点工作的通知》（国卫办医函〔2019〕833号）提出，在具有相关专科的三级综合医院和专科医院，首先选择骨科开展试点工作，并逐步扩大试点专科及病种范围，发挥试点医院的带动示范作用，逐步在全国推广加速康复外科诊疗模式。《关于印发加强和完善精神专科医疗服务意见的通知》提出，将康复服务融入精神专科中，鼓励在精神心理门诊提供心理康复服务，吸纳康复等团队参与针对疑难复杂疾病的多学科诊疗门诊。

（三）康复人力资源建设

近五年的康复医学相关政策中，有19项政策提及康复人力资源建设相关内容，主要涉及康复人才培养、康复人才队伍建设两大方面。

1. 康复人才培养

共涉及14项政策，对于康复人才的培养主要从两方面进行加强。

一是建成高水平康复大学，扩大康复人才培养数量。《中华人民共和国国民经济和社会发展第十四个五年规划和2035年远景目标纲要》《关于印发"十四五"国民健康规划的通知》（国办发〔2022〕11号）等政策提出，建成高起点、高水平、国际化的康复大学，加快培养高素质、专业化康复人才。《关于印发深化医药卫生体制改革2019年重点工作任务的通知》（国办发〔2019〕28号）和《关于深入推进医养结合发展的若干意见》（国卫老龄发〔2019〕60号）则要求中高职院校等学校扩大康复相关专业招生规模。《国务院办公厅转发国家发展改革委关于推动生活性服务业补短板上水平提高人民生活品质若干意见的通知》（国办函〔2021〕103号）提出，加强康复本科层次人才培养，支持康复等相关专业高职毕业生提升学历，到2025年，力争全国护理、康复、家政、育幼等生活性服务业相关专业本科在校生规模比2020年增加10万人。

二是在职业院校和普通高校中开设更加丰富的康复相关专业。《关于教育支持社会服务产业发展提高紧缺人才培养培训质量的意见》（教职成厅〔2019〕3号）鼓励引导有条件的职业院校积极增设康复治疗技术、中医康复技术、康复辅助器具技术、康养休闲旅游服务等社会服务产业相关专业点；普通本科高校主动适应社会服务产业发展需要，设置中医康复学、康复治疗学等相关专业。《关于印发"十四五"卫生健康人才发展规划的通知》（国卫人发〔2022〕27号）、《关于实施康养职业技能培训计划的通知》（人社部发〔2020〕73号）、《关于深化医教协同进一步推动中医药教育改革与高质量发展的实施意见》（教高〔2020〕6号）、《国务院办公厅关于印发国家残疾预防行动计划（2021—2025年）的通知》（国办发〔2021〕50号）等政策鼓励有条件的院校设置康复治疗、康复工程、中医康复学、康复保健等相关学科和专业。另外，《关于印发"十四五"残疾人保障和发展规划的通知》（国发〔2021〕10号）提出完善康复人才职称评定办法。

2. 康复人才队伍建设

共涉及6项政策，主要包括两方面内容。

一是健全康复医疗机构和其他机构的康复人员配备，扩大康复人才队伍数量。《关于加快推进社区医院建设的通知》（国卫办基层函〔2021〕317号）提出，各地要根据社区医院发展和科室建设情况，配备康复等社区医院适宜人才。《关于印发中医药康复服务能力提升工程实施方案（2021—2025年）的通知》（国中医药医政发〔2020〕4号）要求到2025年，中医药康复人才队伍建设得到加强，人员数量明显增长。《关于促进护理服务业改革与发展的指导意见》（国卫医发〔2018〕20号）、《关于建立残疾儿童康复救助制度的意见》（国发〔2018〕20号）

等政策均强调，要加快推进康复护理等急需紧缺人才培养。

二是加强相关人员培训，提高康复人才队伍质量。《关于确定第一批全国残联系统康复专业技术人员国家级规范化培训基地的通知》（残联厅函〔2021〕220号）将首都医科大学附属北京同仁医院等单位确定为第一批全国残联系统康复专业技术人员国家级规范化培训基地。《关于改革完善全科医生培养与使用激励机制的意见》（国办发〔2018〕3号）、《关于印发〈全国护理事业发展规划（2021—2025年）〉的通知》（国卫医发〔2022〕15号）、《关于实施康养职业技能培训计划的通知》（人社部发〔2020〕73号）分别针对全科医生、基层护士及其他康复护理服务人员，提出加强康复医学知识与岗位技能培训。

（四）康复相关设施配备

涉及康复设施配备相关内容的政策共14项，主要包括两方面内容。

一是提高医疗机构的康复床位占比。《关于开展康复医疗服务试点工作的通知》（国卫办医函〔2021〕536号）要求增加提供康复医疗服务的医疗机构和床位数量。《关于建立完善老年健康服务体系的指导意见》（国卫老龄发〔2019〕61号）和《关于印发"十四五"健康老龄化规划的通知》（国卫老龄发〔2022〕4号）均提出提高基层医疗卫生机构的康复、护理床位占比，支持农村医疗卫生机构利用现有富余编制床位开设康复床位。《关于深入推进医养结合发展的若干意见》（国卫老龄发〔2019〕60号）等三项政策鼓励有条件的基层医疗机构根据需要设置和增加提供康复医疗服务的床位。《关于全面推进社区医院建设工作的通知》（国卫基层发〔2020〕12号）要求社区医院应合理设置床位，主要以老年、康复、护理、安宁疗护床位为主。

二是支持不同类型机构康复设备设施的配备和改进。如《中华人民共和国基本医疗卫生与健康促进法》提出，国家鼓励医疗卫生机构不断改进康复的设备与服务。《关于开展建设老年友善医疗机构工作的通知》（国卫老龄函〔2020〕457号）则提出根据当地老年人对康复护理的需求，在医疗机构设备配备等方面争取支持。另外，《关于印发"十四五"残疾人保障和发展规划的通知》（国发〔2021〕10号）、《关于印发"十四五"国家应急体系规划的通知》（国发〔2021〕36号）、《关于转发教育部等部门"十四五"特殊教育发展提升行动计划的通知》（国办发〔2021〕60号）、《关于印发促进残疾人就业三年行动方案（2022—2024年）的通知》（国办发〔2022〕6号）分别提出面向儿童福利机构、国家综合性消防救援队伍康复休整基地、特殊教育学校和普通学校资源教室、省级盲人按摩医院，根据其实际需求配备相应康复设备，并支持康复基础设施建设。

二、康复筹资

（一）鼓励多层次保险为康复服务提供全方位保障

基本医疗保险方面，《关于深入推进医养结合发展的若干意见》（国卫老龄发〔2019〕60号）鼓励有条件的地方按规定逐步增加纳入基本医疗保险支付范围的医疗康复项目。《国务院未成年人保护工作领导小组关于加强未成年人保护工作的意见》（国未保组〔2021〕1号）鼓励有条件的地方研究将基本的治疗性康复辅助器具逐步纳入基本医疗保险支付范围。《国务院关于印发"十四五"残疾人保障和发展规划的通知》（国发〔2021〕10号）要求地方政府落实好29项符合条件的残疾人医疗康复项目纳入基本医保支付范围的政策。《关于医保支持中医药传承创新发展的指导意见》（医保函〔2021〕229号）提出将符合条件的提供中医药服务的康复医院纳入医保定点管理。

商业医疗保险方面，《关于印发深化医药卫生体制改革2020年下半年重点工作任务的通知》（国办发〔2020〕25号）和《关于印发"十四五"全民医疗保障规划的通知》（国办发〔2021〕36号）均提出鼓励商业保险机构提供康复保障的健康保险产品和服务。同时，《关于加快实施老年人居家适老化改造工程的指导意见》（民发〔2020〕86号）也提出，支持商业保险机构按照市场化原则创新保险产品设计，将老年人急需的康复辅助器具纳入保险支付范围。

工伤保险方面，《关于印发工伤预防五年行动计划（2021—2025年）的通知》（人社部发〔2020〕90号）要求完善"预防、康复、补偿"三位一体制度体系。《关于印发"十四五"残疾人保障和发展规划的通知》（国发〔2021〕10号）要求加强工伤预防和工伤职工康复工作。《关于印发中国妇女发展纲要和中国儿童发展纲要的通知（2021）》（国发〔2021〕16号）要求增强工伤保险预防工伤、保障生活、促进康复的功能。

（二）推动康复服务支付方式改革

2020年2月25日，中共中央国务院发布《关于深化医疗保障制度改革的意见》，要求推广医疗康复等长期住院按床日付费。随后，《关于印发区域点数法总额预算和按病种分值付费试点工作方案的通知》（医保办发〔2020〕45号）、《关于医保支持中医药传承创新发展的指导意见》（医保函〔2021〕229号）、《国务院办公厅关于印发"十四五"国民健康规划的通知》（国办发〔2022〕11号）、《关于进一步推进医养结合发展的指导意见》（国卫老龄发〔2022〕25号）等文件中均对此进一步强调和推广。《关于开展康复医疗服务试点工作的通知》（国卫办医函〔2021〕536号）提出，要探索完善康复医疗服务价格和支付机制。

三、康复服务提供

（一）不同人群的康复服务提供

近五年的康复医学相关政策中，有67项政策中涉及对重点人群和特殊人群康复服务的提供，主要包括慢性病人群、老年人群、妇幼人群、残疾人群、精神障碍人群等群体。其中，《关于印发"十四五"国民健康规划的通知》（国办发〔2022〕11号）从宏观视角，对包含重点人群在内的所有国民康复工作和服务提供进行了规划和要求。

1. 慢性病人群

共涉及10项政策。一是加强慢性病防治的康复相关工作，发挥中医药、运动干预在慢病康复方案和辅助器具中的应用。《健康中国行动（2019—2030年）》提出在慢性呼吸系统疾病防治行动等方面提出加强康复相关工作。《关于促进中医药传承创新发展的意见》3项政策提出针对心脑血管病、糖尿病等慢性病制定推广一批中医康复方案，推动研发一批中医康复器具。《国务院办公厅关于印发国家残疾预防行动计划（2021—2025年）的通知》（国办发〔2021〕50号）等2项政策提出发挥好体育健身在慢性病防治、康复中的作用，将运动干预纳入老年人慢性病防控与康复方案。二是调整和优化慢性病患者的康复服务供给。一方面是畅通慢性病患者双向转诊通道，提供连续性的预防、诊疗、康复工作。《关于推广三明市分级诊疗和医疗联合体建设经验的通知》（国卫办医函〔2021〕547号）提出构建"预防、医疗、慢病管理、康复"一体化的医防协同服务模式，畅通医联体内慢性病患者双向转诊渠道，做好三级医院下转患者的治疗、康复、护理等服务。《关于印发医疗联合体管理办法（试行）的通知》（国卫医发〔2020〕13号）提出牵头医院应当逐步减少常见病、多发病、病情稳定的慢性病患者比例，主动将其转诊至下级医疗卫生机构继续治疗和康复，并提供疾病诊疗-康复-长期护理连续性服务。另一方面是鼓励增加慢性病人群的居家康复服务。《关于加强老年人居家医疗服务工作的通知》（国卫办医发〔2020〕24号）鼓励有条件的医疗机构研究探索为慢性病老年患者开具的康复指导建议中，明确其出院后常用的居家医疗服务项目和频次等。《关于全面加强老年健康服务工作的通知》（国卫老龄发〔2021〕45号）提出重点增加对慢性病老年患者、居家行动不便的高龄或失能老年人提供居家康复治疗服务。

2. 老年人群

共涉及19项政策。一是扩大老年康复护理服务供给。《关于建立完善老年健康服务体系的指导意见》（国卫老龄发〔2019〕61号）、《关于印发"十四五"健康老龄化规划的通知》（国卫老龄发〔2022〕4号）等要求扩大老年康复护理服务供给。二是加强老年人康复健康教育和宣传。《健康中国行动（2019—2030年）》提出在老年健康促进行动方面加强康复相关工作。《关于全面加强老年健康服务工作的通知》（国卫老龄发〔2021〕45号）提出利用多种方式和媒体媒介，面向老年人及其照护者广泛传播康复护理等科普知识。三是提供具有针对性的老年康复服务。《关于加强新时代老龄工作的意见》《关于印发"十四五"国家老龄事业发展和养老服务体系规划的通知》（国发〔2021〕35号）等提出对健康、失能、经济困难等不同老年人群体，分类提供康复照护等适宜服务。《关于推进信息无障碍的指导意见》（工信部联信管〔2020〕146号）提出针对老年人功能康复和健康管理需求，加大沟通和信息辅助器具研发力度。四是促进医康养护一体化服务。《关于加强老年护理服务工作的通知》（国卫办医发〔2019〕22号）、《关于开展社区医养结合能力提升行动的通知》（国卫老龄函〔2022〕53号）等鼓励有条件的地区统筹整合医疗、护理、康复和养老服务资源，逐步形成有序共享、功能合理的健康养老服务网络。《关于建立健全养老服务综合监管制度促进养老服务高质量发展的意见》（国办发〔2020〕48号）要求养老服务机构中从事康复治疗等服务的专业技术人员，应当具备相关资格。

3. 妇幼人群

共涉及28项政策。一是加强对妇女相关康复服务工作。如《健康中国行动（2019—2030年）》提出在妇幼健康促进行动等方面提出加强康复相关工作。《关于印发贯彻2021—2030年中国妇女儿童发展纲要实施方案的通知》（国卫妇幼函〔2022〕56号）等2项政策提出针对妇女提供中医特色康复服务。《关于印发中国妇女发展纲要和中国儿童发展纲要的通知（2021）》（国发〔2021〕16号）提出加强对家庭暴力受害妇女的心理康复工作。二是全方位保障不同年龄、不同境遇儿童的康复服务工作。《关于印发母婴安全行动计划（2018—2020年）和健康儿童行动计划（2018—2020年）的通知》（国卫妇幼发〔2018〕9号）等提出推动0～6岁儿童残疾筛查、诊断、治疗、康复相衔接。《关于进一步健全农村留守儿童和困境儿童关爱服务体系的意见》（民发〔2019〕34号）和《关于进一步推进儿童福利机构优化提质和创新转型高质量发展的意见》（民发〔2021〕44号）要求开展残疾孤儿、事实无人抚养残疾儿童、农村留守儿童、困境儿童、散居孤儿、社会残疾儿童及其家庭的康复指导等工作，向儿童福利机构外残疾儿童、特别是向困难家庭残疾儿童等特殊儿童群体以及其他有需求的儿童延伸康复等服务。三是加强残疾儿童康复救助工作。该部分所涉及的政策最多，有16项。如《关于建立残疾儿童康复救助制度的意见》（国发〔2018〕20号）、《关于改革完善社会救助制度的意见》《关于进一步做好残疾儿童康复救助经办服务工作的通知》等多项政策均提出要切实加强残疾儿童康复救助工作经办能力，推动建设残疾儿童康复救助服务管理综合信息平台。《中华人民共和国基本医疗卫生与健康促进法》要求县级以上人民政府应当优先开展残疾儿童康复工作，实行康复与教育相结合。

4. 残疾人群

共涉及21项政策。《关于印发"十四五"残疾人康复服务实施方案的通知》提出到2025年，有需求的持证残疾人接受基本康复服务的比例达85%以上。《关于印发"十四五"残疾人保障和发展规划的通知》（国发〔2021〕10号）较为全面地对残疾人康复的服务体系、服务质量等内容进行了规划，其他政策也提出了相关指导和要求。一是推进残疾人精准康复服务工作。《关于打赢脱贫攻坚战三年行动的指导意见》等5项政策提出深入实施"福康工程"等残疾人精准康复服务项目，持续组织实施残疾人精准康复服务行动。《关于学习陕西等地经验做好2019年残疾人精准康复服务工作的通知》提出学习借鉴陕西等地残疾人精准康复服务工作经验。二是健全残疾人服务体系、提高服务质量。《国务院办公厅关于印发国家残疾预防行动计划（2021—2025年）的通知》（国办发〔2021〕50号）等提出，健全基本康复服务、康复辅助器具适配服务标准规范，持续提升残疾康复服务质量。同时，为加强残疾人社区康复工作，中国残联、民政部、国家卫生健康委联合制定了《残疾人社区康复工作标准》，从组织管理、服务体系、服务内容、评价指标四个方面作出具体规定。三是加强贫困残疾人的康复工作。《关于做好国家建档立卡贫困残疾人康复工作的通知》（残联厅函〔2019〕109号）、《关于在脱贫攻坚中做好贫困重度残疾人照护服务工作的通知》（民发〔2019〕33号）等提出进一步做好国家建档立卡贫困残疾人康复工作，积极改善贫困残疾人康复服务、加强贫困地区康复保障制度与服务能力建设等。《关于巩固拓展民政领域脱贫攻坚成果同乡村振兴有效衔接的实施意见》（民发〔2021〕16号）鼓励社会工作者等社会力量参与农村贫困重度残疾人照护服务，不断加大农村贫困重度残疾人康复工作力度。四是加强残疾人职业康复。《关于印发促进残疾人就业三年行动方案（2022—2024年）的通知》（国办发〔2022〕6号）要求各地建立的残疾人职业康复机等普遍开展辅助性就业，支持省级盲人按摩医院的康复等基础设施建设。

5. 精神障碍人群

共涉及10项政策。如《关于实施健康中国行动的意见》（国发〔2019〕13号）等2项政策提出建立精神卫生综合管理机制，完善精神障碍社区康复服务。《关于积极推行政府购买精神障碍社区康复服务工作的指导意见》（民发〔2020〕148号）提出到2025年，初步建立起比较完善的政府购买精神障碍社区康复服务制度，显著提高精神障碍社区康复服务质量和水平。《"十四五"民政事业发展规划》（民发〔2021〕51号）等提出推动精神障碍康复服务向社区延伸，支持社会力量参与社区精神障碍康复机构建设，而《精神障碍社区康复服务工作规范》（民发〔2020〕147号）则为其提供相应工作规范标准。《关于印发"十四五"城乡社区服务体系建设规划的通知》（国办发〔2021〕56号）和《关于健全完善村级综合服务功能的意见》（民发〔2022〕56号）要求强化社区矫正、社区戒毒社区康复、刑满释放人员帮扶和精神障碍社区康复服务。《关于开展"精康融合行动"的通知》（民发〔2022〕104号）明确了精神障碍社区康复服务的概念，并提出六个重点行动计划，即服务体系建设布局优化行动、畅通治疗与康复转介行动、服务供给能力提升行动、专业人才队伍建设行动、可持续发展保障行动、服务支撑体系优化行动。

（二）不同形式的康复服务提供

1. 加强社区康复和居家康复

共涉及20项政策。《关于印发全国社会心理服务体系建设试点工作方案的通知》（国卫疾控发〔2018〕44号）提出开办多种形式的社区康复机构，使居家患者在社区参与康复率达到60%以上；同时建立绿色通道，患者在社区康复期间病情复发的可通过社区康复机构向医院快速转介。同时，也有多项政策强调加强特殊人群的社区康复服务，如《关于印发"十四五"残疾人保障和发展规划的通知》（国发〔2021〕10号）、《关于印发"十四五"城乡社区服务体系建设规划的通知》（国办发〔2021〕56号）等提出推动残疾人康复服务、精神障碍康复服务向社区延伸，并强化社区矫正、社区戒毒、社区康复、刑满释放人员帮扶等服务。另外，多项政策引导机构面向老年人或行动不便群体提供居家康复和上门康复。如《关于全面加强老年健康服务工作的通知》（国卫老龄发〔2021〕45号）等提出增加居家医疗卫生服务供给，通过签约或巡诊等方式，重点对居家行动不便的高龄或失能老年人，慢性病、疾病康复期或终末期、出院后仍需医疗服务的老年患者提供上门康复等个性化服务。《关于加强老年人居家医疗服务工作的通知》（国卫办医发〔2020〕24号）等提出支持康复医院、康复医疗中心将医疗服务由医疗机构内延伸至居家，鼓励符合条件的医疗机构按照有关规定派出注册或执业在本机构的康复治疗专业技术人员等医务人员上门提供居家医疗服务，并规定康复治疗专业技术人员应当至少具备3年以上临床康复治疗工作经验和技师及以上技术职称。

2. 鼓励以医联体和家庭医生为抓手提供康复服务

共涉及13项政策。《关于进一步做好分级诊疗制度建设有关重点工作的通知》（国卫医发〔2018〕28号）、《关于推进紧密型县域医疗卫生共同体建设的通知》（国卫基层函〔2019〕121号）等鼓励康复机构参与医疗联合体建设，通过医疗集团和医共体为网格内居民提供疾病预防、诊断、治疗、康复、护理等一体化、连续性医疗服务。《关于做好2018年家庭医生签约服务工作的通知》（国卫办基层函〔2018〕209号）、《关于加强老年护理服务工作的通知》（国卫办医发〔2019〕22号）、《关于在脱贫攻坚中做好贫困重度残疾人照护服务工作的通知》（民发〔2019〕33号）等提出持续推进家庭医生签约服务，为老年人、贫困残疾人等群体提供康复护理服务，并鼓励有条件地区将基本康复服务纳入个性化签约范围。

3. 探索远程或互联网康复服务

共涉及3项政策。《关于印发"十四五"国民健康规划的通知》（国办发〔2022〕11号）提出通过远程方式，在医疗联合体内将康复护理延伸至基层医疗卫生机构。《关于印发健康扶贫三年攻坚行动实施方案的通知》（国卫财务发〔2018〕38号）和《关于印发"十四五"国家老龄事业发展和养老服务体系规划的通知》（国发〔2021〕35号）则提出推进"互联网＋康复服务"，以及实施"互联网＋健康扶贫"应用试点项目并逐步推广，为贫困人口提供康复指导等卫生健康服务。

四、康复技术与器械

（一）中医药康复服务

近年来，随着中医药的传承创新与发展，中医药在康复领域中的应用也逐渐备受重视。近五年的康复医学相关政策文件中，有28份政策提及了中医药康复相关内容，其中包括1项康复类专项政策，8项中医类专项政策。主要涉及以下几方面内容：

一是鼓励发挥中医药在康复中的独特作用。2019年，《中华人民共和国基本医疗卫生与健康促进法》从法律层面要求充发挥中药在康复中的作用。同时，《关于印发深化医药卫生体制改革2019年重点工作任务的通知》（国办发〔2019〕28号）、《关于深入推进医养结合发展的若干意见》（国卫老龄发〔2019〕60号）、《关于印发"十四五"国民健康规划的通知》（国办发〔2022〕11号）、《关于印发〈全国护理事业发展规划（2021—2025年）〉的通知》（国卫医发〔2022〕15号）、《关于进一步做好分级诊疗制度建设有关重点工作的通知》（国卫医发〔2018〕28

号）、《关于印发"十四五"残疾人保障和发展规划的通知》（国发〔2021〕10号）、《中华人民共和国国民经济和社会发展第十四个五年规划和2035年远景目标纲要》等也都强调了要发挥中医药、中医护理在康复中的作用，探索有利于发挥中医药优势的康复服务模式。

二是开展中医药康复能力提升工程。2019年，《中共中央国务院关于促进中医药传承创新发展的意见》提出实施中医药康复服务能力提升工程，依托现有资源布局一批中医康复中心，加强中医医院康复科建设，在其他医院推广中医康复技术；针对心脑血管病、糖尿病等慢性病和伤残等，制定推广一批中医康复方案，推动研发一批中医康复器具；大力开展培训，推动中医康复技术进社区、进家庭、进机构。而后，多项政策积极响应，包括《关于新时代支持革命老区振兴发展的意见》（国发〔2021〕3号）、《关于印发健康中国行动2021年工作要点的通知》（国健推委办发〔2021〕1号）、《国务院办公厅关于印发"十四五"中医药发展规划的通知》（国办发〔2022〕5号）、《关于印发基层中医药服务能力提升工程"十四五"行动计划的通知》（国中医药医政发〔2022〕3号）等。其中，在中医康复科室的设置方面，《关于印发中医药康复服务能力提升工程实施方案（2021—2025年）的通知》（国中医药医政发〔2020〕4号）、《关于全面加强老年健康服务工作的通知》（国卫老龄发〔2021〕45号）和《关于印发"十四五"健康老龄化规划的通知》（国卫老龄发〔2022〕4号）提出了具体发展指标要求，到2025年，三级中医医院和二级中医医院设置康复（医学）科的比例分别达到85%、70%，康复医院全部设置传统康复治疗室。

三是加强对中医药康复人才的培养。《关于改革完善全科医生培养与使用激励机制的意见》（国办发〔2018〕3号）提出加强对全科医生的中医药和康复医学知识与技能培训。《关于深化医教协同进一步推动中医药教育改革与高质量发展的实施意见》（教高〔2020〕6号）要求布局中医康复学等服务生命全周期的中医药专业。《"十四五"中医药人才发展规划》（国中医药人教发〔2022〕7号）鼓励职业院校设置健康服务相关专业，培养中医康复等中医药健康服务人才。

四是针对重点群体开展中医特色康复服务。多项政策鼓励针对老年人、妇幼等重点人群开展适宜的中医特色康复服务。如《关于建立完善老年健康服务体系的指导意见》（国卫老龄发〔2019〕61号）提出开展中医特色老年人康复、护理服务。《关于印发推进妇幼健康领域中医药工作实施方案（2021—2025年）的通知》（国卫妇幼函〔2021〕86号）要求针对产后保健、儿童康复等，到2022年制定推广不少于3个中西医结合康复方案。《关于印发贯彻2021—2030年中国妇女儿童发展纲要实施方案的通知》（国卫妇幼函〔2022〕56号）要求组织开展产后康复等中医药适宜技术和中成药用药培训。《关于印发健康中国行动2022年工作要点的通知》（国健推委办发〔2022〕2号）提出制订糖尿病等中医特色康复方案。

（二）康复医疗器械

康复医疗器械作为开展康复医疗服务工作的重要辅助工具，在康复医学相关政策中也是重点关注对象。近五年康复政策中有27项涉及康复医疗器械相关内容。

一是完善康复辅助器具社区租赁服务体系。《关于开展康复辅助器具社区租赁服务试点的通知》（民发〔2018〕152号）、《关于确定康复辅助器具社区租赁服务试点地区的通知》（民函〔2019〕61号）等提出开展康复辅助器具社区租赁服务试点，并确定北京市石景山区、河北省秦皇岛市、吉林省吉林市等13个地区为康复辅助器具社区租赁服务试点地区，指导试点地区率先建成供应主体多元、经营服务规范的康复辅助器具社区租赁服务体系，服务网络覆盖本地区50%左右社区。《关于推进养老服务发展的意见》（国办发〔2019〕5号）提出出台老年人康复辅助器具配置、租赁、回收和融资租赁办法，推进在养老机构、城乡社区设立康复辅助器具配置服务（租赁）站点。《关于印发"十四五"国家老龄事业发展和养老服务体系规划的通知》（国发〔2021〕35号）提出在有条件的街道、社区，发展嵌入式康复辅助器具销售和租赁网点。

二是研发适宜和智能康复辅助器具。2021年，《中华人民共和国国民经济和社会发展第十四个五年规划和2035年远景目标纲要》强调要提高康复辅助器具适配率。《关于"十四五"期间利用开发性金融支持养老服务体系建设的通知》（民发〔2021〕94号）等也强调要重点发展适老康复辅助器具。而此前，《关于促进护理服务业改革与发展的指导意见》（国卫医发〔2018〕20号）就已提出支持开发和创新适合不同人群特点的康复等相关产品用品、设备设施等。《关于深入推进医养结合发展的若干意见》（国卫老龄发〔2019〕60号）、《关于推进信息无障碍的指导意见》（工信部联信管〔2020〕146号）也提出针对残疾人、老年人功能康复和健康管理需求，加大沟通和信息辅助器具研发力度；重点加快智能轮椅、智能导盲设备、文字语音转换、康复机器人等智能终端的设计开发，旨在提高康复器械助老助残能力。同时，《关于印发"十四五"国民健康规划的通知》（国办发〔2022〕11号）等提出围绕智能康复辅助器具等新型健康产品，推动符合条件的人工智能产品进入临床试验；推进智能服务机器人发展，启动和实施康复辅助器具推广应用工程。

三是支持康复辅助器具产业发展并加强监管。《关于改革完善医疗卫生行业综合监管制度的指导意见》（国办发〔2018〕63号）提出加强对康复辅助器具等相关产业的监管，提升相关支撑产业研发制造水平。《关于开展康复辅助器具产业第二批国家综合创新试点的通知》（民发〔2020〕149号）提出，将康复辅助器具产业打造成为推动经济转型升级的先导产业。《"十四五"民政事业发展规划》（民发〔2021〕51号）提出构建现代康复辅助器具产业格局；实施康复辅助器具产业国家综合创新试点，推动在京津冀、长三角、粤港澳大湾区等区域形成康复辅助器具优势产业。《关于印发进一步提高产品、工程和服务质量行动方案（2022—2025年）的通知》（国市监质发〔2022〕95号）提出推动康复辅助器具产业提质升级。

四是提高康复辅助器具的保险支付和其他保障。《关于加快实施老年人居家适老化改造工程的指导意见》（民发〔2020〕86号）提出支持商业保险机构按照市场化原则创新保险产品设计，将老年人急需的康复辅助器具纳入保险支付范围。《国务院未成年人保护工作领导小组关于加强未成年人保护工作的意见》（国未保组〔2021〕1号）鼓励有条件的地方研究将基本的治疗性康复辅助器具逐步纳入基本医疗保险支付范围。《关于巩固拓展民政领域脱贫攻坚成果同乡村振兴有效衔接的实施意见》（民发〔2021〕16号）提出推动建立基本型康复辅助器具补贴制度，加强公益性康复辅助器具服务机构建设。

五、康复信息系统

目前，康复医学政策中关于康复信息系统的内容主要聚焦在智能康复辅助器具研发与应用、远程康复服务、康复业务数字化等方面。如《国务院办公厅关于印发"十四五"国民健康规划的通知》（国办发〔2022〕11号）提出在医疗联合体内开展远程康复护理服务；围绕健康促进、慢病管理、养老服务等需求，重点发展健康管理、智能康复辅助器具、科学健身、中医药养生保健等新型健康产品，推动符合条件的人工智能产品进入临床试验；推进智能服务机器人发展，实施康复辅助器具、智慧老龄化技术推广应用工程。《虚拟现实与行业应用融合发展行动计划（2022—2026年）》（工信部联电子〔2022〕148号）推动虚拟现实在康复护理场景应用落地。《关于印发"十四五"全民健康信息化规划的通知》（国卫规划发〔2022〕30号）提出，提升医共体数字化管理服务能力，实现医共体医疗、预防保健、康复、公共卫生等业务融合集成应用；推进面向卫生健康行业的服务机器人和特种机器人的研制及应用，如手术、护理、检查、康复、咨询、配送等医疗康复机器人等；建立贯穿预防、治疗、康复、健康管理等环节的居民健康统计信息闭环。

第五章 中国康复医学发展机遇、形势挑战和未来发展建议

第一节 中国康复医学发展机遇

大力发展康复医学对全面推进健康中国建设、实施积极应对人口老龄化国家战略，保障和改善民生具有重要意义。人口老龄化的加速、慢性病人群的增加、国家对卫生健康事业的重视，将驱动康复医疗需求持续增长，康复医学迎来重要的发展机遇期。

一、宏观政策环境持续优化

国家大力支持康复医学事业发展。人民健康是民族昌盛和国家富强的重要标志，党和国家把保障人民健康放在优先发展的战略位置，不断完善人民健康促进政策。2009年，中共中央、国务院发布的《关于深化医药卫生体制改革的意见》提出，注重预防、治疗、康复三者的结合，满足人民群众多层次、多样化的医疗卫生需求。2016年8月，习近平总书记在全国卫生与健康大会上强调，努力实现残疾人"人人享有康复服务"的目标。同年，中共中央、国务院印发的《"健康中国"2030规划纲要》提出，要加强康复、老年病、长期护理等接续性医疗机构建设。2020年10月，党的十九届五中全会把提升残疾康复服务质量纳入"全面推进健康中国建设"，作出实施积极应对人口老龄化国家战略的重大部署。2022年1月，中国残联会同其他五个部门制定印发《"十四五"残疾人康复服务实施方案》，对"十四五"时期残疾预防和残疾人康复工作作出部署。2022年10月，党的二十大报告进一步提出，要完善残疾人社会保障制度和关爱服务体系，促进残疾人事业全面发展。上述发展战略、方针和政策为促进康复医学发展提供了根本遵循和行动指南，营造了有利的政策环境。

改革创新为康复医学发展提供新动能。我国促进康复医学发展的制度安排不断完善，医药卫生体制改革持续深入推进，公立医院改革不断深化。2011年，卫

生部颁布《关于开展建立完善康复医疗服务体系试点工作的通知》，鼓励试点城市建立功能定位明确的三级康复医疗服务体系。2021年6月，国家卫生健康委员会等八部委联合发布了《关于加快推进康复医疗工作发展的意见》，提出完善康复医疗服务体系、加强康复医疗人才队伍建设，加大支持保障力度等措施。同时，我国经济社会转向高质量发展阶段，经济实力显著增长，医疗卫生领域科技创新能力持续增强，人工智能应用日益深入，云计算、区块链、5G、互联网＋等新一代信息技术快速发展，为康复医学发展提供了新的动能。

二、康复医疗服务需求日益旺盛

康复医疗服务规模持续增长。康复医学有明显的实际应用价值，康复医学的介入可以有效加快患者的康复进程，显著降低致残与致死率。我国几乎所有临床疾病都与康复有关，康复治疗有助于患者功能恢复，提高生活质量，帮助其尽快重返社会。最近十多年，健康消费需求不断升级，康复医疗服务规模持续增长。根据历年《中国卫生健康统计年鉴》，2011—2021年，中国康复医疗服务诊疗人次整体呈增长态势，门急诊人次和出院人数年均增长率分别达到8.7%和16.5%。

康复医疗需求群体规模持续扩大。在经济社会发展、中等收入群体规模不断扩大和消费能力不断增强、人口老龄化加速、慢性病人口数量增加、国民受教育水平和康复意识提高，以及国家对残疾人康复需求的重视与相关政策支持的驱动下，康复医疗服务需求日益旺盛、患者群体不断扩大。老年人群、残疾人群和慢性病患者是康复医疗需求的主要群体。我国是世界上老年人口规模最大的国家，也是世界上老龄化速度最快的国家之一，中国老年群体将成为康复医疗需求的主要人群。"十四五"时期，我国人口老龄化程度将进一步加深，60岁及以上人口总量将突破3亿，占比将超过20%，进入中度老龄化社会。78%以上的老年人至少患有一种以上慢性病，失能老年人数量将持续增加，其中，老年人高发病率的高血压、糖尿病、关节炎、心脑血管病和呼吸系统疾病为康复治疗的主要病种。我国有8500多万残疾人，"十四五"时期，由于人口老龄化加快等因素，残疾仍会多发高发。根据《2021年中国残疾人事业统计年鉴》，截至2021年底，我国共有3805.0万持证残疾人，其中得到精准康复服务的有831.8万人，仅占总数的21.9%，而研究显示仅1.14%的中国残疾人不需要康复服务。《2018年全国第六次卫生服务统计调查报告》显示，2018年我国调查地区居民慢性病患病率为34.3%，预计至2030年我国慢性病患病率将高达65.7%，由于慢性病的高致残率，其中80%的慢性病患者需要康复治疗。

三、三级康复医疗服务体系初步建立

为提高医疗卫生机构资源整体利用效率与效益，提升康复服务能力，2011年，卫生部颁布《关于开展建立完善康复医疗服务体系试点工作的通知》，鼓励试点城市建立完善三级康复医疗服务体系，明确各级各类康复医疗机构功能定位，建立"防、治、康相结合"的工作机制和服务模式，实现分层级医疗，分阶段康复，为全面推动康复医疗服务体系建设奠定基础。经过各地试点探索，已初步建立起层次分明的三级康复医疗服务体系，包括三级综合医院康复医学科、三级中医医院康复医学科和三级康复医院，二级综合医院康复医学科、二级中医医院康复科和二级康复医院，以及康复医疗中心和基层医疗机构。为实现为患者提供早期、系统、专业、连续的康复医疗服务的目标，当前我国急慢分治、分级诊疗、分阶段康复、双向转诊、上下联动的康复服务格局和网络尚需继续完善，高水平康复医疗服务体系建设有待进一步加强，三级康复医疗服务体系的系统性整体性协调性有待进一步提高。

四、全民医疗保障制度基本建成

建起了世界最大的全民基本医疗保障网。党的十八大以来，擘画改革蓝图，持续推进全民医疗保障制度改革，加强基本医疗保险、大病保险和医疗救助制度、长期护理保险制度等方面的建设，积极发展商业医疗保险。强化基本医疗保险、大病保险与医疗救助三重保障功能，促进各类医疗保障互补衔接，提高重特大疾病和多元医疗需求保障水平，形成了以基本医疗保障为主体、其他多种形式补充保险和商业健康保险为补充的多层次医疗保障体系，建起了世界最大的全民基本医疗保障网和具有鲜明中国特色的医疗保障制度，基本医疗保险覆盖超过13.5亿人，解除了全体人民患病诊疗、康复的后顾之忧。

不断深化医疗服务价格和支付方式改革。将康复医疗服务价格纳入深化医疗服务价格改革中统筹考虑，调整和优化相关项目价格，推动各地落实并加强康复医疗项目支付管理，切实保障群众基本康复医疗需求。逐步将康复等门诊医疗费用纳入基本医疗保险统筹基金支付范围，推动实施康复医疗长期住院按床日付费。

第二节 中国康复医学形势挑战

随着健康中国战略的全面深入实施，康复医学作为重要的医学分支，在我国卫生健康事业中发挥着日益重要的作用。我国的康复医学事业起步于1983年，通过近四十年的快速发展，在医疗、科研、教育等领域取得长足进步。但是，当前我国康复医学仍处于逐步提升阶段，在康复理念、国民康复意识、康复医学人才供给、康复医疗资源总量、医保覆盖范围等方面均有较大的发展空间。

一、现代康复理念有待深化

医学从"促防诊控治康"六个方面施行对人的全面照护，康复医学是医学的重要组成部分，是健全医学体系实现全方位连续性照护健康的重要一环。但是，康复医学远未得到应有的重视，将康复全面融入卫生健康体系、以健康为中心实现功能康复、进行早期主动全面康复等理念，尚未得到卫生行政管理人员、医疗机构和医务人员的广泛认可。很多医院不重视康复医学科发展，视其为边缘学科，二级及以下综合医院康复医学科仍然以传统康复为主，且很多医院只有康复门诊，没有住院，在康复评估、现代康复治疗设备、康复治疗记录和现代康复治疗方法上存在很多缺陷，甚至缺失。一些医务人员与大部分患者对康复医疗的认识还停留在诸如按摩、针灸、拔罐等传统康复治疗方式。对于各种损伤和疾病引起的功能障碍，现代康复理念的宣传推广仍未到位。

二、康复医疗资源总量不足

《中国卫生健康统计年鉴》（2022年）数据显示，2021年，康复医学科床位数（包括疗养院、康复医院床位）占医疗卫生机构总床位数的3.5%，远低于中医科床位13.2%的占比。全国各类公立、非公立康复医院总数稳步上升，2021年达到810家，近十年增长了将近1.5倍，尤其私营康复医院数量增长迅速，2021年占比高达46.9%，公立康复医院仅占22.5%。尽管我国社会主义市场经济体制的建立与完善，极大地促进了康复专科医疗机构发展，但是综合医疗机构对康复医学科建设投入仍显不足。《综合医院康复医学科建设与管理指南》要求二级及以上综合医院应当设置独立的康复医学科。在河北省所调查的143所二级及以上医院中，三级医院设置康复医学科比例为91.4%，设置康复病区比例为71.4%；二级医院分别为88.9%和52.8%，提示医院对康复医学科的建设投入仍显不足。健康中国行动指出，到2022年和2030年，三级中医医院设置康复科比例要分别达到75%和90%，然而并未对二级以上综合医院设置康复医学科比例有约束性规定。

《综合医院康复医学科基本标准》要求二级及以上综合医院康复医学科床位数应为医院总床位数的2%～5%，而调查结果显示，厦门市三甲医院康复医学科床位数占总床位数的比例仅为1.6%，也呈现总体配置不达标的问题。《综合医院康复医学科基本标准》同时指出，二级及以上综合医院康复医学科每床应至少配备0.25位医师、0.5位康复治疗师和0.3位护士。而2021年深圳市55家设有康复医学科的医疗机构中，医师、康复治疗师、护士与床位之比分别为0.21、0.31、0.27，人员配备均未达标。2020年上海市二级以上综合医院康复执业医师与康复治疗师之比约为1∶3.3，康复执业医师配置较少，也未达基本设置配比。康复医学科由于平均住院日较长、床位周转率较低、床位配置较少、人员配置不足、康复服务承担能力有限等原因，难以完成对院内临床科室转出患者的康复兜底任务。

三、多层次、高水平康复医学专业人才供给不足

康复医学人才资源短缺。《中国卫生健康统计年鉴》（2022年）显示，2021年全国康复执业医师（执业助理医师）总计5.6万人，根据2021年我国人口141 260万人计算，每10万人口对应的康复医师（含助理）约为4.0人。比如，以上海市2020年常住人口2428万计算，上海市每10万人口中康复医师、康复治疗师、康复护师分别为2.17人、11.11人、6.65人，仅为国际参考均值的1/5。尽管我国康复医学人才培养发展迅速，现阶段康复专业人员供给仍然相对不足，距离到2025年每10万人口康复医师达到8人、康复治疗师达到12人的目标还有很大差距。同时，也存在康复医师、康复治疗师、康复护士等人员类别结构失衡，康养、儿童、骨科、心肺康复等学科人才结构失衡等问题。

康复医学专业设置和人才教育培养体系仍需进一步完善。康复人才，尤其是高层次康复人才是康复服务的实施者和康复创新发展的推动者，人才培养重要而紧迫。然而我国呈现高职专科规模增长迅速，细分专业和研究生教育招生比例较小的康复人才培养格局，专业点设置、招生规模、专科－本科－研究生招生比例缺乏有效的调控机制。2002年，教育部本科专业目录首次在医学技术一类学科下增设"康复治疗学"专业，截至2022年，国内有187所高校提供康复治疗学本科教育，为各级医疗机构培养综合的康复治疗师。随着专业进一步细分，对物理治疗、作业治疗等专业人才需求越来越大，后续又分别增设康复物理治疗、康复作业治疗和听力与言语康复学专业，但是目前分专业开设的院校较少。康复医学研

究生通常在临床医学下二级学科康复医学与理疗学进行招生，重点培养面向知识创新的学术型和面向行业产业需要的应用型康复医师，以及部分学术型康复治疗师。康复治疗学和听力与言语康复学作为医学技术下二级学科方向也进入学术型研究生培养新阶段，然而截至2021年12月，全国医学技术硕士授权点院校只有45所，博士授权点8所。同时，新增专业点院校的办学条件、师资队伍、教学资源、实训条件、实践教学基地、教学质量面临着建设的重大任务和挑战；一些新设置如教育康复学、中医康复技术、社区康复学等专业定位需要进一步明确和规范；研究生教育包括康复医师、康复治疗师的专业型与学术型的定位也需要进一步科学论证和规范。

总之，现已基本形成从中职高专到研究生的康复医学人才培养体系，部分医院已开始试点康复治疗专业人员毕业后规范化培训，"院校学历教育－毕业后教育"体系已初步建立。但还存在专业发展不均衡、专业设置无法满足发展需求、办学条件参差不齐、研究生创新型高层次人才培养不足、职业发展体系和行业准入不完善等问题。同时，康复治疗人员毕业后规范化培训还缺乏统一的培训内容与标准，不同培训基地之间差异较大。持续推进康复医学教育理论与实践一体化教学、智慧教育的新技术新方法新形态是大多数院校所面临的新挑战。

四、康复医学科技创新水平有待进一步提高

我国康复医学科研发展迅速但起步低、底子薄。我国康复医学领域英文科研论文发文量近十年增长了近10倍，研究内容主要集中在康复医学各亚专业的康复治疗技术作用及其机制研究，包括基础与临床研究等，尤其关注脑机接口、虚拟现实等新技术的应用和脑卒中/脑外伤、脊髓损伤、骨关节疾病、帕金森病、阿尔茨海默病的康复治疗。但高新诊疗与康复技术研究、适合我国国情的康复评估及诊疗干预方案研究尚不能完全满足康复快速发展的需求，如现阶段康复评估及诊疗干预方法多数为借鉴国外经验，具有我国特色的康复诊疗干预方法的研究与应用仍缺乏，并且多以技术层面的研究为主，仍然没有形成完备的理论体系和规范的临床实践指南，康复服务标准化体系研究有待进一步加强。期刊级别和文章质量仍需进一步提高，康复医学研究水平和学术影响力有待进一步提升，同时，康复医学各亚专业科技创新发展不均衡。近年康复医学领域相关专利绝对数量和全球占比不断提高，2020年达到53.55%，但高质量专利占比、转让或许可专利占比均低于美英等国家，亟需重视专利的质量及转化应用情况，同时存在发展不均衡、尚未形成优势学科等问题。与发达国家相比，临床试验注册数量较少，尚需拓展研究领域和病种。此外，康复医学与工科、理科等多学科的交叉融合正成为

研究的新趋势和热点，促进了新型康复技术及设备的研发与应用，进一步推动了康复医学学科发展。然而目前我国仍存在康复辅助器具产业基础薄弱、生产规模较小、市场潜力激发不充分、自主创新不足、核心技术和中高端设备主要依赖进口、康复高端设备国产化技术精准度不够、智能化设备研发水平有限等问题，制约了康复辅助器具产业发展壮大。

康复医学基础研究的原始创新性不足。截至2021年底，康复医学领域专家共中标国家自然科学基金课题699项，研究内容以神经康复与骨科康复居多。我国康复医学领域科研团队和专家获国家自然科学基金委员会资助的课题数和经费总额均呈逐年增长趋势，支持力度逐年加大，也陆续在科技部"九五"科技攻关课题、"十五"科技攻关课题、"十二五"科技支撑计划项目、2015年科技部启动的国家重点研发计划获得资助，获批的国家重大科研项目及经费数量逐渐增加，对于推进康复医学创新发展起到了重要的作用。然而如何提高康复医学基础研究的原始创新性、科研权威性、技术前沿性和成果引领性是面临的主要挑战。目前康复医学领域缺乏国家级的成果奖（如国家自然科学奖、国家技术发明奖、国家科学技术进步奖）等重要奖项。

缺乏高端康复医学研究平台和机构。目前我国康复医学的发展在注重科学研究的同时，也注重科研平台的建设。高水平的学术研究以及跨专业、以临床应用为特色的平台，正引领康复医学领域的创新与突破。但从论文发表、专利申请和课题研究来看，依然缺乏高端康复医学研究平台和机构，康复医学与其他相关学科的交叉研究平台也有待进一步加强。此外，5G、人工智能等现代信息技术与康复医疗融合发展不充分，康复医疗信息化水平较低，未来需要大力推进康复医疗信息化智能化发展，创新康复医疗服务模式，优化患者就医体验，全面提升康复医疗服务能力与质量。

五、康复筹资支付机制尚不完善

政府对康复医疗投入不足。《关于加快推进康复医疗工作发展的意见》提出，发展改革、财政部门要按规定落实政府投入政策。2017—2021年，康复医院财政拨款收入占总收入的比重，波动于11.02%～13.37%，变动幅度不大。政府对康复医疗整体投入不足，影响康复医疗行业的基础设施、人才队伍和学科建设发展壮大，进一步影响人民群众对康复医疗服务的可及性。

基本医疗保障覆盖范围局限，保障力度不够。当前康复医疗发展的瓶颈在于，许多康复医疗项目未被纳入医保支付范围，甚至未被纳入医疗机构收费项目范围。截至目前，康复综合评定、运动疗法等29项康复医疗项目已纳入基本医疗保险支付范围，尽管如此，各地区执行情况不一，康复发达地区基本已经完成29个康复治疗项目纳入医保基金支付，康复相对落后的地区还未全部实现。现阶段，大部分康复治疗项目，尤其是康复辅具费用还未纳入基本医疗保障报销范围，个人现金支付比例较高。残疾、失能等有康复需求者，多难以通过正常工作获得收入，由于康复周期长而带来的高昂康复治疗费用给患者及其家庭带来了沉重的疾病经济负担。《残疾人权利公约》与联合国"可持续发展目标"均认为，贫困人群不应为康复服务支付现金。

康复医疗项目定价偏低无法体现技术劳务价值。纳入基本医疗保障范围的康复医疗项目医保定价标准较低、康复治疗价格倒挂，即便医药、医耗联动改革对医疗服务价格进行动态调整，而康复医疗项目价格仍然无法充分体现康复技术人员的劳务价值。再加上康复技术人员薪酬水平远低于临床医师收入，其流动性和转行比例较高，使本就突出的人才供需矛盾愈加严峻。

第三节　中国康复医学未来发展建议

人民健康是社会进步的基石。随着慢性非传染性疾病和伤害的患病率不断上升以及人口老龄化程度持续加深，大量且不断增加的康复需求未得到满足。提供可获得和可负担的康复服务对于实现联合国可持续发展目标"确保健康的生活方式，促进各年龄段所有人的福祉"至关重要。根据我国现阶段康复医学发展面临的机遇和挑战，我们应贯彻落实党中央、国务院重要决策部署，以人民健康为中心，以社会需求为导向，树立新发展理念构建康复医学新发展格局，将康复融入健康照护全过程，形成"促防诊控治康"全链条健康照护体系，增加优质康复医疗资源供给，提高康复医疗服务能力，加强康复医学人才队伍建设，推进康复医疗领域改革创新，凝心聚力扎实推动康复医学高质量发展。

一、将康复纳入"促防诊控治康"健康照护体系

贯彻落实将康复医学融入整体健康照护系统的理念。康复是现代健康服务的重要环节，要形成"促防诊控治康"的完整健康照护体系，必须将康复纳入其中予以整体考虑。WHO《康复2030行动呼吁》提出的加强全球康复的10项关键活动充分体现了该理念：强化康复领导力和政治支持、加强各级康复规划和实施、改进康复工作并整合到卫生健康部门、将康复纳入全民健康覆盖范围、建立综合性康复服务提供模式、将康复作为一个主题纳入所有卫生健康人力教育工作、扩

大康复筹资、开展康复研究能力建设以及在整个健康信息系统中整合康复数据和建立康复网络和伙伴关系。

二、提高优质康复医疗服务供给水平

完善以人为本的整合型康复医疗服务网络。将康复医疗资源配置纳入区域卫生规划或者医疗机构设置规划予以整体考虑：一方面，将康复纳入初级、二级和三级健康服务体系，加强康复医疗机构和康复医学科建设。推动医疗资源丰富地区的部分一级、二级医院转型为康复医院。支持和引导社会力量举办规模化、连锁化的康复医疗中心。鼓励有条件的基层医疗机构根据需要设置和增加康复医疗服务床位。加强康复医院和综合医院康复医学科建设，把二级及以上综合医院设置康复医学科比例纳入健康中国考核指标体系；另一方面，促进三级康复医疗服务体系高效协同。借助城市医疗集团、县域医共体、专科联盟、远程医疗网等多种形式，建立各级各类康复医疗机构之间定位明确、分工协作、上下联动的整合型康复医疗服务网络，实现患者有序流动和高效双向转诊。

提高康复医疗服务能力。将康复医疗服务作为补短板强弱项的重点领域予以重视，重点加强三级综合医院康复医学科、三级中医医院康复科和三级康复医院的康复早期介入、多学科合作、疑难危重症患者康复医疗服务能力。完善康复医学学科体系，进一步推动我国现有优势康复亚专科发展，如神经康复、肌肉骨骼康复、心肺疾病康复等，使之达到国际先进水平，加快构建重症康复、肿瘤康复、儿童康复等相对薄弱亚专业完整体系，开展亚专科细化的康复评定、康复治疗、康复指导和康复随访等康复医疗服务。不断完善各学科康复临床路径、医疗质量控制标准、临床技术指南和规范以及专家共识，建立康复医疗服务标准体系，有效规范康复医学实践。加强县级医院和基层医疗机构康复医疗能力建设。增强中医药康复服务能力，到2025年，三级中医医院设置康复（医学）科的比例达到85%以上。

创新康复医疗服务模式。提高医务人员对康复医学的认知，按照生物-心理-社会康复模式，推动早期康复、主动康复、多学科融合，将康复全面融入健康照护全过程，推进康复与"促防诊控治"有机融合，有条件的医疗机构创新开展康复医疗与外科、神经科、骨科、心血管、呼吸、重症、中医等临床相关学科紧密合作模式，打造临床康复多学科合作团队，把建立临床康复协同机制和多学科诊疗体系纳入医院章程，将临床康复联合查房、会诊纳入医院管理制度。加强患者宣传教育，提高康复医学方面的健康素养，鼓励患者积极参与康复决策全过程。以基层医疗卫生机构为依托，积极开展社区和居家康复医疗服务。推动康复医疗与康复辅助器具配置服务衔接融合。

三、加强康复医学人才培养和队伍建设

加强康复医学人才院校学历教育。将康复人才教育培养纳入所有卫生健康人力教育工作中，强化康复医学人才院校学历教育，完善高等院校中康复治疗相关专业的设置，有条件的院校应积极设置康复物理治疗学、康复作业治疗学、听力与言语康复学等紧缺专业，增加康复治疗及其细分专业人才供给，注重提升临床实践能力。逐步提升康复医学人才学历教育层次，加快发展研究生教育，高等院校可根据行业需求积极新增医学技术类硕士学位授权点，大力培养医学技术（康复治疗学）学术学位研究生，同时探索培养专业型康复治疗研究生，并探索新增医学技术类博士学位授权点，为康复治疗培养创新型高层次人才。完善中国康复医学教育教学标准体系，加强教学能力、专业骨干师资和教学团队建设，积极改进康复医学教学质量，并建立相应的监督评价机制，全面实施专业论证制度。在临床医学专业教育中应加强医学生康复医学相关知识和能力的培养，普及康复医学专业知识。

完善康复医学人才毕业后和继续教育。进一步推进和完善康复医学科住院医师规范化培训和专科医师培训，明确康复治疗师（PT/OT/ST/PO）职业定位和职业资质，积极探索康复治疗师毕业后规范化培训，建立从培训基地认证到人才培养质量的统一标准和规范。强化康复医学人才岗位培训，逐步建立以需求为导向、以岗位胜任力为核心的康复医学专业人员培训机制，提升康复医疗服务能力。加强对全体医务人员康复医疗基本知识的培训，增强康复医疗早介入、全过程的意识，将康复医学理念、方法和手段贯穿于疾病预防、诊疗、康复等全过程。探索开展康复医学科医师、康复治疗师转岗培训，增加从事康复医疗工作的人员数量，有效缓解康复医学人才短缺问题。在基层医疗机构中选拔优秀人才进行康复专项进修，同时在现有全科医师培训体系中将康复医学作为必须轮转的专业。

加强突发应急状态下康复医疗队伍储备。依托有条件、能力强的综合医院康复医学科、中医医院康复科和康复医院组建或储备康复医疗专家库，建立一支素质优良、专业过硬、调动及时的应对重大疫情、灾害等突发公共卫生事件康复医疗专业队伍，强化人员、物资储备和应急演练，切实提升应对重大突发公共卫生事件的康复医疗服务能力。

四、促进中医康复规范化、科学化发展

中医康复首先需要做好顶层设计，完善学科体系建设，厘清中医康复的内涵和外延。其次，明确中医康复的优势病种，借鉴《康复科医疗质量评价体系与考核标准》，建立中医康复评价体系，对中医康复治疗进行流程化、精细化管理与质量控制，并通过循证医学证据不断进行自我完善。再次，中医康复应充分吸收现代康复医学的理念，不断加深对疾病康复的理解，建立密切的沟通合作关系，以服务患者为中心，将二者的优势有机结合，形成具有中医特色的康复方案。最后，加强多学科合作，充分利用现代科学技术，将大数据、人工智能、5G通信等新兴技术融入中医康复临床及科研中，推动中医康复的现代化发展。

五、推进康复医疗信息化、智能化建设

推进康复医疗信息化建设。促进云计算、人工智能、大数据、5G通信、区块链、物联网等新兴信息技术在康复医学领域的应用，将现代信息技术与康复评定与治疗技术深度融合，是引领康复医学高质量发展新趋势的重要抓手之一。借助信息化手段，以康复医疗国际标准为核心架构，建立充分体现康复医学理论基础和知识体系的信息化管理平台，创新发展康复医疗服务新模式、新业态、新技术，优化康复医疗服务流程，提高康复医疗服务效率，赋能各级机构的协同化、临床执行标准化、人才培养高效化、支付管理科学化，以及患者个性化康复策略选择和康复进展跟踪。积极开展康复医疗领域的远程医疗、远程会诊、远程培训和远程技术指导等，惠及更多基层群众。

推动"机器人＋虚拟现实＋人工智能"引领康复医学创新发展。康复机器人更适合执行长时间简单重复的运动任务，具有良好的运动一致性，能够保证康复训练的强度和效果，并通过相对标准化的治疗过程更好地帮助患者实现功能改善。在神经康复过程中，低成本、沉浸式的虚拟现实（VR）技术是一种有效的认知研究、评估和康复治疗工具，在临床康复医疗和家庭康复环境中都具有较高的可操作性。通过VR技术，患者可与各种虚拟场景进行互动，提高认知和运动能力，后台系统可以实时监测、记录患者数据。促进人工智能（AI）在康复中的应用，建立康复医学通用智能与康复亚专科专用智能结合的混合智能为核心的康复智能决策系统，提供适合患者的个性化康复方案供康复医师参考。

六、推动康复医学科技创新和国际交流

推动康复医学科技进步与创新。未来我们应当面向世界科技前沿、面向人民康复需求，以康复学科亚专业为着力点，以功能康复为目标，以"规范创新、科技康复"为抓手，以应用基础与基础研究为突破，全面推进康复医学高质量发展。加强国家级和省部级高端康复医学研究基地建设，积极推动康复医学国家重点实验室及教育部和国家卫健委重点实验室，以及康复医学国家医学中心、国家区域医疗中心和国家临床医学研究中心的设置和建设。实施康复医学重大科技项目和重大工程，布局听力学和言语病理学、语言学等领域的多学科交叉研究，提高科研成果转化能力。借助多学科交叉融合优势，发挥康复辅具产业科技创新的支撑引领作用，重点突破柔性传感、健康大数据、智能材料、人机融合等共性技术，开发具有自主知识产权的智能康复辅具产品，加速科技成果产业化。重视政府机构、学界与企业界的协同创新，发挥政府的指导作用，提高企业的参与度，促进技术的转化应用。

加强国际交流与合作。紧跟国际前沿研究步伐，深入开展国际交流与合作，夯实科研基础，提升康复医学科研水平，实现康复医学创新发展。推进康复医学教育国际化，加强国际交流，学习借鉴国际专业标准、专业课程、专业教材和教育资源。

七、健全康复医学投入保障机制

加大政府对康复医学发展的投入。除落实政府对公立医院基本建设和设备购置、重点学科发展、人才培养、符合国家规定的离退休人员费用和政策性亏损补贴的六项投入外，一些国家项目诸如国家公立医院改革与高质量发展示范项目、区域医疗中心建设项目，可考虑向康复医院倾斜。国家应出台鼓励和支持康复医学发展的财政支持政策，包括康复医院发展建设、康复医学人才培养、康复医学科研创新、康复辅助器具研发等方面的专项投入政策。

逐步增加康复医保覆盖范围。为进一步提高包括残疾人在内的广大参保人员康复医疗保障水平，切实减轻患者及其家庭疾病经济负担，应逐步将更多的适宜的康复医疗项目和康复辅具费用纳入基本医疗保障支付范围，报销项目兼顾非急性期治疗项目以及评定性项目，尤其考虑增加主动康复医疗项目，提升主动康复价值。将康复医疗服务价格纳入深化医疗服务价格改革中统筹考虑，调整和优化康复医疗服务项目价格，充分体现康复治疗人员技术劳务价值。

深化康复医保支付方式改革。对疾病符合临床非康复医学科出院标准的患者，转入康复医学科或康复专科医疗机构进行针对性功能康复，推进实施住院康复医疗费用按床日付费。鼓励对疾病尚未达到临床非康复医学科出院标准的患者进行早期康复介入，康复医疗费用纳入疾病治疗费用中按病种、病组付费。基层医疗卫生机构为符合条件的参保人建立家庭病床，提供居家康复医疗服务，康复医疗费用纳入家庭病床医疗费用中按床日付费，执行家庭病床床日费用标准。探索和推广以价值医疗为导向、以功能改善为核心的功能相关分组（function-related groups，FRGs）打包支付模式。

专题报告

第一章 中国神经康复年度进展

神经康复是我国康复医疗领域的主要工作内容之一，其发展与康复医疗的整体发展同步。我国的神经康复工作从19世纪50年代开始，在21世纪进入高速发展阶段。神经康复患者占住院康复患者的大多数，包括脑卒中、脑外伤、脑肿瘤、脊髓损伤、老年失智症、新型冠状病毒感染的神经损害、意识障碍、儿童神经疾病、神经心理类疾病等。神经疾病合并全身的康复问题逐渐得到重视，涉及骨关节、心肺、代谢、免疫、心理、营养等方面。本章汇总2022年国内神经康复取得的创新发展及其国际关联的研究，并阐述存在问题和发展趋势。

第一节 临床康复进展

一、脑卒中

1. 患病率和防治措施

脑卒中发病与康复：WHO全球疾病负担研究（global burden of disease study，GBD）数据显示，脑卒中是我国居民死亡的首位病因，现患人数高居世界首位。中国脑血管病大数据平台数据显示，2019年我国新发卒中394万例，总数达到2876万例，死亡人数为219万例，但这份报告只字未提脑卒中康复。2015年国家卫生计生委脑卒中防治工程委员会（以下简称"脑防委"）制定了《中国卒中中心建设方案》，2021年全国脑卒中中心排名单位已经达到558家，但迄今为止，脑卒中患病率不降反升。反观美国的脑卒中患病率显著下降，值得反思。在脑卒中防治措施方面，国家脑防委的临床专家主要聚焦在高血压控制、抗凝药使用、溶栓治疗、颈动脉手术等方面，但对生活行为方式、运动锻炼、康复等方面缺乏关注。

2. 康复指导规范

国家卫生健康委办公厅印发《中国脑卒中防治指导规范（2021年版）》，其中包括2018年励建安、单春雷主编的《中国脑卒中康复指导规范》，对于脑卒中的康复管理、功能障碍与康复、并发症的防治给予了较全面的阐述。

3. 康复早期介入

脑卒中的早期康复指南2017年发布于《中华神经科杂志》。脑卒中患者需要尽早康复介入，包括合理的床上体位，肢体主动活动（尤其是非受累侧肢体的尽早活动），尽早开始生活自理活动、吞咽和言语训练、心理支持、神经源膀胱管理、排便管理、并发症防治等已经形成基本共识。但对于早期康复的对象、时机、个性化的康复方案，康复效果评价等都在进一步研讨之中，早期指南的修订也是势在必行。

4. 康复治疗方法

两种康复方式的联合或协同的报道在2022年明显增多。传统训练方法（如镜像视觉反馈、摄食、虚拟现实或针刺等）联合神经调控技术-重复经颅磁刺激（repetitive transcranial magnetic stimulation，rTMS）和经颅直流电刺激（transcranial direct current stimulation，tDCS）、迷走神经电刺激等的有效性在患者肢体、吞咽、认知等康复中被广泛报道。脑机接口、经颅超声治疗等新技术进入临床应用阶段。同时，改良式坐位太极云手使脑卒中急性或亚急性期患者受益。多靶点及调控参数的不断开发使脑卒中康复更具精准性特征。在新型冠状病毒感染大流行期间，居家康复、APP应用小程序、微信群等新康复途径为慢性期脑卒中康复提供了可行性管理模式。但目前的治疗发展缺乏突破性进展。特别是缺乏高等级循证医学依据的研究。

5. 康复评定方法

基于影像学或电生理方法的定量评定是目前精准评定的亮点。功能性磁共振、近红外光谱成像、事件相关电位及定量脑电图技术在分析脑网络功能连接的研究中可能扮演重要角色，在空间或时间分辨率上具有优势。这些方法被应用于脑卒中患者上肢或手功能障碍、认知障碍及言语障碍的研究。此外，可穿戴智能评估设备及多维度视频定量评估系统体现了康复评定智能化发展的趋势。这些新方法的临床价值还有待深入研究证实。

6. 康复新思路

有研究超越脑组织功能恢复的局部思维，提出中枢-外周-中枢闭环理论、脑-肢协同治疗技术、行为与脑功能恢复及神经功能网络代偿等思路。

7. 专家共识

2022年国内提出四个专家共识：失语症临床管理、助行功能性电刺激、跌倒风险评估及疼痛、重复经颅磁刺激，推进了康复治疗标准化进程。

二、创伤性颅脑损伤

创伤性颅脑损伤（traumatic brain injury，TBI）的康复问题包括意识丧失或受损、记忆丧失、头痛、运动障碍、言语障碍、生活自理障碍、行为障碍和精神障碍以及工作/学习/社交障碍等。在此方面国际研究有进展，国内研究不多。

1. 神经调控技术

rTMS和tDCS在TBI患者中应用逐步增多。Bakhshayesh等报告tDCS对60例脑外伤后失眠患者进行的平行双盲随机对照研究，采用匹兹堡睡眠质量指数和失眠严重程度指数评估睡眠质量和失眠严重程度。结果表明，在3周干预结束后，tDCS组患者睡眠质量较前改善，且3周后随访疗效仍然存在。该研究还关注了性别、年龄等因素对tDCS疗效的影响，发现男性患者、青年患者可能是睡眠质量改善的有利因素。

2. 虚拟现实

Tefertiller等研究VR技术与跑步机训练相结合，可以改善慢性TBI患者的平衡功能和运动能力，训练的安全性和患者依从性均较高。此外，VR训练系统还可以对患者的运动功能、认知功能等进行综合评估，进行交互训练。VR在儿童TBI中也有应用，我国Shen等一项最新研究表明，VR技术可以改善儿童脑外伤患者的执行功能。该研究对26例7～17岁的脑外伤患儿进行平行设计随机对照试验，通过VR技术的创新交互式认知系统对患儿进行康复训练，发现干预组不仅可以改善患儿的执行功能，其在训练过程中愉悦感、主动性均优于对照组。

3. 嗅觉训练

脑外伤后嗅觉功能障碍被认为与大脑嗅觉处理区的结构和功能变化有关，长期嗅觉训练可以增强嗅觉能力并重组创伤后嗅觉障碍患者的大脑结构。Rezaeyan等招募25例脑外伤后嗅觉功能障碍患者进行了为期16周的嗅觉训练。接受4种固定气味传统嗅觉训练的患者在干预后在气味识别方面显著改善，且患者右额叶上回和中回以及双侧小脑皮质厚度/密度增加。接受4种不同气味改良嗅觉训练的患者在干预后同样嗅觉功能显著恢复，右眶额叶皮质和右侧岛叶的皮质厚度降低，且气味识别与右眶额叶皮质之间呈正相关。

三、脑肿瘤

随着手术技术和辅助放化疗药物治疗的进展，脑肿瘤的预后已得到不同程度的改善，但患者术后普遍存在运动功能障碍、认知能力下降和情绪问题，其他并发症，如癫痫、头痛和言语和吞咽困难也很常见。个体化多模式的康复干预对肿瘤本身和/或治疗相关功能障碍引起的功能障碍引起肿瘤临床与康复领域的高度重视。

1. 康复价值

由于脑肿瘤的神经系统恶化率很高，在康复中脑肿瘤患者的获益程度受到越来越多的关注。一项回顾性研究比较了脑肿瘤和脑卒中患者接受相同康复治疗的结果，发现两者的运动、认知和日常生活活动能力都有显著且相似的改善，恶性肿瘤状态并不影响功能改善的程度。此外，有综述回顾了术前对脑肿瘤患者进行预康复的策略，包括运动、营养和认知功能，可以有助于术后功能恢复，尤其是预防术后认知并发症的风险。因此，脑肿瘤患者在各个阶段均需要接受积极的综合康复治疗。

2. 虚弱康复

虚弱也是脑肿瘤患者围手术期需要重点关注的功能障碍之一，一项包含87 835例脑肿瘤患者的回顾性研究显示，围手术期虚弱的发生率有7209例（8.2%），与院内手术并发症，患者术后精神状态、肺功能不全独立相关，与住院时间延长和病死率也有显著相关性。因此，加速外科康复方案也适用于脑肿瘤患者围手术期。

3. 神经调控

rTMS在脑肿瘤患者中的康复证据相较于卒中和脑外伤而言仍然较少。最近一项综述表明，脑肿瘤术后进行rTMS是安全的，不良反应少，没有记录在案的癫痫发作，且在运动和语言功能障碍方面具有潜在的效果。相比于传统rTMS，间歇性θ短阵脉冲刺激的方案也被证实可行。

4. 脑连接组学

2016年美国国立卫生研究院的人类连接组学计划（Human Connectome Plan，HCP）发布首个脑连接组学图谱。随着人工智能技术在医学影像中的迅速发展，通过强大的算法和机器学习，使HCP有助于提升手术和神经调控治疗的精准性，尤其是脑肿瘤手术。已有研究结果表明，基于个体化功能连接特征来定位TMS的刺激靶点对胶质瘤术后两周患者的运动功能和语言功能均有显著改善，且没有癫痫发作的报道。最近一项临床病例研究还尝试对低级别神经胶质瘤进行预康复，即在术前基于连接组学特征通过TMS抑制肿瘤内表达区域，再加上适当的康复行为训练，可诱导神经塑性变化，从而有助于最大程度的肿瘤切除和最小程度的长期神经功能缺损。因此，在脑神经连接组学理论快速发展的机遇下，脑肿瘤康复的应用范围和以功能为目标的精准方案有望得到实质性提升。

四、意识障碍

严重脑损伤后，与觉醒和/或觉知有关的神经和/或神经传导通路损伤可导致意识障碍（disorder of consciousness，Doc），其机制尚不明确。最经典的意识理论机制之一"中央环路模型"发现后扣带回皮质和楔叶与Doc的发生及恢复有实质性联系。昏迷后意识障碍主要包括以下几种状态。

（1）植物状态（vegetative state，VS）或无反应觉醒综合征（unresponsive wakefulness syndrome，UWS）：即患者存在明显的睡眠觉醒周期，但不能感知自我和环境，可存在反射性活动。

（2）最小意识状态（minimally conscious state，MCS）：存在间歇性、可重复性行为，患者有能力感知自我和环境。

（3）脱离最小意识状态（emerged from a minimally conscious state，EMCS）：指患者恢复功能沟通能力或使用物体的能力或两者兼备。此外，MCS，认知运动分离（cognitive motor dissociation，CMD）和高级皮质运动分离（higher-order cortex motor dissociation，HMD）也在近几年的研究中提出，由于研究尚未深入，目前暂未将其纳入分类。

1. 意识评定

昏迷恢复量表修订版（Coma Recovery Scale-Revised，CRS-R）能够灵敏的发现患者早期的意识水平变动，我国于2013年引进并改良。2017年正式制定CRS-R量表中文版。2019年验证了中文版CRS-R量表是一个有效且可靠的评估工具。2020年由Laureys团队提出意识障碍简易评估量表（Simplified Evaluation of CONsciousness Disorders，SECONDs），在CRS-R量表基础上进行了简化。2022年杭州师范大学国际植物状态和意识科学研究所引进SECONDs量表，与CRS-R中文版相比，两者一致性良好，信度良好。

正电子发射成像和功能性磁共振成像（functional magnetic resonance imaging，fMRI）都对鉴别UWS和MCS有一定价值，可能有利于VS和MCS进一步亚分类。2022年Medina等通过结构MRI和静息状态fMRI（rs-fMRI）研究109例慢性Doc患者，结果表明VS/UWS患者的网络数量少于MCS患者，且各网络的rs-fMRI活性降低，视觉网络与临床状态相关。

使用多模式刺激EPRs和受试者个性化阈值有可能提高慢性Doc中P300评估的准确性。Curley等基于中央环路模型，将静息状态脑电功率谱根据丘脑皮质网络功能进行分级，应用于急性严重脑外伤患者，提示损伤后≤6个月的患者丘脑皮质网络功能有所改善，以及恢复行为命令遵循的患者中网络功能有所改善。值得注意的是，比利时昏迷科学小组（Coma Science Group）提出了一项更加敏感的判定意识水平的标准流程，即"一周诊断"，结合患者行为评估、电生理和影像评估，在综合评估的基础上给出最终诊断，有望在未来的意识判定中发挥作用。

2. 促醒治疗

目前国内外均没有药物达到高循证医学依据的水平。2022年Rühl等汇总了84例非外伤性Doc患者使用金刚烷胺，提示非创伤性脑损伤患者的意识有所改善，但治疗过程中的癫痫发作需要关注。过去10年无创治疗中tDCS是唯一的多中心随机对照试验，结果显示对Doc特别是MCS患者有效。但2022年以来没有高循证医学依据的研究进一步支持。

3. 预后预测模型

我国冯珍的一项课题通过大样本多中心研究开发意识障碍预后预测模型，通过285例慢性意识障碍患者研究，发现年龄、GCS评分、意识状态、脑干听觉诱发电位分级为意识障碍的独立危险因素，并据此建立预测模型：在训练集和验证集中AUC值分别达到0.815和0.805，显示该模型的良好预测性能。通过381例慢性意识障碍患者的研究，发现年龄、GCS评分、血清白蛋白水平、CT中线移位情况为存活的独立风险因素，ROC分析显示对于训练集16、32、48个月生存预测模型具有较好的区分能力，AUC分别为0.791、0.760、0.886。在验证集中16、32、48个月生存预测的AUC分别为0.806、0.789、0.867。上述预测模型有可能成为意识障碍临床预后预测的工具。

冯珍团队也评估了意识障碍患者的意识水平与CT灌注的关系，通过纳入植物状态（VS）（n = 29），最小意识状态负（MCS-）（n = 34），最小意识状态正（MCS＋）（n = 13）。发现脑CT灌注中CBF和CBV降低与慢性意识障碍患者意识水平相关。因此，CT灌注有望成为评估意识障碍患者意识水平的重要手段。

五、新型冠状病毒感染的神经损害

我国Lin Mao等首先报道了新型冠状病毒感染后的神经系统损害。36.4%患者有神经系统症状，包括中枢神经（24.8%）和外周神经症状（8.9%）：脑雾、嗅觉和味觉障碍、听力和视力障碍、认知障碍、焦虑和抑郁情绪、脑脊髓炎、头痛、运动控制障碍等。此外，脑血管意外（梗死、出血）的发生率增高，神经传递异常和自主神经体系异常。上述问题都可以是长新型冠状病毒感染（long COVID）或新型冠状病毒感染后的长期问题（post COVID19 long term conditions）的表现。其后卞修武研究新型冠状病毒感染引起神经症状的潜在机制，通过对COVID-19

尸检脑的系统病理和蛋白质组学分析，确定了伴有单核细胞浸润和胶质细胞激活的COVID-19相关脑炎的分子特征。

国际上对于新型冠状病毒感染神经损害的康复的研究已经是热点内容。遗憾的是，尽管国内临床专家围绕该问题进行了学术交流，但相关的康复研究迄今甚少，应该引起重视。

六、脊髓损伤

脊髓损伤（spinal cord injury，SCI）康复涉及运动功能、自主神经功能、心肺功能、排泄功能、营养、骨质疏松、痉挛、疼痛、心理、性功能等诸多方面。除了常规的康复治疗，运动、理疗、作业治疗、矫形器具和辅助器具、轮椅/电动车、中国传统康复治疗，神经调控技术和康复机器人有了迅速的发展。

治疗技术：许东升团队发现为期4周的硬膜外电刺激（epidural electric stimulation，EES）-单侧皮质间歇性θ短阵快速脉冲皮质磁刺激，并协同双侧L3～L4神经根磁刺激使不完全SCI患者肢体功能改善。脑-脊髓接口（BSI）通过在大脑和脊髓之间搭建"数字桥梁"恢复大脑和脊髓之间的通信，有可能帮助SCI患者实现站立和行走。脊髓电刺激（spinal cord stimulation，SCS）可能有助于重建SCI患者下肢、上肢功能和呼吸功能。使用高密度硬膜外电极阵列的SCS可以选择性激活下尿路神经，唤起麻醉的膀胱和尿道神经反应，有望改善SCI患者大小便功能。

国外有报道82例SCI患者采用体外冲击波治疗，激活了涉及多种生化和细胞事件的神经组织再生，并减少神经元的丢失。Sangjin等采用聚焦超声，通过特定钙选择性机械敏感离子通道介导的主要机械机制激发小鼠初级皮质神经元。低强度聚焦超声（low intensity focused ultrasound，LIFU）对SCI后痉挛的影响，结果显示治疗组Gap43蛋白表达显著降低。SCI后早期开始并持续10天高压氧治疗可以改变受损脊髓的分子特征，与神经保护作用相关。水疗可在一定程度上帮助提高肌力、关节活动和心血管功能，并缓解疼痛、改善身体状态。

使用外骨骼机器人的活动平板训练可以改善慢性SCI患者的步行能力，同时改善躯干功能，尤其是老年慢性SCI患者的躯干力量。Xin Chen等的研究提示基于P300的脑控轮椅是安全和可靠的。

SCI现代康复技术已广泛应用于临床，但能否直接促进神经再生与神经环路重构以及超越常规康复治疗的功能结局尚缺乏有效证据。同时，由于SCI患者的感觉、运动等神经功能恢复具有时序性特征，全过程康复方案与神经功能恢复的时序特征匹配问题有待进一步深入研究。

七、老年失智症

老年失智症康复正在引起越来越多的关注。目前主要的治疗手段聚焦在如下方面。

（1）认知训练：对认知功能障碍、日常生活能力等有一定的改善作用。

（2）有氧训练：可以降低发病和进展风险，在整体上改善认知、生活独立性和心理健康。

（3）rTMS：对延缓失智患者病情和改善认知功能具有一定的作用。

（4）机器人：包括机器人轮椅、社交辅助机器人、交流机器人等。为患者提供情感支持、陪伴和自动护理支持，有助于改善独立性和幸福感，减少药物使用，并提高社交能力。

（5）光生物调节：低水平激光疗法。可能有助于改善氧化代谢能力，提供神经保护。

（6）针灸治疗：通常联合认知训练、药物治疗或艾灸等，有一定价值。

老年失智症的药物治疗和临床康复治疗的研究目前仍然薄弱，亟待深入。

八、神经疾病的骨科问题

1. 骨质疏松

骨质疏松（osteoporosis，OP）是SCI后的严重并发症之一，继发的病理性骨折增加患者死亡风险。研究发现SCI后5年内发生骨折的人数为14%，10年内增加到28%，15年后增加到39%。此类骨折大多为胫腓骨、股骨远端和股骨近端骨折，上肢骨折较少见。SCI后发生OP的影响因素包括瘫痪持续时间、机械刺激与负重情况、痉挛状态，以及年龄、性别、种族等。当前，SCI继发OP的治疗包括药物和物理疗法（被动站立负重训练、振动疗法、功能性电刺激、磁疗等）。脑卒中和脑外伤者也可继发OP，表现为全身骨量减少，偏瘫侧更显著。此类患者下肢骨密度随着病程进展、下肢负重增多可逐渐恢复，尽管如此，由于此类患者的偏瘫状态增加了跌倒的风险，髋部骨折仍然比较多见，尤以股骨颈骨折为甚；同时此类患者的上肢因功能恢复较下肢慢，不负重、合并肩袖损伤等原因，骨量较难恢复，而上肢骨密度持续降低又会反向加重功能障碍。此类患者OP的治疗与SCI患者类似，同时要注意预防跌倒，进而降低病理性骨折发生的风险。

2. 异位骨化

异位骨化（heterotopic ossification，HO）是TBI和SCI常见的并发症之一，发

生机制不明，主要累及SCI水平以下的外周大关节，尤以髋关节多见，部分患者可累及双侧关节，多沿髂前上棘至小转子区域分布，髋关节后方及内下方少见；也有部分HO位于股骨远端或膝关节周围。HO可发生在SCI后1～6个月甚至数年，以伤后2个月内最多见。脑卒中和脑外伤患者的HO多出现在偏瘫侧大关节周围。应增加对神经伤病后HO的认识，早期防治危险因素，早发现，早诊断，早治疗。若患者出现过高的肌张力，应及时给予降低张力治疗。对出现关节疼痛及活动受限患者，应评估患者康复治疗方式是否会诱发或促进HO的发展，遵循无痛、小范围、避免暴力等原则进行康复治疗，并适当加用药物治疗。若HO进入稳定期后仍严重影响关节功能及日常生活能力，则推荐进行手术治疗。

3. 关节退变或关节炎

在神经伤病患者中较为常见，尤其多发于下肢的承重关节，如膝关节。SCI患者如果下肢肌力较弱、缺少自主活动，则下肢关节缺少有效的挤压，软骨营养得不到充足供应，就会引起关节软骨退变。在脑卒中或脑外伤康复中，由于患侧下肢的异常运动模式，肌力和肌张力失衡造成关节不稳，加之不恰当的或过分过早的站立或行走训练，由于应力不平衡也会增加关节软骨损伤或破坏的风险。此类患者出现关节退变或关节炎后的处理原则和方法与普通人群无明显差别，但应注意及时性，否则会影响患者站立、行走等的康复训练内容，延长康复时间，影响神经康复效果。

4. 骨科疾病的神经问题

南京大学医学院蒋青最近研究骨科疾病的神经问题，提出骨功能既有机械功能，又有生物学功能，由此积极探索骨-脑轴调控理论，力图证明在骨质疏松时分泌的骨特异性因子进入脑脊液可加速认知功能衰退，加重阿尔茨海默病的症状。

第二节　康复治疗和评定技术进展

一、神经调控技术

近年来，低强度聚焦超声（LIFU）在中枢神经调控领域的应用价值受到普遍关注。冯珍等发现LIFU可改善TBI脑组织损伤、神经功能缺损和脑水肿；同时可增加Orexin-A和OXR1的表达，显著抑制TBI后NF-κB和NLRP3炎症小体的活化，减少TBI后炎症因子的释放，而OXR1抑制剂SB334867可逆转这一作用。

迷走神经电刺激（vagus nervestimulations，VNS）包括有创和无创，其中经耳迷走神经电刺激（taVNS）是目前临床研究比较集中的方法。冯珍等发现taVNS对意识障碍有一定的疗效，特别是对MCS患者，可显著提高其意识水平。冯珍等对大鼠TBI模型给与VNS干预，发现VNS治疗主要与下列机制有关：①调节前额叶皮质神经递质的表达水平，如orexin-A、5-羟色胺、γ-氨基丁酸等。②VNS可以降低TBI模型损伤区域中炎症水平、氧化应激、凋亡等，其机制可能与抑制NF-kB/NLRP3信号通路有关。

正中神经刺激（medianus nervi stimulation，MNS）在TBI昏迷患者的临床治疗中有良好的疗效，冯珍等通过临床研究发现MNS可显著提高TBI昏迷患者的觉醒水平，其损伤区域脑灌注量明显升高。并且进一步优化了MNS昏迷促醒治疗参数，发现波宽300us，频率50Hz治疗效果更加明显。目前其机制仍不完全清楚。

现阶段的意识障碍神经调控治疗均是基于单纯的周围神经调控技术或中枢神经调控技术，呈各自为阵的分散研究状态。临床上缺乏确切有效的、中枢神经联合外周神经调控技术协同优化的昏迷促醒康复范式。冯珍等通过设计两组中枢联合外周神经电刺激调控慢性意识障碍患者临床疗效的随机对照试验，即tDCS联合MNS，MNS刺激和rTMS联合MNS，rTMS和MNS治疗，发现以下结果：①MNS与tDCS均可以提高pDoc患者的意识水平，二者的促醒作用无明显差异，但MNS可以降低脑干诱发电位V波潜伏期。联合MNS和tDCS刺激比MNS或tDCS单独使用可以显著提高pDoc患者的意识水平。②rTMS与MNS均对pDoc患者有相似的促醒作用，但rTMS可以改善额叶脑血流。rTMS联合MNS比MNS或rTMS单独使用更能提高患者的意识水平。③rTMS联合MNS可以更好地改善额叶和基底节区脑血流量。上述结果提示：中枢-外周神经调控的疗效疗效优于单独因子。

物质成瘾是一类特殊的神经/精神问题。我国正在进行rTMS和tDCS对物质成瘾康复的应用。Shen等研究发现高频rTMS作用于左侧前额叶背外侧皮质（dorsolateral prefrontal cortex，DLPFC）可改善海洛因成瘾。该研究将20例男性长期海洛因成瘾者随机分为10Hz rTMS组和假刺激组。结果表明单次rTMS治疗即能明显降低线索诱发的渴求度，且在第5天治疗结束时，渴求度进一步下降；而假刺激组无明显改变。Liu等进一步验证了上述rTMS方案对新型毒品（冰毒）成瘾同样有效，且进行了多靶点、不同刺激方案的尝试。该研究将50例男性冰毒成瘾者随机分为5组，分别在左侧或右侧DLPFC采取不同的rTMS方案（10Hz或1Hz），在左侧P3点进行10Hz的rTMS作为对照，结果表明作用于DLPFC的单次rTMS均能即刻降低冰毒成瘾者线索诱发的渴求度，且在第5天治疗结束时进一步下降，而对照组无明显改变。由于女性吸毒群体的比例较小，以往多数研究未能阐明治疗效果潜在的性别差异。Shen等证实了10Hz左侧DLPFC rTMS方案对女性冰毒成瘾同样有效，与以往研究相比，还增加了干预次数（5次/周，连续4周），观察了长期效应。rTMS组线索诱发的渴求度下降明显，治疗结束后效果至少维持30天。除DLPFC区之外，Wang等发现tDCS阴极作用于双侧额枕颞联合区可以改善海洛因成瘾。该研究将20例男性长期海洛因成瘾者随机分为tDCS组和对照组，tDCS组在双侧额枕颞联合区进行1.5mA的tDCS阴极刺激。单次刺激后线索诱发的渴求度明显下降，而假刺激组无明显改变。Shen等证明海洛因成瘾者运动皮质可塑性下降，且与渴求度相关。Huang等证明冰毒成瘾者运动皮质可塑性也下降，且伴随运动行为的学习速度下降。该研究发现冰毒成瘾者初级运动皮质区接受高频rTMS或连续性θ爆发刺激后，长时程增强和长时程抑制样反应均未出现，证明冰毒成瘾者运动皮质可塑性出现双相受损。旋转追踪测试发现冰毒成瘾者较健康者学习速度下降，且运动学习能力受损程度与运动皮质可塑性受损程度呈正相关；通过动物实验也验证了皮质-纹状体回路的神经元在反复接触冰毒后兴奋性降低，导致对TMS的反应缺失。故皮质可塑性可能是一种评估成瘾康复疗效的新方法，为非侵入性神经调控技术改善成瘾的机制研究提供新的理论依据。这些研究为这类疾病的康复提供新思路。

尽管神经调控技术是当前研究热点，但临床应用方案所依据的专家共识仍然存在问题，大样本随机对照研究依然缺乏，基础研究也缺乏深度，有待进一步改进。

二、吞咽障碍康复技术

2022年我国在吞咽障碍康复方面取得一些新进展，具体如下。

1. 基础研究

许能贵等在报道脑卒中后吞咽障碍（post-stroke dysphagia，PSD）通过电针廉泉穴介导兴奋初级运动皮质（primary motor cortex，M1）神经元，M1调节的臂旁核（parabrachial nuclei，PBN）和NTS的神经元激活是电针廉泉穴治疗改善PSD模型小鼠吞咽功能的必要条件，从神经环路方面揭示了M1-PBN-NTS运动传出神经回路在吞咽功能障碍中的重要性，为电针廉泉穴干预吞咽障碍的潜在策略提供依据。窦祖林等开展基于外周刺激的PSD小鼠模型感觉传入神经环路研究，采用光遗传、化学遗传、在体/离体电生理记录等方法结合临床金标准吞咽功能检查，探讨电针廉泉穴改善PSD的传入神经环路及分子机制，结果显示：电针廉泉穴可激活NTS兴奋性神经元，改善PSD小鼠吞咽功能；化学遗传抑制NTS后，S1的神经元兴奋性明显下降，提示NTS与S1之间有功能联系。在S1注射逆行示踪剂提示，S1与NTS之间无直接突触连接，可能存在中继核，进一步顺行多突触示踪发现，丘脑腹后内侧核（nucleus ventralis posteromedialis thalami，VPM）及 S1 相继可见突触连接，且电针廉泉穴后 VPM 中 c-Fos 及囊泡型谷氨酸转运蛋白2（Vglut2）表达增多。

2. 隐性误吸

窦祖林等开启隐性误吸实时动态监测研究，通过采集与提取误吸时声音、呼吸气流量、表面肌电、舌喉复合体位移等多源生物特征性信号，构建基于半监督深度学习的误吸自动识别模型，并与脑功能网络映射关系进行分析引导模型优化。初步研究发现脑卒中后隐性误吸患者吞咽呼吸模式改变为吸气-吞咽-呼气模式，在吞咽任务态下存在异常的呼吸和吞咽信号：表现为呼吸暂停时间缩短、舌喉复合体上抬速率减慢、舌骨上肌群肌电活动波幅低平、吞咽声学信号低频部分不明显等特征。

3. 咽腔电刺激治疗

温红梅等对咽腔电刺激治疗（pharyngeal electrical stimulation，PES）参数进行了改良（modified pharyngeal electrical stimulation，mPES），输出的参数调整为三角波和方波混合，脉宽10ms，频率5Hz，同时开发一款新型表面肌电信号记录确定咽腔内电极的放置。30例重度慢性神经源性吞咽障碍患者治疗后下咽峰压、下咽收缩持续时间、腭咽峰压和腭咽收缩持续时间显著增加，渗漏误吸评分（penetration and aspiration scale，PAS）、分泌物、咽腔残留均有所减少。随访3个月时，30例患者的中位 FOIS 可保留在5分，无严重不良反应报道。

4. 舌肌反馈训练

窦祖林等开发了舌压反馈训练仪，用于舌前、舌中和舌后耐力、肌力的评估，根据舌压的差异制订精准个性化舌肌康复训练处方，同时训练过程中实时获取患者治疗反馈，提高康复质量和效率。赵妃等通过观察舌压和吞咽造影时吞咽器官的形态学动态变化，发现舌压与环咽肌开放时间相关，舌骨向上位移与咽腔收缩率（pharyngeal constriction ration，PCR）有明显的相关性，提示口腔训练可能会提高咽期功能，使用舌压抗阻反馈训练后，促进了舌骨的上抬和前移，患者进食糊状食物时的咽期吞咽和误吸情况明显改善。

5. 小脑经颅磁刺激

近年来脑功能成像、电生理研究等表明小脑在吞咽运动中被激活，提示小脑是吞咽相关神经通路的组成部分并对吞咽功能发挥调节作用，可能是吞咽障碍患者神经调控的新靶点。基于小脑在协调运动中的重要作用，戴萌等报道42例伴有亚急性幕下卒中的PSD患者小脑 rTMS 干预的效果，该研究证明小脑为靶点的 rTMS 能引起吞咽活动变化、调节大脑皮质咽部运动代表区的活动性，可作为神经性吞咽障碍治疗的新靶点。

6. 重症吞咽康复

ICU获得性吞咽障碍（intensive care unit acquired swallowing disorder，ICU-ASD）和气管切开后吞咽障碍（post-extubation dysphagia，PED）近年来受到关注。韩晓晓等以脑损伤气管切开术后伴有吞咽障碍的患者为研究对象，采用咽腔测压检查、吞咽造影检查、上气道计算流体力学方法，探讨Passy-Muir吞咽说话瓣膜（Passy-Muir speaking valve，PMV）干预对脑损伤气管切开患者吞咽功能和上气道流体力学特征的影响。结果表明：与非PMV干预组相比，PMV干预组两周后咽部收缩压力峰值、UES松弛后压力峰值明显增高（$P < 0.05$），UES松弛残余压明显降低，UES开放持续时间明显延长，PAS降低（$P < 0.05$）。此外，通过生物流体力学方法成功检测到声门下压力，与非PMV干预组相比，PMV干预组的声门下压力在两周后显著增加，提示通过PMV干预可以重塑声门下压力，从生物力学角度证实说话瓣膜的应用效果及机制，为气管切开患者的早期吞咽康复提供了循证依据。

三、外周神经电刺激技术

神经可塑性概念的进展和计算机技术的提升使得功能性电刺激疗法（functional electrical stimulation，FES）越来越得到临床重视，也得到了越来越多的循证证据支持其应用。传统的FES使用程序化低频电流按照特定顺序刺激神经或肌肉，使肌肉产生顺序收缩，以补偿或替代因中风或SCI而丧失神经支配所失去的功能。但传统FES程序化的电刺激只能应用于单一运动模式，无法满足实用功能的需要。随着近年来芯片和传感器技术进步，通过各种传感器感知运动，由芯片提供可动态调整的最适电刺激，以模拟正常肌肉收缩强度和顺序，从而完成实用的功能性动作。同时肌肉收缩产生的感觉传入和运动输出，可以有效诱导脑功能重组，对脑的可塑性产生积极的影响，从而改善患者功能，使得FES成为神经康复近年来重要的进展。神经康复临床常用的FES方案包括踏车、划船、四肢联动、抓握、步行和上下楼梯等，多使用特定设备完成。设备一般包括传感器（用于检测各种运动状态）、神经假体（匹配人体结构）、刺激器（发放电刺激）和控制器，根据不同的运动方案选择不同肌群进行电刺激。刺激电极多使用表面电极，也有少部分可用经皮电极（适合短期使用）和植入性电极（适合长期使用）。FES的临床效果主要包括通过刺激肌肉收缩和舒张运动改善局部血液循环；通过肌泵效应改善瘫痪肢体肿胀并预防深静脉血栓；通过闸门效应和缓解痉挛而减轻疼痛；提高VO_2峰值，通过中心效应和周围效应维持和提高心肺功能；通过协调主动肌和拮抗肌的交互收缩降低肌张力，改善肌力，恢复运动控制能力，以及通过

FES辅助步行训练、上下楼梯训练、抓握和侧捏训练等提高上下肢活动功能，促进中枢神经功能重组或重塑。

四、神经再生医学

以干细胞治疗为核心的再生医学，是继药物治疗、手术治疗后的另一种疾病治疗途径，其目的是恢复细胞、组织、器官的修复、替代和再生以改善功能缺损，最终目标是恢复功能。再生医学和同样以改善患者功能为目的的康复医学密不可分。

康复介入可成功促进移植后组织的再生。Gentile等通过机械刺激、锻炼等方法成功促进了移植后肌肉及骨骼的再生。Luo和Wu等的研究发现，锻炼可促进移植的神经干细胞在脑卒中大鼠脑内的迁移和分化，并改善脑卒中大鼠的运动功能。有研究发现，功能性电刺激还可通过WNT通路促进神经干细胞在脑卒中大鼠脑内的存活和迁移。Gong和Chen等开发了人多潜能干细胞获取脊髓dI4区的GABA神经元的新技术，并在小动物及非人灵长类脊髓损伤模型中进行了验证，发现人的GABA神经元存活并和大鼠的运动神经元形成突触联系，改善了SCI大鼠的痉挛和步态。Li等证实针刺治疗可促进人胚胎干细胞来源的人MGE区的神经元存活，并改善脑缺血动物的运动功能障碍，Ding等发现督脉经穴电针能够明显提高大鼠脱髓鞘损伤脊髓内源性神经营养素-3（NT-3）水平，促进移植在脱髓鞘处视黄酸预诱导的骨髓间质干细胞（mesenchymal stem cells，MSCs）（表达TrkC）更多向少突胶质样细胞分化，形成髓鞘结构包绕裸露的轴突，改善脊髓神经元传导通路功能。

上述研究表明，康复医学已经成为再生医学不可或缺的重要部分。由此整合再生医学技术和康复医学技术的再生康复医学理念也随之产生。再生康复医学的目的是通过组织再生与修复以达到恢复残疾患者的功能，从而改善残疾患者的生命质量。最早将再生康复医学引入康复医学科的是纽约哥伦比亚大学干细胞计划的负责人Joel Stein，他将100个研究干细胞的实验室与康复医学科联合，随后美国的华盛顿大学、匹兹堡大学也将再生医学技术整合入康复医学科。

如何将再生医学技术和康复医学技术完美地结合起来，是需要不断探讨的问题。两个领域的专家为了进一步加深了解和合作，由哈佛大学的Fabrisia每年组织再生康复医学学术会议。另外，在康复医学中心，建立了包括康复科工作专家及再生医学专家在内的多学科工作组，并建立了筹划指导委员会，制定了一套引导再生康复活动的指南，即通过建立并落实新颖的再生技术来改善残疾患者的功能及日常生活活动能力；建立集研究、教育及临床的交叉学科为开拓前沿，并涵盖基因治疗、细胞治疗、生物工程的再生康复医学技术。我国华中科技大学同济医学院附属同济医院首次建立了干细胞研究中心，和再生医学领域的科学家深入发掘科研活动中可以进行再生康复的项目并围绕干细胞临床转化"瓶颈"问题，针对神经再生进行了全链条研究。

五、肠道菌群

肠道菌群-肠-脑轴是神经康复领域的热点话题，《科学》和《细胞》杂志新近发表的文章中都提出肠道菌群及其代谢物可以通过"菌群-肠-脑轴"来实现与中枢神经的"对话"。菌群移植（fecal microbiota transplantation，FMT）作为重建肠道菌群最有效的方法，已经被美国FDA批准用于复发性艰难梭菌感染的治疗。国内多项研究表明脑卒中后的菌群失调与功能预后相关。Chen等研究发现脑卒中可导致大鼠肠道菌群紊乱，菌群代谢物短链脂肪酸（short-chain fatty acids，SCFAs）水平降低，而移植富含SCFAs的粪便和补充丁酸可以改善肠道菌群结构，减小脑卒中大鼠的脑梗死面积和降低功能损害。Wang等分析了不同性别的菌群移植对脑卒中预后的影响，结果显示接受雌性健康菌群移植的脑卒中小鼠全身炎症因子水平降低，存活率提高，梗死面积减小，功能改善，预后显著优于接受雄性菌群移植的小鼠，提示移植雌性菌群具有更好的神经保护作用。Du等研究FMT对颅脑外伤大鼠的肠道菌群和神经功能影响，结果显示颅脑外伤可导致大鼠肠道菌群多样性和结构发现显著变化，而FMT可以调整肠道菌群，减轻颅脑外伤后的神经功能缺损。代谢组学分析显示颅脑外伤后大鼠肠道中三甲胺（TMA）水平、脑及血清中氧化三甲胺（TMAO）水平升高，海马甲硫氨酸亚砜还原酶A（MsrA）降低，而FMT干预可以逆转上述病理变化。据此分析FMT可能通过TMA-TMAO-MsrA信号通路恢复脑外伤后肠道菌群失调，促进脑神经恢复。肠道菌群在脊髓损伤神经康复中也展示了同样的价值，Yu等的临床研究发现脊髓损伤可导致患者肠道菌群多样性降低，菌群结构改变，完全性脊髓损伤患者的菌群失调比不完全性脊髓损伤患者更为显著，且菌群结构改变与机体代谢活动之间存在相关性。Jing等的研究将健康小鼠粪便菌群移植到脊髓损伤小鼠，发现FMT可以提高小鼠肠道内SCFAs水平，改善代谢谱，下调脊髓中IL-1β/NF-κB信号通路，促进脊髓神经轴突再生和运动功能恢复。分析FMT可能是通过SCFAs的抗炎作用，促进小鼠脊髓损伤后的神经修复。综上，多位学者的研究成果充分展示了FMT在神经再生与修复中的应用价值，然而由于缺乏相关的临床安全性和有效性研究证据，限制了该技术的临床转化，期待后续更多的研究推动FMT在神经康复中的临床应用，为神经疾病患者的有效康复开辟新途径。

六、康复工程

2022年我国神经康复工程研究取得的代表性重要研究进展包括以下内容。

1. 神经功能

利用柔性传感、高密度传感等技术，开发神经信息检测手段，进行神经功能评估与调控是热点研究方向。在电生理信息传感与采集方面，中国科学院深圳先进技术研究院提出了一种高拉伸性和透水性的纳米厚多孔可拉伸高密度干电极系统，可获取肌电、心电和脑电等神经电生理信号；联合斯坦福大学与南洋理工大学设计了一种通用接口，以即插即用的方式形成坚固且高度可拉伸的电极设备，用于体内神经调控和表面肌电信号采集，相关研究已发表在《自然》期刊上。研究人员还探索将高密度肌电、fNIRS近红外血氧、激光散斑血流灌注量等生理信息检测技术，用于评估肌肉骨骼疼痛、脊柱侧凸等神经肌肉疾病的康复水平与机制。神经调控方面，研究人员设计了一种新型的自供电可穿戴身体检测与大脑电刺激系统，可实时监测生命体征，并调控机能。而针对迷走神经的低强度聚焦超声干预方法则显示一定的血压调控能力。新型脑机接口技术也取得系列进展，代表性成果之一是清华大学、中国科学院深圳先进技术研究院与北京理工大学一同研究利用光纳米神经遥控技术，实现将脑机接口设备微器件化，具有灵活精创植入，使用寿命可控以及无线交互信息的特点，相关研究已发表于《自然生物医学工程》（*Nature Biomedical Engineering*）期刊。

2. 神经康复技术

针对肢体缺失的截肢患者，基于电生理信号的智能假肢是重要方向，但如何解码电生理信息获取准确运动意图是挑战。有研究提出高密度肌电检测与信号滤波方法可提高信号质量。有研究尝试Transformer等深度学习模型解码肌电、脑电等电生理信息，实现对假肢的控制。此外，有研究还探索经皮神经电刺激技术，以恢复截肢者的感觉功能。BrainRobotics肌电仿生手系统在2022年获得美国FDA批准上市，是国内唯一获得FDA认证的非侵入式脑机接口假肢产品。

3. 肢体功能障碍

研究探索多源融合主动性检测、自适应按需辅助控制、阻抗学习控制等方法，以提高人机协同水平。融合脑机接口技术，通过视觉诱发电位、运动想象脑电等信号设计图神经网络、门控递归神经网络等方法，实现对康复机器人的人机协同控制。此外，研究增加虚拟现实交互模块，既可有效提高运动功能，又显示一定的感觉功能改善效果。

4. 言语功能障碍

研究基于言语产生生理基础，采集呼吸、发声和构音信号，开发了多模态汉语发声同步采集平台，并建立亚急性脑卒中言语障碍患者的综合语音数据库。有研究还通过分析和建模，揭示了与障碍严重程度相关的声学、视觉和呼吸特征，为客观量化和识别病理差异提供新视角。

5. 认知功能障碍

研究通过EEG、fNIRS、fMRI等神经生理信息检测和SVM、CNN、LSTM等机器学习方法，获取和分析患者大脑活动，以评估认知障碍。另外，还广泛探索了经颅直流/交流电刺激、经颅磁刺激、电针灸、虚拟现实等中西医神经调控手段在认知障碍患者的应用效果及机制。

6. 生物力学

基于EEG、EMG和运动学生物标志物的开发实现卒中后的准确临床评估和预后推测。移动健康领域，通过使用智能手机和智能手表等常用设备和小工具进行持续的家庭监测。特别是在卒中康复中，可穿戴运动传感器正与数字生物标志物相结合，以监测患者的纵向表现。诸如在3D可视化中用于量化上肢到达的功能运动范围、用于基于步态参数的步行分析等最先进的生物标志物，评估身体活动的能量消耗。帕金森病数字生物标志物梦想挑战等举措正在推动基于数字生物标志的康复应用程序的设计。近年来，眼动追踪技术提供了一种非语言且认知要求较低的方法来测量认知障碍患者的疾病进展。与传统认知评估相比，眼动追踪技术以更高的时间分辨率和更细的粒度促进认知障碍的评估。

7. 智能康复技术

FES、神经回路磁刺激、脑机接口（BCI）、虚拟现实（VR）和机器人辅助治疗，在加强临床康复方面显示出巨大的潜力。萧演清等给予健侧腕关节肌电控制患者虚拟足，结果显示95%以上的患者均产生了生动的运动想象、较高的运动错觉和身体所有权感，急性效果评估结果显示患者在训练后已经能够在一程度上控制患侧足踝，运动功能得到了一定恢复。

近年来多种技术相结合成为新的治疗方法，如BCI与外骨骼相结合，BCI与VR相结合，BCI与VR、TMS相结合，BCI与FES相结合。康复机器人结合实时反馈技术，该反馈基于电刺激、触觉、肌电图（EMG）的辅助和/或虚拟现实等反馈技术。虚拟现实结合触觉、视觉、听觉等多模式反馈技术。此外，基于沉浸式虚拟现实的眼动追踪通过感知被试的眼睛凝视位置，以正确和互动的方式进行VR练习，有利于提高目标导向的注意力，增强大脑网络的激活，使HMD在康复中有效工作。

国内有研究证明，前半脑的部分指标可以显著衡量脑卒中患者和健康对照患者的脑电差异，进而形成体外神经通路神经调控的靶点，进行反复双向刺激，促进中枢神经系统康复的康复思路，搭建了脑机接口康复系统（L-B300），并获得中国二类医疗器械注册证。

七、肉毒毒素研发

肉毒毒素是国际上肌肉痉挛局部处置的常用药物。但国内外获批上市的A型肉毒毒素均为肉毒梭状芽孢杆菌制成。伴随着生物合成技术的发展，利用基因工程技术生产新一代的重组A型肉毒毒素得到发展。2022年我国研发大肠埃希菌表达A型肉毒毒素，避免使用A型肉毒梭状芽孢杆菌可能产生风险，同时具有制备成本低、蛋白纯度高、高活性、产品质量均一且容易控制的优势。

八、神经系统关联的创面康复

1. 干细胞与创面愈合

干细胞在促进创面愈合方面的研究众多，特别对于慢性难愈性创面，干细胞通过促进血管生成促进创面愈合的疗效已得到大量研究证实。除了干细胞本身的促进创面愈合作用，干细胞培养上清、干细胞外囊泡、外泌体等也具有促进创面愈合的作用，并且可以避开目前细胞治疗存在的安全性和伦理问题。值得注意的是，近年来一些研究发现，干细胞移植复合物理因素刺激可更有效调控移植干细胞的存活和分化调控，深入研究这种调控机制可能为创面康复提供新的思路。

2. 新材料与创面愈合

创面的愈合质量与日后的功能康复水平密切相关，生物材料的创新为提高创面愈合质量提供了基础保障。有研究表明，干细胞与特定力学性能的材料支架相结合，能够调控氧化应激和促进干细胞生长因子的分泌，促进创面的高质量修复。通过应用新材料提高创面的康复效果，是材料学在创面修复领域的研究热点。

3. 疼痛控制与创面愈合

疼痛是创面康复的重要方面。除传统的药物治疗外，音乐疗法也能够显著减轻烧伤患者的背景性疼痛，并且改善患者的焦虑评分。按摩和音乐相结合能够减轻烧伤患者的创面换药疼痛和改善睡眠质量。虚拟现实系统可以有效减轻烧伤创面操作疼痛。

4. 物理刺激与创面愈合

物理因子治疗作为传统的康复治疗手段，在创面康复领域的研究也有巨大的应用潜力。有研究表明绿光可以通过其生物光调作用提高脂肪干细胞的活性，从而更加有效地促进创面愈合。而另一项研究表明，蓝光可以促进脂肪干细胞旁分泌因子的产生，从而利用其条件培养基促进小鼠的皮肤创面愈合。还有研究表明，低能量激光可以通过上调细胞因子IL-34促进CK15$^+$毛囊干细胞的增殖、分化和迁移，从而促进小鼠皮肤创面愈合。光调作用具有抗炎效果，有助于介导创面修复的关键因子的表达，低剂量促进细胞增殖，并以双相模式促进细胞迁移。电刺激则可通过直接或间接的作用促进创面愈合。有研究发现，利用微针的透皮电刺激可以改善角质形成细胞对于生长因子的敏感性，从而提高表皮生长因子的促创面愈合作用。低频超声可以产生机械、空化和热效应，近年来研究人员发现可诱导间充质干细胞迁移和增殖，促进创面修复。运动疗法有利于慢性难愈合创面恢复。随机临床对照研究对静脉性腿部溃疡患者创面愈合治疗的有效性，发现与传统治疗相比，量身定制的运动训练与传统治疗相结合可以提高伤口愈合趋势，并有可能提高脚踝的灵活性。另有研究表明量身定制运动、营养和心理干预，可以促进Ⅲ期压疮的老年患者的创面愈合。

九、康复护理技术

中国康复医学会康复护理专业委员会、中国老年保健医学研究会老龄健康服务与标准化分会，基于当前的循证医学证据发布了《神经源性膀胱护理实践指南》（2017年版）、《吞咽障碍康复护理专家共识》（2021年版）和《中国社区吞咽功能障碍康复护理与照护专家共识》（2019年版）。

在康复护理人才培养方面做了相关探索，开展了康复专科护士培训体系的构建与实践，全国范围内探索专科护士资质认证工作，全国康复护理专科人才建设速度和质量得到提升。

2022年完成的研究包括：海马型康复体位标识枕结合24小时姿势管理护理、改良关注和解释疗法、四子散蜡疗手三阴经筋、中药湿热敷技术、康复护理联合血液循环驱动泵等有效地改善脑卒中偏瘫患者的运动功能和提高认知水平。探索K点刺激联合吞咽-摄食管理、改良醒神解语操、全病程管理模式改善患者吞咽功能；以奥马哈系统理论为指导，以家庭为基础的脑卒中幸存者过渡护理模式，基于互联网丰富社区及延续康复护理内容与形式，提升患者康复护理锻炼的依从性、规范性和自我管理能力；依据神经疾病患者特点，引入引导式教育、基于实景体验、微信宣教等形式创新健康教育模式与方法，改善健康行为，降低复发风险。同时越来越关注人文关怀与社会因素等的影响，构建适合脑卒中患者的人性化护理实践指南，为脑卒中专业人性化护理实践的建设提供参考。

十、神经系统疾病的ICF应用

1. 脑卒中ICF核心组合

曹蓉等研究表明，脑卒中核心组合的身体功能、身体结构、活动和参与、环境因素四个方面评估信度为中度到优，且与其他常用评估量表具有良好的校标关联效度。Wang等的研究提示，适当减少部分类目在中国可行。刘丽旭等研究表明，其应用于脑卒中患者有利于开展更实用、有效的康复。

2. 脊髓损伤ICF核心组合

李琨等证实髓损伤护理相关ICF组合作为临床护理评估工具具有良好的内在一致性信度、评定者间信度、重测信度和校标关联效度。

3. ICF通用组合和康复组合

我国从2013年起开展ICF通用组合和康复组合的研究，率先提出ICF数字评定法（0～10分），并证明其信度和效度，可以用于脑卒中、脊髓损伤的功能评估，得到国际认可。近年来，励建安团队构建简化的ICF工具，用于脑卒中、脊髓损伤等（ICF康复组合-17）。张霞等对ICF康复组合-17的信度和效度进行研究，提示ICF康复组合-17对住院患者的评估有良好的内部一致性、评估者间信度、评估者内信度和结构效度。该工具有望用于康复医疗的医保支付、医疗质量控制、政策制定等方面。燕铁斌团队对ICF-RS进行了系列研究，并完成了国内第一个ICF评价的国家标准。

第二章　中国骨科康复年度进展

骨科康复是康复医学的主要内容之一，是研究及治疗骨科外伤、疾病所导致功能障碍的康复医学分支，也是各类骨科疾病、创伤的保守治疗以及术前、术后处理中不可或缺的环节。骨科康复在骨骼、肌肉疾病的恢复中起到了非常重要的作用，它通过运动系统、神经系统功能康复的原理，在患者接受骨科临床诊治及功能评定的基础上，运用综合的康复医学手段，改善或代偿患者受损的机体功能，提高患者生活质量，使其尽快、更好地回归家庭和社会。随着社会对康复医学的重视和需求的日益提升，骨科康复的作用和地位逐渐凸显，推动了骨科康复向更加高效、优化和现代的方向发展，这也意味着骨科康复需要推陈出新，完成从传统向现代的融合与转型。

一、脊柱康复

2022年脊柱康复方面取得了显著成果。在医学科技发展创新的推动下，针对脊柱损伤和疾病的治疗手段得到了极大改善。2022年国内形成了三个专家共识，分别为《高龄脊柱手术患者围手术期多学科评估中国专家共识》《脊柱融合术中生物活性材料应用的专家共识》《脊柱大手术围术期血液管理专家共识》，这促进了骨科康复的规范化。

1. 颈椎病

颈椎病是一种颈段脊椎慢性退行性病变。由于电子产品的普及导致了颈椎病的发病群体呈年轻化趋势。康复训练可以强化颈椎周围肌肉力量，改善颈椎的稳定性，弥补了传统颈椎病治疗方案无法恢复颈椎正常的生物力学结构的短板。颈椎病患者尽早接受康复治疗能够有效提高远期疗效，提高日常生活能力。然而，不同类型的颈椎病在康复手段方面也有不同的选择。例如，体外冲击波治疗联合关节松动术、颈椎牵引是治疗神经根型颈椎病安全有效的疗法；解肌调颈法可能缓解颈型颈椎病患者颈伸肌群的僵硬程度，改善颈椎活动度，缓解疼痛；脊髓型颈椎病患者进行围手术期的快速康复护理，可以有效地促进患者术后康复进程，降低术后并发症风险。器具辅助软组织松解术结合康复手法治疗，对颈椎病患者的疼痛也有缓解作用，同时可以增加关节活动度，改善患者焦虑、抑郁等情绪。

2. 腰椎病

腰椎病主要包括腰椎间盘突出、腰椎管狭窄、腰椎骨质增生等多种病变，常导致腰背痛、下肢放射痛、感觉运动障碍等症状。早期的康复治疗旨在缓解疼痛、减轻炎症以及促进病变组织的修复。对于早期的腰椎管狭窄患者，规范的物理治疗后所产生的疗效与后期行腰椎手术患者的疗效相比无明显差异，且前者治疗成本更低。适当的有氧运动对于腰椎管狭窄患者的疼痛以及行走耐受性有良好的改善作用。患者术前进行有规律的运动锻炼（每周＞2次）可以减少腰椎术后不良事件的概率，术后进行系列康复治疗较常规护理能更有效地减少残疾率和疼痛程度。另外，一些新颖的腰椎康复技术对腰椎病患者显示出较好的疗效，如非手术脊柱减压疗法，在计算机控制下对指定节段进行牵引，减轻脊神经根压迫，可获得比常规物理治疗更好的疗效。加速康复外科（enhanced recovery after surgery，ERAS）作为一项围手术期处理措施，在腰椎手术患者中显示出巨大优势。融入ERAS方案的腰椎间盘切除术患者的术中出血量、手术以及住院时间更短，并且术后疼痛缓解更明显。ERAS方案促进了腰椎斜外侧椎间融合术患者的功能恢复，缩短了住院时间和医疗成本；腰椎后外侧融合（posterolateral fusion，PLF）患者通过实施ERAS方案降低了术后伤口并发症和严重低白蛋白血症的发生率，缩短了住院时间并降低了90天内再入院率。

3. 非特异性腰痛

腰背痛（low back pain，LBP）是骨科常见疾病，其中非特异性腰背痛（non-specific low back pain，NSLBP）占90%左右，严重影响患者的生活质量，但其临床治疗和管理仍存在挑战。物理治疗方面，运动疗法、姿势纠正和体育锻炼在预防和改善儿童和青少年的非特异性腰痛中得到了有力的支持。太极拳可以缓解老年女性的非特异性腰痛，并改善步态和平衡。随着互联网等信息技术的不断发展，患者也可以通过在家中实施特定的康复计划来提高对治疗的依从性，并学会腰痛的缓解和自我管理。此外，还有研究探讨了颈椎姿势与非特异性腰痛之间的关系。颈椎前倾角和头颈部姿势的改变可能对腰椎姿势调控产生积极的影响，为新的非创伤性身体姿势康复策略提供了依据。在腰痛的长期自然病程和以患者为中心的结局研究方面还存在知识空白。在未来的研究中，需要进一步探讨这些领域，以提供更好的康复管理策略。

4. 强直性脊柱炎

强直性脊柱炎（ankylosing spondylitis，AS）是以骶髂关节和脊柱附着点炎症为主要症状的疾病，严重者可导致脊柱强直和畸形，影响患者的生活质量和工作能力。物理治疗可以改善AS患者的症状。使用热水浴联合红外线治疗中轴型AS患者的下背部，可以快速且有效地缓解疼痛。AS患者由于脊柱和骶髂关节的炎症和骨质疏松，骨折风险增加。国外一项研究提出了一种安全有效的手术操作，该手术通过减少骨折线后方的张力或将张力转变为压缩应力，从而实现对骨折的稳定修复，避免前方手术。COVID-19对AS患者的管理和康复治疗带来挑战，也推动了AS居家康复的相关研究。有研究建议60岁以上AS患者疫情期间可在家进行低强度运动，如快走、骑固定自行车、普拉提和瑜伽，每天1小时，每周4～6次以防止AS进展。

二、脊髓损伤康复

脊髓损伤是严重的神经系统疾病，其治疗仍是临床难题，目前尚无完全恢复神经功能的有效方法。因此，康复是关键，旨在提高患者生活质量和社会参与度。近年来，脊髓损伤康复治疗有所进展，但仍面临挑战。

基础和临床研究为脊髓损伤后康复带来了希望。移植人脐带间充质干细胞和胶原支架可以有效地桥接脊髓缺损，增加神经元的数量和密度，从而改善神经传导和运动功能。3D仿生支架的特殊结构有助于运动神经的长距离再生，为未来设计多功能的神经支架提供新的思路。干细胞来源的外泌体可以减少炎症和瘢痕组织形成，预防脊髓损伤术后神经元凋亡，为神经生长创造更有利的环境。胰岛素样生长因子-1和神经营养因子-3的过表达可改善脊髓损伤术后运动功能和痉挛，可能与脊髓组织中KCC2、5-HT2A和5-HT2C受体数量的增加有关。亚硒酸钠可提高特异蛋白1和谷胱甘肽过氧化物酶4的蛋白和mRNA表达，促进神经元和少突胶质细胞存活，抑制星形胶质细胞增殖，有助于脊髓损伤大鼠运动功能的恢复。肠道细菌移植可改善血脊髓屏障完整性、减少神经炎症、上调神经营养因子、缓解脊髓缺血、促进血管修复并促进神经元存活。硬膜外脊髓刺激通过抑制脊髓损伤后的信号通路，增强少突胶质细胞的存活和分化，保护髓鞘，促进运动功能恢复。虚拟现实设备增加患者的参与度和动机，使其专注于特定的功能任务，如伸手或抓握，可改善运动控制和日常活动。基于机器学习的方法能预测危重脊髓损伤患者住院时间。选择性周围神经切断术可显著减轻脊髓损伤后下肢痉挛，改善异常步态，提高运动功能和日常生活活动能力。

2022年，国内针对脊髓损伤提出多个专家共识，如《儿童急性过伸性脊髓损伤诊疗指南》《创伤性脊柱脊髓损伤诊断与治疗专家共识》《脊髓损伤康复治疗临床实践指南》《创伤性脊柱脊髓损伤的系统管理及常见并发症处理专家共识》等，推进了脊髓损伤综合康复管理的规范化。

三、关节康复

1. 关节置换

人工关节置换为关节疾病患者带来了明显的生活质量改变，目前应用较广的是髋关节和膝关节置换。2022年，国内外学者在该领域进行了深入研究，主要集中在细化手术技术、完善术后护理和优化康复方案等方面，为完善关节置换流程提供了有价值的参考。

（1）髋关节置换术：术前预康复对这类患者术后恢复效果有积极影响。针对老年髋部骨折的分类分级、手术路径和股骨头坏死的诊断、分期、分型、治疗技术等方面提出了老年髋部骨折手术治疗的规范方案。研究表明，奥塔戈运动、阶梯式模拟居家康复训练能够有效促进患者肢体功能和髋关节功能恢复，提高日常活动能力和生活质量。缩短住院时间和远程医疗的使用率增加对患者术后并发症、再入院等早期临床结果无不利影响。

（2）膝关节置换术：骨科康复一体化模式、常规护理结合盐熨法和神经肌肉电刺激、下肢康复机器人和一种创新型Teach-back工具包可以改善术后患者的肿胀、疼痛和功能障碍。教育水平对膝关节置换术患者的预后有影响，可能与对康复的依从性有关。

2. 踝关节不稳

踝关节不稳（functional ankle instability，FAI）会加剧踝关节运动损伤的风险，康复治疗是FAI的首选干预方法。李有华等采用太极拳联合肌内效贴的方法对大学足球运动员进行了踝关节不稳的干预。结果表明，进行为期6周的太极拳干预可以显著提高FAI姿势控制，且与单独使用肌内效贴相比，太极拳或联合肌内效贴对提高FAI姿势控制的效果更为显著。因此，太极拳可以作为FAI康复的长期训练手段。高维广等探索了佩戴踝关节软式支具对FAI患者动、静态平衡功能及步行模式下患侧下肢生物力学的即时疗效，结果发现佩戴软式支具后可以即刻显著改善FAI患者动、静态平衡功能，优化步行模式下患侧足底动力学分布，增强胫前肌、腓肠肌外侧头激活程度，从而改善运动控制能力。

3. 膝关节骨性关节炎

膝关节骨性关节炎（knee osteoarthritis，KOA）是退行性疾病，尽早进行康复干预可减少功能障碍并提高生活质量。吕倩等发现对KOA患者膝关节周围肌肉进行深层肌肉刺激可以减少膝关节不同轴向的平均轨迹误差、测试执行时间以及平均负重力量差，提高KOA患者的Berg量表评分。以上结果提示深层肌肉刺激可以改善KOA患者的本体感觉和平衡能力。此外，有氧自行车训练可以改善

KOA患者的膝关节僵硬程度，从而提高运动功能。

四、四肢骨折康复

1. 上肢骨折

桡骨远端骨折（distal radius fractures，DRFs）是常见的上肢骨折，好发于较年轻（＜18岁）和较年长（＞65岁）的人群。鄂研等运用多层螺旋CT的定量参数评价骨折后康复效果，发现骨折端力学强度指数和皮质骨密度与DRFs患者骨代谢水平密切相关。

目前DRFs的治疗方式有非手术治疗和手术治疗。治疗原则除了减轻水肿、控制疼痛，更重要的是恢复腕部活动和功能。2022年美国骨科医师学会/美国手外科学会发布了桡骨远端骨折临床实践指南，强有力的证据表明，老年患者（65岁及以上）行手术治疗并不能改善长期预后；对于完全性关节骨折或不稳定性桡骨远端骨折，掌侧锁定钢板内固定手术可在短期内（3个月）恢复手部功能。有研究指出，患有复杂区域疼痛综合征、持续使用阿片类药物和频繁进行随访的DRFs患者接受治疗率较高。石膏是DRFs常用固定方法，但使用时应适当调节石膏的松紧度。术后康复治疗也是重点，Gamo等发现DRFs的中老年妇女行掌侧锁定钢板内固定术，术后6～8周的手部治疗可以加速功能恢复，减轻疼痛。Blomstrand等人应用结构化康复模式对DRFs患者进行康复，结果发现在12周时，研究参与者恢复了70%的握力和74%～96%的关节活动范围。心理练习或镜像疗法是运动认知干预的一种，是对传统物理治疗的补充治疗，被证实可用于DRFs的治疗中。此外，电针被证明可以辅助治疗，尽管疗效证据尚不明确。在骨折后的预防和保护方面，有研究发现骨骼肌的减少水平、营养不良状况、股骨颈的骨密度与DRFs患者的衰弱发展有显著相关性。

2. 下肢骨折

股骨骨折可发生在股骨头、颈、干和下端，导致剧烈的疼痛、肿胀、无法负重行走、异常的肢体姿势、肢体畸形等。研究显示，外锁定钢板固定手术以及股骨骨折术后早期负重行走有助于恢复患者的功能和活动能力。患者术后较高的累积步行评分预示术后活动能力和独立行走能力好。股骨粗隆间骨折与稳定的轻微错位的外侧压缩型1型骨盆环损伤在住院时间、术后并发症和康复过程方面没有显著差异，因此两者可以采用相似的治疗及康复计划。长头髓内钉具有手术时间短、术后稳定性好、并发症少、康复时间短和再骨折率低等优点，但对于老年患者或患有严重关节炎的患者，初次关节成形术功能恢复和疼痛缓解效果更佳；骨水泥可以增强股骨骨折的稳定性和愈合，股骨转子间固定钉与骨水泥结合，可以提供良好的初始固定性能。刚性较大的股骨骨折固定装置可以有效分散应力，骨折线位置较高、骨折端成角较大会导致应力集中，增加骨折固定的失败风险。经皮布洛芬酯可减少口服药物的不良反应和药物相互作用，可以有效控制股骨骨折后的疼痛。股骨钉固定失败的患者，可以使用有骨水泥或无骨水泥的全髋关节成形术治疗，两者术后疼痛缓解、关节功能恢复和生活质量改善方面表现相似，但后者髋臼松动和感染的发生率略高。关节成形术后，年龄较大、女性、存在合并症及住院时间较长的患者更易死亡。

髋部骨折包括股骨颈骨折、股骨转子间骨折和髋臼骨折等。可引起严重的疼痛、功能障碍和行动受限，具体应根据骨折类型、位置和患者年龄、健康状况等采用个体化治疗。骨水泥填充、骨移植、人工髋关节置换以及使用附件锁定板内固定可以减少骨折移位和早期固定失败的风险。骨质疏松或骨折线较近的患者固定效果会受到影响，因而可以使用抗骨质疏松药物，补充钙和维生素D并定期进行骨密度监测和适度运动来治疗骨质疏松从而增强固定效果。

五、足部疾病康复

足部疾病表现为足底疼痛、足跟疼痛、足趾畸形、足部变形、红肿、麻木或刺痛等一系列症状。早发现、早诊断和早治疗以减轻症状，可防止进一步损伤，并提高患者的整体康复和生活水平。

跟腱断裂通常是由单次高负荷冲击或加速-减速运动引起。治疗方法包括保守治疗、开放手术、经皮手术及微创/有限切开手术。无论哪种方法，康复都非常重要，在遵循跟腱愈合病理生理机制的基础上，既要防止对未愈合组织施加过度负荷，又要预防制动及废用对已愈合组织的负面影响。跟骨骨折术后常伴随着胫神经的损伤，而胫神经远端及其分支受损在临床上漏诊率高，应该尽早通过MRI、肌电图、神经传导速度、神经超声等手段早发现、早诊断、早治疗，从而促进损伤后的快速康复。

六、骨质疏松症康复

骨质疏松症是全身性骨骼疾病，表现为骨量减少、骨微结构恶化、脆性骨折的风险增加。药物治疗、运动、物理疗法等方式都可以在一定程度上减轻或逆转骨质疏松。合理的康复治疗对改善骨质疏松有一定的作用，而且不会增加伤害风险，老年骨质疏松症及脆性骨折患者应进行积极的康复治疗。

运动对全身多部位骨密度均有显著改善，且不同运动类型对身体各部位的作用效果不同。阻力和冲击运动可最大限度地提高骨骼强度；提高力量和平衡的活动可减少跌倒的可能；脊柱伸展运动可改善姿势，并可能降低跌倒和椎体骨折的风险；太极拳、八段锦和五禽戏等传统运动方式也可缓解疼痛、增强肌力、改善步态和增强肢体功能。目前，已有研究将虚拟现实技术与康复运动相结合，与传统运动训练方法相比取得了更好的效果。

物理疗法方面，脉冲电磁场治疗可提升成骨细胞的活性，促进骨骼的修复与形成，对原发性骨质疏松症老年人的骨密度治疗效果明显，有研究指出其疗效与双膦酸盐药物、运动疗法相当。低频率振动治疗通过振荡平台来输出低幅度机械信号，进行全身振动，有助于保持骨密度，有高质量证据支持使用高频、低幅度和高累积剂量改善绝经后妇女的腰椎骨密度。

2022年多项相关指南和专家共识建议骨质疏松症患者进行系统的康复治疗。对于老年患者，建议遵循个体化、循序渐进的原则，有规律地进行中、低强度的多元化运动，身体条件允许情况下可进行负重运动，以维持和适度提高现有功能为目的。此外，老年患者应避免过度运动或不恰当运动带来的损伤。对于骨质疏松性骨折患者，应依据年龄、骨折部位、骨折类型、治疗方式、骨质疏松严重程度，采用个体化方案开展康复干预。既要防止过早进行康复训练影响骨折愈合，又要避免长期制动导致骨量丢失等并发症，既要遵循一般骨折的康复规律，又要考虑患者骨质量差和骨折愈合缓慢的特点。建议成立康复治疗团队，通过综合评估、综合治疗、综合康复等措施，实现更好的疗效，节省医疗费用，降低病死率。

七、软组织损伤康复

随着康复医学的发展，软组织运动损伤的处理不再是早期的简单急性处理，而是与康复治疗技术相结合，同时贯穿软组织恢复的全程。传统的RICE原则、PRICE原则、POLICE原则已不能满足全程的运动损伤处理。2020年Dubois B提出了最新的PEACE and LOVE原则，值得注意的是，该原则中取消了ICE方案。目前针对在软组织损伤康复实践中ICE方案仍存在许多争议，医务人员应在临床实践中辨证地选择使用。

1. 肩袖损伤

肩袖损伤是导致长期肩部疼痛的主要原因之一，非手术治疗仍作为肩袖损伤的一线治疗。除了关注功能障碍，医务人员还应注意心理因素对康复治疗效果的影响。对再损伤的恐惧，即运动恐惧症，是影响肩袖损伤术后恢复到受伤前运动水平的主要限制因素。因此，提高对运动恐惧症的认识，并给予更具体的干预和教育、认知行为活动及必要的运动疗法，可能对慢性肌肉骨骼疼痛患者的治疗效果产生巨大益处。

2. 肩周炎

肩周炎通常起病较缓，病程较长，可诱发肩部持续性疼痛，肩部逐渐僵硬，如不进行积极治疗可严重影响睡眠、工作等日常生活。葛长甲等观察了姿势解密技术治疗粘连期肩周炎的临床疗效，结果表明姿势解密技术能有效改善粘连期肩周炎症状，使肩胛骨更好地恢复到中立位。赵文君等比较了针灸治疗与消炎镇痛药物对不同疼痛程度肩周炎的疗效差异，发现轻、中度疼痛者中的VAS、Constant评分未见组间差异，但针灸组的关节活动度更大；重度疼痛者中，针灸组的VAS高于对照组，其Constant评分低于对照组，两组关节活动度无组间差异。有研究表明，脉冲射频联合体外冲击波治疗肩周炎具有更好的治疗效果，能减轻炎症和疼痛，从而改善肩关节功能。

3. 肘部损伤

德尔菲等形成的专家共识强调早期治疗在创伤后肘部损伤后僵硬的预防和管理中的重要性，特别是那些伴有疼痛评分高、水肿或运动恐惧的患者，并提出可将矫正装置作为一种有效的治疗方法。在康复训练过程中，通过逐渐增加肘部活动的强度，从而减少肘部的应力负荷，可进一步减少损伤的风险。除了物理治疗，中药的使用也有利于促进肘关节功能恢复。此外，年龄和职业水平可能会对康复产生一定的影响，尚未发现手术与康复结果之间的明显关联。因此，无论成人或是儿童的肘部损伤，早期康复仍然是治疗的关键。

4. 膝关节韧带损伤

前交叉韧带（anterior cruciate ligament，ACL）损伤是一种常见的运动损伤。研究发现，强化训练可显著降低ACL损伤的风险，而足弓支撑鞋垫的地面反作用力和膝关节负荷的增加会导致ACL损伤的风险更高。这些发现为预防膝关节韧带的损伤提供了新的康复思路。

ACL损伤的最佳治疗策略仍有争论，通常包括非手术治疗和手术治疗，膝关节不稳定问题、活动中疼痛、膝关节感知能力低下是保守治疗失败的主要原因。研究表明，保守治疗与手术治疗在日常生活满意度和活动方面没有显著性差异，高质量、个性化的康复治疗是ACL损伤管理的关键组成部分。物理治疗仍然是恢复肌肉力量、扩大关节活动范围和提高患者满意度的最有效干预措施。ACL损伤最新康复方案强调早期负重、开放动力链（open kinetic chain，OKC）锻炼和其他替代方式，如神经肌肉电刺激和血流限制。尽管富血小板血浆（platelet-rich plasma，PRP）在治疗软组织损伤中取得了一定效果，但不建议将其作为主要治疗方法或与其他常规治疗方法联合使用。多学科联合治疗已被证明可显著减轻ACL重建后患者的疼痛，有利于膝关节早期功能锻炼。此外，加强股四头肌和腘绳肌的神经肌肉控制训练可有效改善ACL损伤患者对膝屈肌/伸肌力量的感知能力。

　　除了功能障碍，对再损伤的恐惧是影响ALC损伤患者康复进展常见的心理障碍。据调查20%～45%的人称对再次受伤的恐惧是影响ACL损伤运动恢复的原因，它可能会改变激活膝盖周围肌肉的方式，患者表现为单腿侧跳着地的肌肉激活模式。因此，在临床实践中推荐使用生物-心理-社会模式，将心理方面作为康复过程中一个独立的部分来进行评估。

八、骨科康复相关新技术及概念

　　1. 3D打印

　　3D打印，又称"增材制造技术"，该领域涉及肌肉骨骼系统疾病的预防、诊断和康复治疗。

　　3D打印技术在骨科康复方面主要优势之一是能够量身定制个体化假肢和矫形器设备，以满足每位患者的具体需求和偏好。在骨科手术方面，3D打印可用于制造患者专用的植入物，如在骨科大手术-髋臼周围肿瘤广泛切除术中，3D打印的半盆腔假体有助于髋臼周围肿瘤的广泛切除和保肢重建，从而产生良好的肿瘤学和功能结果，其能够很好地模仿骨骼解剖结构和微观结构，并促进骨整合；但仍需关注其围手术期并发症的防治和康复锻炼。3D打印锥形增强物对修复膝关节骨缺损也是一种有效的选择，可推迟患者使用巨型假体的时间。3D打印也可以用于术前和术中的模拟操作。如根据术前3D模型设计截骨线，可以更准确地进行胫骨外侧髁截骨术，其伤害更小；还可以更准确地进行支撑螺钉的固定；同时混合现实技术也在髋关节定制翻修置换术中起到良好的作用。

　　3D打印还可用于制作假肢和矫形支架。使用3D打印构建新的矫形器（足踝矫形器、颈椎矫形器）具有许多好处，包括独特的设计、刚度、重量优化以及改进的生物力学性能、舒适性和贴合性。除了制作用于扁平足和脊柱侧凸的矫形鞋垫外，还可以进行诸如颈椎固定矫形器和胫骨平台截肢后假肢的设计和制造，这表明3D打印技术在不断地发展和精进。3D打印技术在整形外科、假肢和矫形器方面的另一个优势是能够使用各种材料和技术，提供不同的特性和功能。例如，3D打印技术既可以采用刚性材料为踝足矫形器提供必要的支撑性，也可以采用复合树脂制作具有低黏度、最佳硬度和力学性能的矫形鞋垫，还可以采用美观的硅胶制作指甲。

　　然而，3D打印在骨科、假肢和矫形方面也面临着一些挑战和限制，如成本高、缺乏标准化、伦理和法律问题、潜在的并发症以及对患者的不良影响等。

2. 肌骨超声

肌骨超声作为一种医学影像检查方法，可以观察肌肉、骨骼及周围软组织的病理性变化，辅助康复治疗，在骨科康复领域发挥重要作用。Maryse Fortin 等的研究证实了超声对于非特异性慢性腰痛的诊断和评估有较重要的意义，是临床上很常见的评估手段。Lin 等的研究发现，超声在早期诊断跟腱炎方面同样具有重要的影像学价值。同时，超声在骨关节疾病的治疗中也具有一定的应用潜力。Xu 等的研究发现，超声可以引导进行盂肱关节水扩张治疗，对肩周炎具有较好的治疗效果，这也说明了肌骨超声在骨关节疾病的评估和治疗中均具有重要意义。

3. 康复机器人

机器人辅助的康复治疗在骨科领域得到了广泛应用，在神经系统和骨科疾病导致的运动障碍、步态异常患者的康复训练中获得了显著疗效。机器人辅助传统的康复方法，能够重塑神经肌肉骨骼系统的结构和功能，维持、改善或恢复肢体功能，使患者获得更加精准的康复。在脊髓型颈椎病围手术期康复和颈5脊髓损伤术后的上肢康复治疗中均有良好作用。在全髋关节置换术方面，应用机器人可以精确定位，提供更为精确的手术操作，减少手术风险，缩短康复时间。与传统手术相比，在机器人辅助下的双侧全膝关节置换术能够更好地进行膝关节对位，其胫骨远端组织的恢复更好。应用自主脊柱机器人系统能够更加精确地进行腰椎间孔硬膜外注射。

4. 步态康复

2022年在步态康复治疗策略方面取得了一些新进展。杜明明等通过有限元分析，发现全膝关节置换术后6个月患者在静态站立和行走过程中，有效地恢复了胫股接触力的分布，其步行速度、步长和步频都有所改善。在另一项关于髋关节骨关节炎的研究中发现，改变髋关节屈曲范围和踝关节动力学可能是改善髋关节骨关节炎患者步态效率的康复策略。对于髋关节炎的手术治疗，Lucas Martinez 等的研究显示，经前路微创（minimally invasive anterior approach，MIAA）和全髋关节置换术（total hip arthroplasty，THA）对髋关节的力矩产生了影响，在其后续康复中应注意臀大肌和臀中肌的特定肌肉强化以及髋关节伸展功能的恢复。

5. 远程康复

远程康复具有应用安全性高、依从性好、对预后有积极影响等优点，已被用于多个领域。远程康复能够提供个性化定制、提高康复的及时性，对骨科领域的贡献极大，其患者满意度较高。吴伟等的研究显示，在针对老年髋关节置换术后的家庭远程康复中，基于互联网的康复管理系统不仅可以促进患者髋关节的功能恢复、增强日常生活活动能力和躯体整合能力，还可以在心理康复和并发症的预防方面发挥积极作用。张亚琴等报道通过开展"互联网＋护理服务"，提供个性化、差异化的护理服务，能够提高患者的自我护理能力，提高康复效果，提高患者对于生活质量的满意度。

6. 加速康复外科

加速康复外科（ERAS）理念在骨科康复中有着广泛的应用，并起到重要的指导作用。这种理念旨在通过优化康复治疗流程，降低患者术后疼痛、血栓、感染、贫血等并发症和不良反应的发生率，提高患者康复过程的舒适度，加速患者康复，提高临床疗效。

2022年，ERAS理念在骨科康复中的应用取得了显著的进展。诸多专家共识的推出进一步强调了ERAS在骨科康复中的作用，如静脉血栓栓塞症、营养不良、手术切口并发症（渗血、肿胀、感染等）、精神卫生问题及精神障碍、疼痛、血液管理、麻醉管理等围手术期问题，经过我国专家学者反复讨论和修改后形成共识，为我国骨科大手术加速康复围手术期多学科协作起到积极的推动作用，最终达到了加速康复的目的。另外，在ERAS理念指导下，无论是骨科大手术的临床疗效亦或是护理质量，均获得满意成果。

近年来骨科ERAS主要针对围手术期的系列措施，并逐渐归纳为共识、指南，获得了许多成果。但我国ERAS尚缺少国际影响力，期待高质量证据等级的文章发表。

通过不断优化康复治疗流程和加强多学科协作，ERAS理念的应用范围和效果得到了进一步的提升。随着医疗技术的不断进步和人们对康复治疗需求的不断提高，ERAS理念在骨科康复中的应用前景也将会更加广阔。

第三章　中国心脏和呼吸康复年度进展

一、心脏和呼吸康复概述

心脏康复（cardiac rehabilitation，CR）是一个全面综合的干预体系，以运动为基础的心脏康复能够缓解心血管疾病患者的心理和生理压力，从而降低心血管疾病继发死亡的风险，提高患者的运动能力、改善冠心病患者的心功能和生活质量。具体的机制目前并不完全明确，可能包括扩张冠状动脉、改善血管内皮功能、提高冠状动脉斑块的稳定性、促进侧支循环改善心肌灌注、减轻心肌重塑，改善心肌收缩/舒张顺应性。此外，运动康复可能通过改善骨骼肌氧气转运和利用能力、改善骨骼肌氧化酶活性、改善自主神经调节、降低神经激素水平、降低脑钠肽水平和抗炎等发挥作用。目前心脏康复已在全球约54.7%的国家（主要包括中高收入国家）开展，并被多家欧美心脏病学学术组织列为预防和治疗心血管疾病的Ⅰ类推荐。近年来其在我国心血管医学中的作用和地位也逐渐被接受。虽然运动对人体的病理生理影响仍在不断研究中，但其益处已得到证实。

呼吸康复（pulmonary rehabilitation，PR）是基于全面患者评估的个体化综合干预措施，包括但不限于运动训练、教育和行为改变，旨在改善慢性呼吸道疾病患者的身心状况，促进其对增进健康行为的长期依从性。这个定义着重强调了呼吸康复的目标、一些重要组成部分以及行为改变的核心作用。2021年美国胸科医师协会（American Thoracic Society，ATS）重新定义了现代呼吸康复，提出"可及""接受""完成"的概念，讨论了新型呼吸康复模式的出现及意义，包括远程和基于家庭的呼吸康复模式。以运动训练为基石的综合呼吸康复可改善呼吸功能障碍患者的运动耐力、骨骼肌和呼吸肌功能、运动效率、呼吸困难和疲劳症状以及健康相关的生活质量。呼吸康复适用于原发性和继发性呼吸功能障碍的患者，不仅包括阻塞性肺疾病和限制性肺疾病的康复，还包括肺移植、肺减容术及胸腹部手术的围手术期呼吸康复、危重症呼吸康复，非呼吸系统疾病患者（脊髓损伤、脑卒中、肿瘤等）的呼吸康复，以及呼吸康复的新理念、新技术、新方法。在中国呼吸康复的发展历程中，具有里程碑意义的事件是2017年中国康复医学会呼吸康复专业委员会的成立，为推动我国呼吸康复的发展起到了重要作用。以前呼吸康复主要聚焦在慢阻肺，而如今，以新型冠状病毒感染为代表的感染性和限制性肺疾病的康复逐渐引起高度重视。2021年中国医师协会制定了《中国慢性呼吸道疾病呼吸康复管理指南（2021）》，旨在规范慢行呼吸系统疾病（chronic respiratory disease，CRD）管理，更好地发挥呼吸康复在CRD管理中的作用，进一步推动我国呼吸康复的可及性及完成度。

二、心脏和呼吸康复相关技术及概念

气道黏液高分泌及气道廓清障碍是慢性呼吸系统疾病及心胸外科手术后常伴有的病理生理特征改变，与各种肺部并发症的发生、发展及预后相关。气道廓清技术能辅助患者清除呼吸道分泌物，起到改善症状、减少急性加重及预防术后并发症等作用。《中国慢性呼吸道疾病呼吸康复管理指南（2021）》给出了气道廓清技术使用的推荐意见，其中包括体位引流、胸部手法治疗、主动循环呼吸技术、自主引流、震荡呼气正压治疗及高频胸壁震荡。

对呼吸模式的锻炼有三种不同的描述，即呼吸锻炼（breath exercise）、呼吸再教育（breath reeducation）和呼吸再训练（breath retraining）。呼吸锻炼指通过一系列特定的呼吸练习来增强呼吸系统的技术，包括腹式呼吸、有节奏的呼吸和其他调整呼吸模式的练习。呼吸锻炼旨在提高肺活量、优化气体交换、减轻呼吸急促感等。呼吸再教育是一种广义概念，指通过教育和训练来改善个体的呼吸模式，包括针对不健康的呼吸模式的认知和理解，然后通过指导、练习和调整来重新塑造良好的呼吸习惯。呼吸再教育的目标是提高个体对自己呼吸的认知，以及通过专业指导改善呼吸技巧。而呼吸再训练则是一种更具体的呼吸调整方法，通常由专业人士，如物理治疗师、呼吸治疗师或吞咽治疗师，根据个体的需求和状况设计。这包括一系列的呼吸技巧和练习，目的是纠正不良的呼吸模式，提高呼吸效率，减轻焦虑、紧张和呼吸系统疾病的症状。呼吸再训练可能涉及使用生物反馈设备来帮助个体调整呼吸。此类技术常被用于处理慢性呼吸疾病、焦虑症、运动和音乐表演方面，以及其他需要改善呼吸功能的情况。

近年来提出心肺适能（cardiorespiratory fitness，CRF）的概念，也称"有氧能力"（峰值摄氧量），最初由Hill和Lupton定义为在涉及大肌肉的剧烈运动中可以被摄取、运输及利用的最大氧气量。CRF是广泛评估的生理变量之一，越来越多的流行病学研究及临床研究表明，CRF与健康人群心血管疾病的发病率、全因死亡率、癌症导致的死亡率及静脉血栓栓塞风险有关。CRF比吸烟、高血压、高胆固醇和糖尿病等已确定的危险因素具有更强的潜在死亡率预测能力，已被美国心脏协会推荐为第五大生命体征。研究表明，CRF的降低与全因死亡率和心血管死亡率增加之间呈剂量依赖性。峰值摄氧量和代谢当量是衡量CRF的金标准。冠状动脉临界病变患者心肺运动试验具有特定的临床特点和功能能力变化。与非冠心病组相比，冠脉临界病变组达到无氧阈的比例明显偏低，无氧阈时的心率和呼吸交换降低，两组1年后主要心血管事件发生率无显著性差异。高峰值摄氧量可降低冠心病患者因心血管疾病再住院的风险，峰值摄氧量每升高1ml/（kg·min），因心血管疾病再住院时间发生风险降低9.7%。心脏康复能够提高冠心病患者的心肺适能。

运动强度是决定有氧运动项目安全性和有效性的一个关键指标。在心肺康复领域，运动强度更需要通过运动测试来确定。了解患者在运动中各项生理数据反应，量化个体的心血管能力、耐力水平和康复进展，以制订个性化、适应性的运动方案。这种个性化的方法有助于确保康复计划的安全性，避免过度努力，并监测患者的康复进展。通过运动测试，医疗专业人员能够评估患者的心率、血压反应，调整运动强度以确保患者在适当的生理范围内进行运动，进而提高了患者的康复参与度和动力，从而更有效地实现康复目标。大多数关于CR运动训练的指南都建议以中等强度为基础的有氧运动处方。指南建议在CHD患者训练前应进行运动并发症的风险分层（低、中、高）。对于不同风险分层的患者，运动中的监测建议水平是不同的。中度和高度风险组的个体需要在心电监测下进行运动，特别是在早期CR运动项目中。在探究个体化精准运动为核心的慢性病有效诊疗方案的过程中，基于CPET客观定量评估稳定性冠心病患者运动心肺功能，制订个体化精准运动处方，指导患者进行康复治疗是安全有效的。能达到靶心率下的运动才是最佳运动强度。精准剂量靶心率的方法，部分研究采用如下方案：①无氧阈时心率。②CPET测定过程中未出现无氧阈前运动终止时，选择峰值负荷量的60%～80%负荷时对应的心率。③因严重心绞痛及严重室性心律失常终止的，选择该心率，称为症状限制心率。在没有基线运动测试的情况下，指南提出了一些设定运动心率目标以匹配中等强度的技术，作为运动处方的可行选择，如心率储备（heart rate reserve，HRR）、最大心率（maximum heart rate，MHR）、目标心率（target heart rate，THR）、Borg评分等。通过CPET数据对指南提供三种不同公式设定的目标心率有效性和安全性进行比较（HRR、MHR、THR）发现，使用年龄计算的HRR方法与实际的无氧阈值（anaerobic threshold，AT）更一致。

高强度间歇训练（high intensity interval training，HIIT）是一种短时间内交替进行高强度运动和低强度休息的训练方法。HIIT的主要特点是通过短时间内的高强度运动来提高心肺健康和身体代谢。这种训练方法通常包括三个特征。①高强度阶段：该阶段个体进行高强度的运动，通常达到或接近最大心率。包括快速的跑步、踏步运动、跳跃等。②间歇休息：高强度阶段后是一段短暂的低强度或休息阶段，允许心率和呼吸逐渐回到较为正常的水平。休息阶段是短暂的，通常持续时间比高强度阶段要短。③重复次数：HIIT训练通常包含多个高强度和休息的交替周期，每个周期称为一个"组"或"回合"。整个训练通常在较短的时间内完成。Meta分析显示，高强度间歇训练组与对照组比较，能够显著提高慢阻肺患者的峰值摄氧量、第1秒用力呼气容积占用力肺活量百分比，增加慢阻肺患者的6分钟步行距离、降低圣乔治呼吸问卷得分，提示高强度间歇训练可改善慢阻肺患者的心肺功能，增强运动能力，提高健康相关生活质量。HIIT在提高以冠心病、心力衰竭为代表的心血管疾病人群心肺功能上效果较传统的MICT具有明显的优势，在改善冠心病人群心血管功能、生活质量上效果相当。Meta分析显示，HIIT运动干预后心血管病患者峰值耗氧量高于MCT运动，患者峰值心率和呼吸交换率均高于适度的持续训练（moderate continuous training，MCT）运动，HIIT运动后患者生活质量高于MCT运动。HIIT可提高心力衰竭患者的心输出量、每搏输出量和左室射血分数，增强心力衰竭患者的心脏功能，效果优于MCT。HIIT运动后患者生活质量高于MCT运动。证据提示HIIT并不会提高心血管不良事件风险，但在其广泛应用于心血管疾病运动康复之前，仍需要高质量、大样本量的随机对照临床试验进一步验证其安全性及心脏康复效益。

三、心脏和呼吸康复模式

心脏和呼吸康复模式框架大体相似，按实施地点可分为院内康复、门诊康复及居家康复三种模式。呼吸康复更强调从急危重症到居家的全程管理。康复模式的选择受收入、教育程度、分级医疗服务建立水平等因素的影响。

1. 心脏康复模式

在中国大陆，医院心脏康复模式、家庭心脏康复模式或两者的混合已经开始在社区心脏康复中发挥作用。

我国CHF患者运动康复仍处于发展阶段，医患双方对心脏康复的认识不足，大部分医院内心脏康复工作尚未全面开展。出院后，由于转诊率低、依从性差，院外心脏康复参与率也较低。探讨多种模式的康复治疗对促进心脏康复对有效开展非常重要。门诊康复不需要住院，可更好地调动患者康复治疗的积极性，降低患者和社会经济负担，同时门诊康复较社区和家庭康复具有较高的安全性，在我国具有重要的实践意义。以稳定期CHF患者（NYHA分级Ⅱ～Ⅲ级）为研究对象，根据运动心肺功能制定个体化运动负荷处方，观察门诊和住院患者运动康复均能显著改善CHF患者心肺功能，表现为AT、峰值摄氧量、峰值氧脉搏和峰值功率升高，运动耐力和生活质量明显改善，运动康复还可显著改善CHF患者心脏收缩功能。门诊康复治疗无严重不良反应，具有较高的安全性。国内研究数据与既往报道结果一致。依托区域三级康复网络，针对社区内病情稳定的慢病患者，建议社区康复管理模式，对慢性病患者进行综合评估并制订个性化的治疗管理方案，以加强康复医院和社区卫生服务中心的密切联系，能够节约医疗成本并对有限的医疗资源进行最优化的分配。

虽然已经建立了心脏康复的模式，但由于时间和环境的限制，心脏康复的发展并不理想，患者的参与和运动持续时间较低。基于近年来COVID-19的影响，居家心脏康复与中心心脏康复相比，具有时间地点自由、运动方式更加灵活、花费较小等优点。欧洲心血管病预防指南指出，家庭康复有望增加患者心脏康复训练的参与率，并促进患者行为改变。国外研究表明，冠心病患者早期家庭心脏远程康复技术等可用性、实用性、可接受性均较高，且与中心心脏康复相比，家庭心脏康复在降低心血管疾病的病死率、提高患者心肺健康方面与传统心脏康复模式一样有效和安全。国内该方面的研究数据也支持，对52例冠心病患者进行居家心脏康复能够提高冠心病患者的心肺适能［峰值摄氧量：（20.56±4.7）ml/（kg·min）后（17.90±4.58）ml/（kg·min）前］和代谢当量（metabolic equiva-lent，MET（5.88±1.34 *vs.* 5.11±1.31，$P=0.000$），康复中心组与家庭康复组在出院后、出院12周的康复效果均无明显统计学差异（$P>0.05$）。有研究通过观察远程心电监护指导下慢性射血分数降低型心力衰竭患者进行家庭心脏康复的效果和安全性，与基础对照组相比，家庭康复组心肺运动能力指标均进一步提高，6分钟步行距离显著增加，左心功能更加改善，再住院率也显著下降。这些为临床开展居家心脏康复提供研究依据。心血管疾病如慢性心力衰竭、冠心病患者均存在心血管事件风险，如何在保障患者安全的条件下进行有效的家庭康复是心脏康复的一个难题。远程心电监护指导下的居家康复训练通过APP自动记录并向心脏康复中心反馈患者康复训练数据，医师根据反馈数据及时调整运动处方，能提高运动效率并降低运动风险。

随着互联网的快速发展，更多的技术在心脏康复领域得到应用，并取得了良好的效果。移动互联网技术引导下的家庭心脏康复可以改善心力衰竭患者的心脏功能、运动耐量、生活质量和依从性。"互联网＋"指通过通信技术提供医疗信息和服务，已广泛应用于疾病预防、慢性病自我管理、健康促进等多个领域。基于"互联网＋"到心脏康复可以提高患者的活动耐受性，降低总胆固醇和甘油三酯水平。基于该模式的心脏康复训练更容易被接受，持续的远程护理监测有利于及时了解患者的生活方式并提供专业支持，增强运动效果，促进患者康复。互联网＋居家康复运动可提高射频消融术后房颤患者运动耐力和运动依从性，试验组采用互联网＋平台和可穿戴设备实施远程监测与随访，对照组采用运动日志进行自我报告记录，两组均进行居家康复，干预前两组患者基线资料无显著性差异，干预12周后，试验组最大摄氧量、运动达标率、静息心率、心率收缩压乘积和

BMI等改善更为显著，差异具有统计学意义。

随着科技发展，人体运动交互技术已经发展到一个新的水平。全交互和人体运动交互技术在医疗康复领域变得越来越常见。人体运动是所有活动的核心，运动分析和人体运动是关键的理论学科。识别基于人体运动中的行为和运动，具有有效性、智能、有效交互和丰富的表达数据等属性。采用有效周密的设计方法，通过康复监测终端、人体运动功能监测模块和医疗中心监测系统组成的人体运动功能康复监测系统，可以用来评估、辅助和提高患者的康复训练。基于运动的数据挖掘技术以开发人体运动功能康复信息监测系统可用于评估患者康复训练的可行性，实时监测患者的体征信息，评估患者康复的训练效果，并及时修改康复计划，康复的有效性显著提高。研究还探索了VR技术在心脏康复领域的应用。通过前述Meta可见结合VR技术进行心脏康复能改善患者的运动能力，并能缓解紧张情绪和精神压力。强有力的证据表明，人工智能和互联网等技术将在未来的心脏康复领域发挥重要作用。

在中国，医疗体系、医疗服务提供者、医疗保险政策、设施缺乏以及健康意识不足等因素都导致了CR参与率和坚持率较低。联合自我监测、行动计划、电话沟通、小组互动以及护士执业者主导等策略较之前的研究中似乎对依从性有不同程度提升。在标准CR计划中添加建立生活支持团队（support life club，SLC），与对照组相比可以提高运动依从性和完成CR的患者数量。在CR结束时，SLC组和对照组的PHQ9和运动能力均显示出统计学上显著的改善。SLC由医师、护士、康复治疗师、患者及其配偶组成。医师通过组建微信群与患者建立联系。专业团队提供与预防、预后和康复相关的个性化指导、高水平临床护理和咨询。在本研究中，SLC组有72.5%的患者参加了超过75%的CR会议，SLC参与者的完成率为80.4%，而之前报告的完成率为13%～39%。其他研究数据还证明了基于网络的干预措施的功效和安全性，强调了多学科团队合作和教育访问等因素的重要性。另外基于三级甲等医院－社区医院联合管理的模式可以有效提高患者依赖性，控制心血管危险因素，降低近期主要心血管不良事件的发生率，对于冠心病患者的长期预后具有重要意义。

2. 呼吸康复模式

呼吸康复贯穿于重症监护病房（intensive care uint，ICU）、普通病房及出院后居家全流程。ICU病房的早期康复、高依赖病房（high-dependency unit，HDU）的序贯康复、远程康复及序贯居家管理工作模式为理想的呼吸康复模式。随着国内重症医学医疗水平和技术的进步，重症患者救治成功率较前明显升高，对危重症患者的早期康复干预可实现重症救治与重症康复的有机结合，加快危重症患者功能恢复，缩短住院时间。重症康复应与临床救治同步的观点也得到了康复科和重症医学科的认可。然而ICU的康复开展情况并不理想，即便在发达国家，ICU物理治疗、作业治疗应用率仍然处于较低水平。临床上已认识到危重症患者长期功能损害的问题，但危重症早期康复开展的仍然偏少。目前国内重症康复尚处于起步阶段，大多数ICU的康复仅限于翻身和主被动关节活动范围训练，开展比例和项目均有待提升。ICU早期康复面临以下障碍。

（1）患者相关的障碍：①身体机能的障碍，疾病严重程度限制康复开展。②神经精神相关障碍，深度镇静，偏瘫，谵妄，患者缺乏动力、焦虑等。③ICU设备和装置对患者的限制，血流动力学监测设备，ICU相关的装置。

（2）结构性障碍：①工作人员数量和时间限制。②缺乏早期康复项目或流程。③工作人员培训不足。④康复设备有限。⑤在开展康复前过早出院。

（3）ICU文化壁垒：缺乏早期康复的文化，缺乏早期康复获益与风险的专业知识，缺乏多学科协作文化，未把早期康复列为优先等。

（4）流程相关障碍：①缺少计划和协作。②对预期、规则及责任不清楚。③缺乏每日筛选适合康复患者的过程。④早期康复提供者的风险。近年来，随着人工智能的发展，智慧医疗已逐渐成为构建医疗卫生服务和管理优化的医疗体系，可以解决ICU早期康复人力不足及耗时过长等问题，有望助力打造未来重症康复的新工作模式。

普通病房呼吸康复的广泛开展亦受工作人员数量和时间限制。可穿戴设备、康复机器人、VR等技术为智能化康复训练提供了技术和设备支持，达到均质化的康复训练，并可实现康复策略的动态智能化调整，增加了康复训练的标准化和趣味化，大大节省了呼吸康复的人力物力，是康复智慧化平台中康复实施的核心部分。

远程康复是呼吸康复全流程中不可或缺的组成部分。通过可穿戴设备和手机APP对新型冠状病毒感染出院患者进行的居家康复研究提示了远程呼吸康复的可行性和临床应用前景。由ICU出院或转出后序贯康复治疗是患者恢复身体机能、回归社会的桥梁。与传统的康复方法相比，远程康复对于医患双方均更加经济方便，提高康复治疗便捷性可提高出院患者的依从性，提高康复的连续性和可及性，最大化实现康复治疗效果。

将VR技术、可穿戴装备、康复机器人等与智慧医疗相关的理念纳入康复服务系统中，实现动态监测－智能化康复处方－智能化标准康复实施－远程序贯康复一体化的智慧化呼吸康复模式，突破传统的康复训练思维方式，为患者提供更方便、快捷、趣味化的康复模式，通过全局化的设计思维，实现多系统资源的共创共享。未来智慧化康复平台的建设将需要多学科的紧密合作和跨界创新，包括医学、工程师、数据科学家和设计师等不同领域专业人士的共同努力。

3. 心脏和呼吸康复的共同难点

心脏和呼吸康复的共同难点在于提高患者的依从性。研究报道，15% ~ 50%的心脏康复患者在治疗结束后可以继续康复6个月，而能够持续12个月的患者更少。不到5%的慢阻肺患者接受了呼吸康复治疗。许多适合康复的人群没有被转诊至心脏和呼吸康复项目，也有相当多的参与者中途退出。目前一部分的研究重点是探索心脏和呼吸康复模式，在确保安全有效的康复同时，提供易于促进和提高患者依从性的个性化康复方式。

四、心脏康复

1. 冠心病

我国三级医院的心血管治疗水平大多已与国际接轨。其中，介入手术后的医院心脏康复模式，已在临床实践中得到广泛应用，并且效果良好。心脏康复已被证明可以有效增强冠心病患者的耐力、延长体力活动时间、增加峰值摄氧量和无氧阈值，其潜在益处还包括改善冠心病患者的内皮功能、心肌血流储备和心理压力。一篇 Meta 分析纳入了 14 486 例冠心病患者，发现基于运动的心脏康复可降低心血管疾病病死率和住院风险。急性心肌梗死后的幸存者，尽早进行心脏康复可减少再入院率及出院后早期心脏不良事件的发生。国外研究表明，参与住院期间的心脏康复计划能降低20%的血管重建风险、15%的全因再入院率和19%的心脏再入院率，大大降低医疗费用和患者负担。在早期通过健康宣教、营养指导、运动、精神心理的干预，可以帮助患者恢复日常活动能力，提高心脏康复治疗的依从性，从而更好的实施长期二级预防，改善预后。针对冠心病术后患者实施 II 期康复（每周3次，为期12周，共36次的运动锻炼和每周1次的健康教育）后，患者峰值摄氧量和代谢当量值显著提高，焦虑抑郁得分明显低于心脏康复前，提示 II 期心脏康复对提升冠心病术后患者的运动能力及改善焦虑抑郁方面有显著效果。早期心脏康复指南提出如果患者病情稳定，一般建议在入院24小时内即可开始，如果病情不稳定或合并其他并发症可以适当延迟至3天后。急性心梗急诊行经皮冠脉介入术（percutaneous coronary intervention，PCI）的患者在一般治疗的基础上联合早期心脏康复治疗3个月后，峰值摄氧量、AT 较对照组改善明显，左室舒张末期前后径低于对照组，而左室射血分数明显高于对照组（$P < 0.05$），提示早期心脏康复对心室重塑和心室射血功能有一定程度的改善。国内目前对于早期康复干预是否能对急诊 PCI 术后患者心肺功能获益仍在进一步研究中。运动治疗剂量的选择方案和实践中的应用还在探索中。PCI 术后高危患者1周开始进行心率和心律监护下的有氧运动，根据 CPET 结果选择精准剂量靶心率作运动目标，采

用动态拉伸操组合的运动形式进行有氧运动治疗方案，患者运动能力有明显改善、Weber心功能级别显著提高，同时迷走神经功能的调节功能改善。中成药及中药联合康复训练的研究，使患者从康复治疗中获益更多。对于不稳定心绞痛频繁发作导致运动耐量偏低的患者，在运动前规律应用中药宽胸气雾剂，进行8周规律HIIT训练可显著提高心绞痛缺血阈值及运动耐量，明显改善生活质量，而且安全、最大程度减轻了患者运动时的心理恐惧。补气活血汤联合心脏康复对ST段抬高心肌梗死患者PCI术后治疗具有显著的临床效果，可有效减轻心肌损伤，改善患者的心功能和血管内皮功能，提高患者的生活质量，改善患者的预后。对于PCI术后出院的患者，基于分级诊疗模式的持续护理方案相比于常规治疗模式，患者的左心室射血分数、6分钟步行距离试验、服药依从性、生活质量均有明显改善（$P < 0.05$）。提示PCI术后从住院到社区的分级诊疗模式的延续性护理康复可以改善PCI术后患者的心功能，提高生活质量，改善患者康复及用药依从性，促进心脏康复。

2. 慢性心力衰竭

多项研究证实，以运动为核心的心脏康复，能够提高心力衰竭患者骨骼肌功能和心肺运动能力，减轻动脉粥样硬化程度，缓解患者抑郁情绪，提高患者生活质量和改善患者远期预后。心力衰竭患者常伴随自主神经功能紊乱，表现为神经内分泌过度激活，静息心率增高，HRR下降。运动训练可通过减少中枢交感神经输出以增加迷走神经张力，改善慢性心力衰竭患者自主神经的心率变时效应，提高心率储备功能。如何为心力衰竭患者制定最佳的运动"剂量"（量和强度）及安全的康复模式以提高康复效果仍在探索中。不同运动强度的心脏运动康复方案可影响慢性心力衰竭患者的心肺功能和生活质量。相对于常规康复治疗指导组，50%无氧阈水平运动强度心脏运动康复治疗组、≥80%无氧阈水平运动强度心脏运动康复治疗组经治疗后无氧阈、6分钟步行距离均增加，生活质量评分下降。相对于50%无氧阈水平运动强度心脏运动康复治疗组，≥80%无氧阈水平运动强度心脏运动康复治疗组治疗后无氧阈、峰值氧脉搏和峰值摄氧量均增加，生活质量评分下降，提示心脏运动康复治疗方案可有效提高慢性心力衰竭患者运动耐力，改善心肺功能，并且高负荷强度的运动方案疗效更加显著。中国传统运动（traditional Chinese exercise，TCE）对于慢性心力衰竭的患者能显著增加了6分钟步行距离（MD = 72.82m，$P < 0.001$）和左心室射血分数（MD = 5.09%，$P < 0.001$），而B型钠尿肽（BNP）（MD = −56.80pg/mL，$P < 0.001$）、N-proBNP（MD = −174.94pg/mL，$P < 0.05$）和明尼苏达心力衰竭生活问卷得分（MD = −11.31，$P < 0.001$）则明显减少。TCE改善了CHF患者的运动能力、心脏功能和生活质量，这可能是一种基于运动的心脏康复的最佳和可用模式。

3. 心脏外科手术

加速康复外科（ERAS）的概念是由丹麦哥本哈根大学的 Henrik Kehlet 教授首次提出，也被称为快速通路手术（fast-track surgery，FTS）。ERAS 旨在优化围手术期管理和预后，从而减少患者的手术应激反应，减少术后并发症，促进功能恢复，缩短住院时间，实现快速康复。ERAS 目前正在广泛的领域实施，包括泌尿外科、骨科、乳腺外科和结直肠外科。尽管 ERAS 在心脏手术领域还是一个相对较新的概念，但有望在围手术期发挥重要作用。近年对 ERAS 在心脏手术如心脏瓣膜置换术患者中的安全性和有效性的研究越来越多。应用 ERAS 护理措施有助于改善心脏手术患者的预后。Meta 分析显示与常规护理相比，接受 ERAS 的心脏手术患者拔管时间、下床活动时间和住院时间明显缩短，能加速手术恢复，改善患者预后，患者接受度高。

五、呼吸康复

1. 慢性呼吸系统疾病

虽然多种慢性呼吸系统疾病均能从呼吸康复中获益，但大多数证据仍来自慢阻肺的研究。最初转诊实施呼吸康复的慢阻肺患者多为疾病严重阶段或稳定阶段，但新的研究表明疾病较轻或急性发作期的慢阻肺患者也能够从呼吸康复中获益。因此，慢性阻塞性肺疾病诊断、管理和预防的全球策略 2023 版（global initiative for chronic obstructive lung cliseaase，GOLD）指南推荐慢阻肺急性加重期的呼吸康复启动时间为住院期间或出院 4 周内，代表急性加重期康复治疗介入时机的前移已获得认可。而最新的研究可能将前移提得更早，结果显示在慢阻肺患者急性加重 1 周内即开展呼吸康复可以降低患者 6 个月内的再入院率，且无康复相关不良事件发生。

间质性肺疾病患者会面临进行性加重的呼吸困难、运动能力下降、疲劳和难以控制的咳嗽，因此生活质量降低。虽然一些学会尚未将呼吸康复纳入间质性肺疾病的标准治疗，但越来越多的研究证实了其对该类患者的有效性。一项多中心共纳入 701 例纤维化间质性肺疾病患者的回顾性研究显示，进行住院或门诊呼吸康复的患者 6 分钟步行距离增加，且这部分患者的病死率和肺移植率更低。但需要指出的是，间质性肺疾病患者缺乏个体化和精准化的康复方案，大多是基于慢阻肺患者康复方案适当调整后获得，且偏重于耐力与力量训练，而间质性肺疾病患者运动中缺氧要比其他慢性呼吸系统疾病更加严重，运动可能会加重肺动脉高压，因此运动训练中建议辅助供氧。未来需要更大规模的研究进一步证实呼吸康复在这部分患者中的有效性和安全性。

肺尘埃沉着病（简称尘肺）是我国现阶段最主要的职业病，目前尚无特效的根治方法，有氧运动可有效促进心肺康复。患者与其他间质性肺疾病的主要临床特点类似，表现为劳力性呼吸困难和运动性低氧血症。呼吸康复治疗遵循呼吸慢病管理基本原则，贯穿于尘肺病程全过程。越来越多的患者接受了多模式呼吸康复治疗。一项RCT研究为煤工尘肺患者进行运动训练，与单纯常规治疗相比，运动训练为主的康复治疗可提高患者的运动能力和耐力，改善生活质量。尘肺的呼吸康复干预还可节省医疗费用，减轻患者呼吸困难症状。

呼吸康复治疗可改善肺动脉高压患者的症状、运动能力、功能状态和生活质量。劳力性呼吸困难和腿部疲劳是肺动脉高压患者骨骼肌功能障碍的主要指征。一般建议呼吸康复应用于中低风险的肺动脉高压患者，并避免高强度运动训练。有研究表明，基于心肺运动试验采用△60%功率强度的运动处方能够有效改善动脉型肺动脉高压患者肺氧合功能，提升患者的运动耐量，提高患者的心肺功能储备。吸气肌训练（inspiratory muscle training，IMT）作为一种联合训练内容被广泛应用于CRD，是提高呼吸肌功能和运动能力的有效物理疗法，但仍然缺乏改善肺动脉高压（pulmonary hypertention，PH）患者呼吸困难和疲劳水平、肺功能和QOL的高水平证据。一项Meta分析总共纳入四项合格研究包括80例患者，PH的主要类型为Ⅰ组（肺动脉高压，95%）和Ⅳ组（慢性血栓栓塞性PH，5%）。IMT对改善最大吸气压力（maximal inspiratory pressure，MIP）（18.89cmH$_2$O；95%CI：9.43～28.35，$P<0.001$）和最大呼气压（maximal expiratory pressure，MEP）（8.06cmH$_2$O；95%CI：2.39～13.73，$P=0.005$）、6分钟步行距离（30.16m；95%CI：1.53～58.79，$P=0.04$）有显著改善。肺动脉高压患者进行IMT是安全的，未报告严重不良事件。IMT丰富了肺动脉高压患者呼吸康复的选择，预计将在未来针对这类患者的物理治疗临床路径中发挥重要作用。

2. ICU经历综合征

ICU经历综合征（post-ICU syndrome，PICS）指危重病后及入住ICU后患者持续存在、新发或原有症状恶化的身体功能、认知功能和精神状况，该术语可用于描述幸存者或其家庭成员（PICS-F）出现的焦虑、抑郁和创伤后应激综合征（posttraumatic stress disorder，PTSD）等心理障碍，已经成为严重的公共卫生事件，亦极大增加了疾病的救治难度。呼吸康复治疗能够增强ICU患者的心肺功能，促进患者自主呼吸功能的恢复，缩短呼吸机待机及ICU停留时间，ICU早期康复可有效减少PICS的发生率、降低致残率、减轻医疗负担。多学科协作模式下实施心肺康复治疗能够有效改善患者器官功能、降低院内感染发生率，提高PICS患者的改良呼吸困难指数（modified medical research council，mMRC）。但由于ICU早期康复面临诸多障碍，在大多数ICU都无法实现。人工智能的发展为ICU重症康复平台提供了新的助力。近年来，随着人工智能的发展，智慧医疗已逐渐成为构建医疗卫生服务和管理优化的医疗体系，可穿戴装备及手机APP能实现人群生命体征连续采集、传输和大数据库的建立，可用于呼吸康复和序贯居家管理工作模式，为ICU病房的早期康复及HDU的序贯康复真正实现可及、接受和完成，有望成为未来重症康复的新工作模式。

3. 肺癌围手术期

以戒烟为基本措施，胸部物理治疗和有氧运动为基本内容的术前肺康复是提高肺癌患者围手术期生活质量、降低围手术期并发症发生率、缩短住院时间的重要方式。多项研究发现对非小细胞肺癌患者术前进行4周的呼吸康复（有氧和力量训练），可有效改善患者的运动耐量，减少术后肺部并发症。预康复管理是加速术后康复的重要内容和启动环节。胸外科手术前多模式预康复可以提高患者围手术期功能状态，改善手术预后。胸外科手术是最适宜也是最早应用预康复管理的手术之一，但缺乏预康复管理临床规范，且存在较多不确定与争议之处。预康复的开展应建立于多学科协作基础之上，由预康复综合门诊主导，充分优化和整合医疗资源，逐步形成多学科分层优化的预康复管理模式。根据心肺运动试验制定个体化运动训练方案可影响肺癌患者放疗前后心肺功能及生存质量。相较于常规放疗及护理组，增加个体化运动训练组放疗后峰值摄氧量、无氧阈较对照组显著升高，生理职能、躯体疼痛、精力、社会功能、情感职能、精神健康等各项得分均显著高于常规放疗及护理组，提示放疗期间同步运动训练安全可行，有助于提高晚期肺癌患者的运动能力，维持生存质量，心肺运动试验可用于科学评价放疗影响及制定个体化运动处方。

4. 肺移植围手术期呼吸康复

肺移植是终末期肺病患者的最后手段。术后康复可减少肺移植手术带来的不利影响，增强患者心肺耐力，改善患者肺功能和预后，减少ICU住院时间和总住院时间，提高生存质量。肺移植术后早期康复评定及治疗需要多学科协作确定。肺移植术后早期康复包括四肢肌力训练、功率自行车训练、气道廓清指导及适宜的氧疗方式选择。同时需增强营养支持及心理疏导。肺移植术后患者属于免疫抑制人群，避免感染尤为重要，需宣教佩戴口罩，注意手卫生，避免接种活疫苗，避免食用生蔬菜等。注意尽早评估吞咽功能。

5. 2019冠状病毒病

即新型冠状病毒感染，世界卫生组织命名为"2019冠状病毒病"（coronavirus disease 2019，COVID-19），COVID-19肺炎患者存在不同程度的呼吸、躯体以及心理功能等障碍，因此早期、规范、全面的康复非常重要。Li等对120例新型冠状病毒感染患者通过智能手机并远程监测心率实施为期6周的远程康复，发现患者的运动能力、下肢肌力、肺功能、健康相关生活质量和呼吸困难症状在康复结束后和28周后均有改善，揭示了远程康复在新型冠状病毒感染患者中应用的有效性和安全性。中医康复是新型冠状病毒感染康复中的重要组成部分。结合中医药康复理念和技术方面，围绕评估和干预方面提出了相应的对策。评估方面，主要有正气受损和余邪未尽两个方面，其中正气受损包括伤气、伤阴、伤形、伤神，余邪未尽主要包括夹痰、夹瘀，还需要兼顾患者体质、性别、年龄等。干预方面，从形神相俱、攻补兼施、内外并用等方面进行康复治疗。

六、其他相关疾病

1. 神经系统疾病的心肺康复

神经系统疾病大多数都有获得性心肺功能衰退，导致运动能力下降。脑卒中与心血管疾病有共同的危险因素。脑卒中造成的肢体活动障碍及卧床使疾病复发、心肌梗死、心力衰竭和死亡的风险大大增加。

有研究将心肺康复运用于脑卒中/短暂性脑缺血患者，与传统功能康复结合，可显著改善心肺功能，提高运动能力，减少焦虑和抑郁情绪，提高患者生活质量。有氧运动可通过延缓脑区域面积萎缩、促进脑源性神经营养因子基因表达、增加大脑血流量及改善神经递质水平等机制，改善轻度认知障碍患者的认知功能。肺康复中的呼吸训练技术，可改善膈肌及肋间肌功能，减少肺部感染的发生，改善呼吸功能，促进患者康复。

目前心肺运动训练方案多适用于心肺疾病患者，对于神经系统疾病患者应制订个性化心肺康复方案，以增强心肺耐力，提高机体代谢能力，改善骨骼肌和自主神经的适应性，协同改善患者预后。

2. 食管癌围手术期呼吸康复

食管癌是我国常见恶性肿瘤之一，发病率高，预后差，严重威胁人民群众健康。2020年全球新发食管癌60.4万例，我国占53.7%。手术治疗是非晚期食管癌的主要首选治疗手段，特点是手术创伤大、住院周期长、术后并发症多。术后肺部并发症（posteperative pulmonary complications，PPCs）发生率约40.5%，为最常见的严重并发症，其发生率与病死率、ICU入住率、术后住院天数、医疗费用的增加密切相关，也可能是导致患者长期生存与后不佳的独立危险因素。一项前瞻性RCT研究评估了围手术期呼吸康复对胸腹腔镜联合食管癌根治术后患者PPCs发生率的影响，结果提示围手术期呼吸康复能够降低PPCs的发生率，干预组PPCs发生率显著低于对照组（32.5%，13/40 *vs.* 55%，22/40，$P = 0.043$），医院获得性肺炎发生率亦显著降低（22.5%，9/40 *vs.* 45%，18/40，$P = 0.033$），呼吸康复在食管癌术后康复中具有重要作用和价值。

3. 先天性心脏病

我国先天性心脏病（先心病）的发病率约8.98‰，术后康复阶段的患儿仍然可能会因心力衰竭再次入院治疗，甚至死亡。术后第一年的规范心脏康复有助于避免心力衰竭相关不良事件，提高患儿生活质量。先心病术后的心肺功能仍然是术后第一年临床需要关注的重点。患儿术后的心理行为、营养状况干预均有利于改善心功能水平和生活质量。目前，国内儿童心脏康复多借鉴成人心脏康复指南来进行，需要进一步探索更适合儿童先心病术后的康复方案。

七、结语

心脏和呼吸康复已被国际公认为治疗心血管疾病及呼吸功能障碍患者的一种安全有效且具有成本效益的方法。心脏和呼吸康复研究已从各种机制和原理的论证转向探索各种以患者为中心的康复方法和模式。然而，目前仍缺乏患者依从性高的个体化、规范化的心脏和呼吸康复模式，如何提高参与率和依从性仍是全球面临的共同问题。随着人口老龄化和疾病谱的改变，肺癌和COVID-19幸存者或许会成为未来5年呼吸康复新的研究热点，呼吸康复的经济学、如何消除研究转化障碍、如何将围手术期干预提前构建切实可行的预康复方案都可能成为未来的研究重点。此外，远程康复、社区康复、家庭康复等模式的大规模推广仍需进一步研究论证。可穿戴设备、远程监测和人工智能对心肺康复的辅助及危险预警也值得深入研究，现代技术在心脏和呼吸康复中的应用将积极推动心脏康复呼吸康复的发展。

第四章　中国儿童康复年度进展

儿童康复医学（pediatric rehabilitation medicine）是康复医学的重要组成部分，是康复医学的亚专科，面对的是生长发育中的特殊群体——特殊需求儿童，从儿童功能障碍预防、评定和处理的角度，成为具有基础理论、评定方法和治疗技术的独特医学学科。康复是改善障碍儿童功能，提高生活自理、学习和社会适应能力的重要途径，而儿童康复医学的疾病种类、临床特点、康复理论与技术、预后及家长的期待等又与成人康复医学有非常大的差别。生长发育是儿童不同于成人的重要特征，儿童不是成人的微缩版，应遵循不同年龄阶段儿童的生长发育规律，以及生理、心理、社会发展规律和特征开展康复治疗。

儿童早期康复效果明显，最具有抢救性康复价值，国家和各级政府对儿童康复给予高度重视，政策保障力度不断增强，康复医疗机构诊疗水平不断提升，残疾儿童基本公共服务体系不断完善，人才培养逐渐规范，科研与学术交流快速发展，在儿童康复医疗、教学、科研等方面均取得了令人瞩目的成就。此外，医学改革与创新也给儿童康复学科发展带来了巨大的机遇和挑战。但在新发展阶段，我国儿童康复在医疗资源优化、专业人才培养和专业技术发展等方面仍有待提升。正视和解决儿童康复面临的发展问题，对于促进特殊需求儿童全面发展和全生命周期健康具有重要意义。

本章将简要回顾中国儿童康复发展历程，重点介绍2022年度中国儿童康复进展情况。

第一节　中国儿童康复发展历程

我国儿童康复在以李树春教授为代表的儿童康复工作者的带领下，起步于20世纪80年代初期，40余年来，经历了从无到有、从开创到发展的历史阶段。近年来，随着我国社会的发展，儿童康复医学已经从20世纪80～90年代以小儿脑性瘫痪（cerebral palsy，CP，简称脑瘫）康复为主，发展为针对不同功能障碍、不同疾病与创伤以及不同康复层次需求者的康复，儿童康复医学也逐渐形成较为完整的理论体系和康复治疗技术。国际所流行的儿童康复治疗理论和技术以不同渠道引入我国，并被逐渐推广应用。我国政府自20世纪80年代开始，将儿童康复纳入中国残疾人事业"八五""九五""十五""十一五"

"十二五""十三五""十四五"发展纲要,为儿童康复事业健康有序发展提供了有力保障。

从1980年起的十年为我国儿童康复事业的起步阶段,儿童康复机构开始建立,国际交流与合作、学术活动及儿童康复专业人才培养开始启动。以原佳木斯医学院附属医院儿科主任李树春教授带领团队率先开设脑性瘫痪门诊(1980年)、在儿科病区设立11张病床开展脑性瘫痪康复治疗工作(1983年)为起点,开启了我国儿童康复的先河,李树春教授也被尊称为中国小儿脑瘫康复之父。1987年、1988年相继成立的黑龙江省小儿脑瘫防治疗育中心(我国第一所儿童康复机构)、中国康复研究中心(我国第一所以康复为特色的综合医院,设脑瘫儿童康复科),成为我国儿童康复事业起步阶段的重要标志。此后,第一届全国小儿脑瘫学术会议在佳木斯召开并制定我国首个脑瘫定义、分型和诊断标准。全国优生优育协会和原卫生部妇幼司委托佳木斯举办首届优生优育脑瘫防治培训班,培养了我国第一批儿童康复专业人才。

从1990年起的十年,成立了中国残疾人康复协会小儿脑瘫康复专业委员会,我国儿童康复服务从极少数省市逐步拓展至更多地域,学术团体建立,专业人才培养不断加强,国际交流更加广泛。不同规模和体制的儿童康复机构在部分地区以省会城市为主纷纷建立,综合医院、儿童医院、妇幼保健院开始开展儿童康复工作。以中国残疾人联合会为主导的儿童社区康复试点延伸到多个地域的城市和乡村。原卫生部医政司批准"康复医学人才培养基地佳木斯培训中心",至今连续举办了25届儿童康复专业技术培训班。1999年,我国首个以培养儿童康复专业人才为特色的康复医学院成立——佳木斯大学康复医学院。

从2000年起的十年,成立了中国康复医学会儿童康复专业委员会,儿童康复服务数量与质量快速提升,专业队伍迅速壮大,学术水平不断提高,国际交流与合作、人才培养快速发展。儿童康复已覆盖大多数省区市,形成以集中式康复服务为主的医院、机构、学校和社区4种康复服务模式。儿童康复专业人才的高等教育进一步发展。各地积极开展不同形式的继续教育及培训工作,儿童康复领域的著作、教材和科普读物等更加丰富多彩,修订了中国脑瘫定义、分型和诊断标准。

从2010年至今,以循证医学为依据、基于《国际功能,残疾和健康分类(儿童与青少年版)》(the international classification of functioning, disability and health for children and youth, ICF-CY)的儿童康复实践越来越受到重视,全人康复、精准康复和规范化康复得到加强。早期干预扩展到新生儿监护病房、儿科重症监护病房以及临床各科室。逐步开展先天性心脏病、先天畸形、儿童重症、遗传代谢性疾病、肥胖等儿童专科康复,并引进和应用生物反馈、运动想象及镜像疗法、神经肌肉激活、经颅磁刺激、体外冲击波治疗、机器人、脑机接口、虚拟现实、精神运动康复等国际先进技术。医教结合、个别康复与小组康复相结合、中西医结合、内外科结合、集中式康复与社区康复相结合等逐步推广应用。对西部地区、边远地区、贫困地区及革命老区的"康复服务行"和"对口帮扶"工作不断深入。除高职高专及本科教育外，部分医学院校、体育院校等开设的康复医学与理疗学、医学技术学、运动医学、运动康复学、针灸推拿学、中医学、儿科学等学科，均可培养与儿童康复相关的博士、硕士。各类长短期专业培训等继续教育纷纷开展。值得一提的是江苏省率先开展了儿童康复治疗师规范化培训，为我国儿童康复治疗师队伍建设积累了经验。2015年我国公布第一部儿童康复循证指南《中国脑性瘫痪康复指南（2015版）》（以下简称《指南2015》）。

第二节　2022年度中国儿童康复进展

2022年中国儿童康复发展特点

（一）儿童康复发展概要

儿童康复多学科团队协作仍然是儿童康复管理的重要模式，在ICF架构下，以儿童为中心，康复医师、康复治疗师、康复护士、心理医师及儿科、外科等其他相关学科医师，营养师、社会工作者、特殊教育工作者、教师等多学科团队及家庭成员共同帮助儿童获得最佳功能，以实现儿童全面康复的目标。同时ICF-CY架构下的康复评估、数字化儿童康复评估逐渐应用于康复评估实践。Hammersmith婴幼儿神经系统检查（Hammersmith infant neurological examination, HINE）、头颅磁共振成像（magnetic resonance imaging, MRI）、全身运动质量评估（general movements assessment, GMA）单独或联合应用于神经发育结局的预测，为临床早期诊断、早期干预提供科学依据。

目前开展的儿童康复治疗技术在形式和内容上已与国际间无明显差异，物理治疗、作业治疗、言语语言治疗、康复护理与管理、心理治疗、康复工程、娱乐疗法、职业前训练、社会适应等现代康复理念和技术日臻成熟且越来越规范；运动想象疗法、活动观察训练、任务导向性训练、全身振动治疗、限制性诱导疗法、镜像疗法、密集运动训练、虚拟现实技术、远程医疗、大数据平台监测、互联网及物联网＋理念等国际前沿新技术也在迅速推广。

2022年，中国康复医学会儿童康复专业委员会、中国残疾人康复协会小儿脑瘫康复专业委员会、中国医师协会康复医师分会儿童康复专业委员会共同组成《中国脑性瘫痪康复指南（2022）》（以下简称《指南2022》）编委会，组织开展《指南2015》修订。《指南2022》是在ICF理念指导下，参考WHO公布的ICF脑瘫核心分类组合、近年来国际脑瘫康复循证依据以及欧洲、美国、英国、日本、澳大利亚等国家和地区脑瘫康复及相关指南，遵循EBM研究的基本要素和方法，在《指南2015》基础上，结合2022年6月以前国内外发表的医学文献及研究成果，综合我国儿童康复医学专家的共同意见，并根据我国国情修订形成的循证实践指南，已在《中华实用儿科临床杂志》2022年连续刊登9期，是目前国内最全面、循证级别最高的脑瘫循证实践指南。指南的发表，对进一步规范我国脑瘫康复治疗，传播先进康复理念与技术，满足临床康复实践引导性及可操作性的需求，指导脑瘫防治与康复的专业人员及相关人员，具有重要意义。

此外，2022年8月国家卫生健康委办公厅印发《0～6岁儿童孤独症筛查干预服务规范（试行）》，《小儿脑瘫中医四诊量化指标体系专家共识》《3D打印儿童脑瘫下肢矫形器专家共识》《中国低龄儿童孤独症谱系障碍早期诊断专家共识》《学龄前注意缺陷多动障碍儿童实施行为管理的专家共识》《高危新生儿行为神经发育早期干预专家共识》等儿童康复相关专家共识也陆续发布。今后，儿童相关疾病的康复服务规范、康复指南和专家共识将逐步推出，以促进我国儿童康复诊疗技术的规范应用，共同提高我国特殊需求儿童的生活质量。

（二）儿童康复临床与基础研究

儿童康复基础与临床研究不断深入、规范开展，科研水平快速提升。

1. 高危儿

随着产科技术和新生儿急救技术的提高，高危儿的生存率得到大幅提高，大量神经生物学证据显示在脑快速发育和可塑性最强的阶段进行早期干预，可起到良好效果。

早期有效康复评估对早期高危儿康复干预至关重要。高危儿康复评估方法研究多集中在Hammersmith婴幼儿神经系统检查、全身运动质量评估、头颅MRI、头颅彩色多普勒成像单独或联合应用，多项研究表明，上述方法单独或联合使用可以作为早期高危儿神经监测的可靠手段。

在新生儿重症监护病房中，对于早产儿等危重儿的吞咽功能干预及安全准确地评估高危新生儿和小婴儿吞咽功能的能力至关重要。Li等发现口腔运动干预联合非营养性吸吮可显著提高早产儿口腔运动能力，促进经口喂养过程，改善经口喂养结局，减少不良反应的发生。高淑芝等探讨目标－活动－丰富运动（goalsactivity-motor enrichment，GAME）干预对脑瘫高危儿早期干预效果以及家长焦虑和亲职压力情况的影响，干预时间为16周。研究发现，GAME干预可提高脑瘫高危儿适应性，促进大运动和语言能区发育，且有利于家长焦虑和亲职压力的改善。早期干预可降低脑瘫高危儿的致残率，并采用多学科团队协作进行后期的随访管理。

2. 儿童全面性发育迟缓

儿童全面性发育迟缓（global developmental delay，GDD）指5岁以内儿童，在2个及2个以上能区（粗大运动/精细运动、语言、社交、认知及社会适应能力等）没有达到预期发育水平。目前GDD儿童的康复干预呈现出多样化的特点。

目标-活动-丰富运动（GAME）疗法是以家庭为中心的康复干预方案，通过在家庭中设计与活动相关的任务和环境导向性训练，促进儿童特定技能的获得，并通过家长培训以及丰富儿童运动学习环境的策略使其在充满挑战性的环境中取得最优效果。贾玉凤等应用GAME疗法对66例1～3岁GDD儿童发育以及家长焦虑和抑郁情况的影响进行研究，干预时间为16周，发现GAME疗法对GDD儿童适应性、粗大运动/精细运动、语言和个人-社交各能区发育具有促进作用，并且有利于家长焦虑和抑郁情况的改善，值得在临床推广应用。崔珍珍等对177例GDD儿童GAME疗法的疗效进行研究，发现GAME疗法可促进GDD儿童的认知发育及日常生活能力，并可提高GDD儿童发育商正常率。儿童爬行促通训练机器人较常规康复训练能较大程度地提高GDD儿童粗大运动及认知功能，且节约人力成本，保证儿童的康复治疗效果。

由中国康复医学会儿童康复专业委员会组织开展的注射用鼠神经生长因子（mNGF）治疗GDD及SDCP的多中心循证医学研究，2022年取得了阶段性成果。两项研究的样本量均为120例，按1∶1比例随机分为试验组和对照组，采用肌内注射mNGF，治疗90天，随访至120天。GDD研究结果表明，mNGF联合康复治疗可促进GDD的神经发育及损伤神经的修复，有助于提高运动功能、应物能和应人能（文章待发表）；SDCP的研究正在进行中。

3. 孤独症谱系障碍

孤独症谱系障碍（autism spectrum disorder，ASD）儿童的康复需求增长最为迅速，在ASD儿童的干预策略上，提倡综合各种干预技术优势，将多种康复干预技术集成为一个综合干预模式，尤其强调自然干预策略。关于ASD的研究，多围绕病因学、遗传机制、眼动追踪技术、早期识别标志、人工智能、头颅影像学等开展循证医学研究。

ASD遗传学病因，是实现"早诊断、早预警、早干预"的关键。周玉楠等对ASD模型鼠海马区脑源性神经营养因子（brain derived neurotrophic factor，

BDNF）－酪氨酸激酶受体B（tyrosine kinase receptor B，TrkB）通路在不同时间点的动态表达情况，为ASD发病机制研究及后续临床治疗提供思路。研究发现，RARα通过调控NRXN1影响VAD大鼠视皮质突触可塑性，从而参与维生素A缺乏（vitamin A deficiency，VAD）大鼠孤独症样行为的形成。既往的ASD研究已经发现了上百个基因，需要在遗传机制、分子通路方向进行深入研究。通过基因型－表型的相关性分析能够非常精确地识别一些和表型相关的基因，从而有望实现分子诊断。通过动物模型和多种新技术深化发病机制研究，寻找同质性的生物标记物，以识别筛查诊断指标，建立诊断预测模型，可以带来干预新突破。因此，实验动物模型是未来ASD研究的焦点。

孙贝等探究以游戏为基础促进交流与行为的干预（play-based communication and behavior intervention，PCBI）对90例8～30月龄ASD幼儿内向性和外向性行为的影响，干预时间12周，研究发现，PCBI超早期干预可以有效改善ASD幼儿的内外向性行为。研究发现，群体认知行为疗法（group-cognitive behavioral therapy，G-CBT）在促进高功能ASD特征个体注视面部表情的眼部区域，特别是情绪化面孔方面效果良好。对ASD家长介导干预项目"让家长成为孩子沟通训练的老师"（improving parents as communication teachers，ImPACT）进行中国文化背景下的改编和适应性调查，取得了临床效果。对80例ASD儿童阶梯式融合性箱庭疗法干预6个月，可有效减轻ASD儿童的临床症状，提高其社交反应能力，并改善患儿的情绪认知功能及生存质量。研究表明，ASD伴胃肠道症状（ASD-GI）发病的关键靶点和途径，在"肠－脑轴"理论指导下为ASD-GI的精准治疗提供依据。

在临床上，客观生物学标记结合行为学特征可对ASD儿童进行多方位、全面评估。一些早期生物学标记可起到预警作用，如磁共振影像、脑血流图、眼动等指标可以在儿童发育早期起到预测作用。特定的唾液微生物群有助于评估和筛选ASD的风险。采用弥散峰度成像（diffusional kurtosis imaging，DKI）评价低年龄段ASD男童脑结构改变，结果发现，ASD男童存在多脑区微结构改变，胼胝体膝可能参与ASD病理生理过程。自然环境和社会心理因素在内的环境因素也逐渐受到重视。当前ASD环境暴露研究存在局限性，未来需要研究环境危险因素混合暴露模型。寻找ASD客观筛查与诊断手段成为临床研究的热点。

4. 脑性瘫痪

近年来，除常规功能评估研究外，超声弹性成像，磁共振成像，口腔和肠道微生物、血液成分等生物学标志物，以及基因筛查研究逐渐增多且不断深入。

常规康复干预的基础上，与以家庭为中心、指导家长实施干预的策略和融合式康复教育相结合，比单独功能训练更有利于改善适龄脑瘫儿童运动功能、认知能力、生活自理能力等。范桃林等采用以家庭为中心的任务导向性训练（task-oriented training，TOT）对62例痉挛型脑瘫儿童进行为期6个月的训练，结果发现以家庭为中心的TOT训练可显著改善痉挛型脑瘫儿童的移动能力、功能独立性和生活质量。

非侵入性脑刺激包括经颅磁刺激和经颅直流电刺激，主要通过电场或磁场调节大脑皮质兴奋性，经颅磁刺激和经颅直流电刺激具有较高安全性和有效性，在脑瘫儿童康复治疗中的前景广泛。脑瘫儿童常合并营养不良，通过正确的喂养方式以及营养干预方法，可以改善脑瘫儿童的喂养困难，降低营养不良风险，进而改善脑瘫儿童的营养状况，提高生存质量。

随着计算机及机械技术不断发展，智能康复机器人和虚拟现实技术在国内儿童康复中的应用日趋广泛，有助于脑瘫儿童姿势和运动功能的恢复和改善。研究发现，机器人辅助的步态训练可以提高脑瘫儿童的步行速度、耐力和大肌肉运动能力。在常规康复干预基础上辅以虚拟现实功能训练，能显著改善脑瘫儿童流涎症状及吞咽功能，疗效明显优于常规功能训练。25%的脑瘫儿童存在沟通问题，多数伴有口腔运动问题，增强和替代通信设备以及程序APP可用于提高言语障碍脑瘫儿童的沟通能力，改善其功能状态。

祝莉洁等探讨临床应用超声弹性成像定量评估痉挛型脑瘫儿童腓肠肌的形态结构及生物力学特性的可行性，超声成像可用于量化评估痉挛型脑瘫患儿腓肠肌的形态和硬度。

人源神经干细胞嗅通道移植治疗小儿脑瘫临床研究的研究组采用ANGE-S001悬液鼻腔滴注，对照组采用ANGE-S001模拟剂鼻腔滴注，疗程4周。结果表明，在安全性方面，两组患儿均发生了一些不良反应，但可经药物治疗缓解或自愈，组间不良反应发生率比较无统计学差异（$P > 0.05$）；在治疗效果方面，治疗前、治疗1个月、3个月及6个月，组间各项疗效指标评分无统计学差异（$P > 0.05$），提示经嗅通道移植予以神经干细胞制剂治疗，对脑瘫患儿的功能改善无明显疗效。

基于WHO国际健康分类家族（WHO family international classification，WHO-FICs）的国际疾病分类第11次修订版（international classification of diseases，ICD-11）、ICF和《国际健康干预分类》（the international classification of health intervention，ICHI-3），系统构建脑瘫并发言语障碍的评估与康复体系，从而对脑瘫儿童进行多方位、全面综合评估。双任务训练较单一环境、单一任务的康复更能促进执行日常生活中广泛存在的双任务场景，改善日常生活功能，也为脑瘫儿童康复策略的制定提供了新的思路。

5. 青少年特发性脊柱侧凸

青少年特发性脊柱侧凸（adolescent idiopathic scoliosis，AIS）的发病机制复杂，研究表明，遗传因素与AIS的致病关联已受到各界的广泛关注。Yang等对396名AIS女生的皮质骨密度和身高峰值速度的骨强度进行研究，发现低骨矿物质密度（bone mineral density，BMD）可能是AIS发展的因素之一，可以将低BMD作为AIS发展的预测因素。AIS可导致畸形加重、胸廓变形、腰背疼痛、心肺功能障碍、残疾等的发生，起病隐匿，早期无明显症状，大部分患者就诊较晚，导致治疗难度增大、治疗费用增加、治疗效果变差。因此，多数学者聚焦于AIS的早期预防、早期发现研究，如规范儿童读写姿势，通过运动治疗干预，延长运动时间，增强儿童运动能力和肺活量，对AIS早期防治具有重要意义。王玉娥等严格遵循"学生－家庭－学校－医疗"四位一体的综合干预模式，对赤峰市一所城区小学四五年级学生进行为期6个月的干预，发现四位一体的综合干预模式可以有效预防姿势性脊柱侧凸的发生。此外，自我筛查是发现脊柱侧凸最简单、最便捷的方法，随着科技的进步，多种手机测量软件逐渐应用到临床中。其中，智能手机脊柱侧凸筛查APP较传统量角器测量AIS儿童Cobb角的时间短、效率高，准确性及可重复性高。

随着科技的进步，CAD/CAM技术越来越多地被运用到康复辅具中，CAD/CAM脊柱侧凸矫形器可以有效改善AIS患者脊柱侧凸程度，弥补了传统矫形器不透气、不贴合、不美观的缺点。随着计算机辅助设计的发展，人们逐渐开始探究三维矫形力的施加方法。基于医学三维重建软件和有限元分析软件，可以更加全面地对患者佩戴增材制造矫形器情况进行模拟仿真，评估其治疗效果。Wong等通过评价脊柱形态参数预测AIS患者康复辅具干预效果的能力，建立了一种新的用于指导康复辅具治疗的仰卧位矫正指数。卢跃伦等发现Schroth疗法联合正骨推拿能有效改善AIS儿童Cobb角和躯干旋转角。

6. 儿童重症康复

指针对危重症患儿在病情允许的范围内尽可能提高其身体、心理及社会功能所进行的康复。根据治疗区域不同，包括在医院儿科重症监护病房（pediatric intensive care unit，PICU）内的康复干预，以及在康复医学科病房内的康复干预。强调在PICU救治的过程中，通过康复措施减轻重症儿童的功能障碍程度和并发症，使其从PICU转出后其功能与生活能力尽可能恢复到较高水平。

呼吸系统危重症儿童康复治疗的临床研究和经验有限，探讨适合儿童呼吸系统重症康复的安全有效的优选方案成为研究热点。近年来研究发现，儿童和新生儿也容易发生机械通气相关性膈肌功能障碍（ventilator-induced diaphragmatic dysfunction，VIDD），增强膈肌功能、促进撤机已经成为PICU重症康复的研究热点。目前儿童膈肌康复相关研究薄弱，具有高级别循证医学证据的研究数量尚不足，临床上亟需儿童膈肌康复方法和评价手段。刘美华等构建了适用于国内机械通气儿童早期活动方案，并应用于临床取得了改善儿童的肌力、降低谵妄发生率、缩短机械通气时间等积极的效果。刘超宇等发现精密型摄食训练对重度颅脑外伤吞咽障碍儿童康复效果明显，可改善吞咽功能、粗大运动功能及生活质量，增加体重，值得推广。吴龙艳等的研究表明，新生儿窒息致吞咽障碍应用口周按摩联合试喂养方法能够缩短喂养时间，提高喂养效率，降低并发症发生率，促进康复。

（三）儿童康复专业人才培养

1. 高等教育

高等教育是培养儿童康复治疗学专业人才的重要途径。国内康复治疗学相关本科专业包括康复治疗学、康复物理治疗学、康复作业治疗学、听力与言语康复学、运动康复学、教育康复学、假肢矫形工程等。儿童康复专业人才培养的本科教育、研究生教育进一步发展，少数院校所设置的康复治疗学专业以儿童康复为特色，主要培养儿童康复治疗师，开设儿童康复学、人体发育学、儿童物理治疗学、儿童作业治疗学等课程，康复评定学、作业治疗学、物理治疗学、言语治疗学等全国规划教材中也包含儿童康复相关内容；部分院校在康复医学与理疗学或儿科学硕士学位授权学科中设儿童康复方向，主要培养康复治疗师或儿童康复医生。儿童康复治疗师硕、博士比例显著增加，治疗师队伍科研水平和管理能力不断加强，儿科疾病康复服务能力迅速提升与国际水平接轨。

2. 继续医学教育

儿童康复毕业后人才培养体系逐步建立。儿童康复多元化和多学科交叉的特点要求提升专业人员岗位胜任力，包括具备儿童特色的基本康复技能、临床思维、全程管理、持续学习策略、多学科团队合作。近几年，中国康复医学会儿童康复专业委员会在探索我国开展儿童康复治疗师规范化培训方面，做了一些积极探索和有益的工作。2021年，23家单位获批中国康复医学会开展儿童康复专科培训基地，旨在为儿童康复专业人才规范化培养提供更好的平台。2022年完成了《中国康复医学会儿童康复专业技术人员（医生、治疗师）培养方案》《中国康复医学会儿童康复专业技术人员（医生、治疗师）培训大纲》的编写，拟于2023年启动第一期培训。此外，2022年举办国家级继教班、省级继教班、市级儿童康复专业技术培训项目50余期，参加培训的医师、治疗师及护士等儿童康复专业技术人员3万余人次。培训内容广泛，涉及儿童康复各个领域，如规范化儿童作业治疗、ICF-CY理论指导儿童康复临床应用新进展、感觉统合康复技术、孤独症谱系障碍儿童康复干预、小儿脑瘫现代康复技术、ICF-CY在特殊儿童康复护理中的应用、儿童精细运动和感觉统合能力发育评估、儿童精神运动康复等。

（四）国际交流与合作

自中国康复医学会儿童康复专业委员会于2020年以会员国身份正式加入国际残疾儿童学术联盟（international alliance of childhood disability，IAACD）以来，1位专家当选IAACD执委，1位专家成为提名委员会委员，4位专家成为IAACD理事，23位专家参与IAACD一级、二级委员会日常工作。

2022年10月6日，中国康复医学会儿童康复专业委员会、中国残疾人康复协会小儿脑瘫康复专业委员会组织全国儿童康复专业人员参加了IAACD举办的世界脑瘫日"更好的重建"（Build Back Better）全球24小时分享会中国分会场学术活动，旨在在新型冠状病毒感染大流行后相互支持，更好地服务于脑瘫儿童及其家庭。中国分会场的主题为"人人享有康复服务"（Rehabilitation Services for All），3位专家分享了疫情期间为残疾儿童开展服务的经验，各地儿童康复学科带头人及儿童康复专业人员640余人线上参会。讲好中国故事，传播中国声音，这是一个了解国际儿童康复的窗口，更是一个向世界展示中国儿童康复发展的机会，有力推动了我国儿童康复事业的国际化发展，中国儿童康复正在逐步为国际儿童康复的舞台增加精彩。

儿童康复专业委员会、小儿脑瘫康复专业委员会继续开展与美国CPN团队合作项目，法国《儿童精神运动疗法》合作项目，日本札幌医科大学合作项目（2022年6月21日中日双方举行线上研讨会），中美重度脑瘫、智力发育障碍和孤独症谱系障碍康复治疗技术引进项目，加拿大多伦多病童医院等学术团体和机构积极开展线上远程学术交流，开展多种形式的儿童康复技术培训和合作。

（五）学术团体及学术、康复服务行等活动

中国康复医学会儿童康复专业委员会现有注册会员5052人，是中国康复医学会会员数最多的专业委员会。中国康复医学会儿童康复专业委员会、中国残疾人康复协会小儿脑瘫专业委员会在各自一级学会中均是最活跃的专业委员会之一，引领全国儿童康复专业人员积极投身于儿童康复事业发展。积极开展中国儿童康复服务行活动。2022年，儿童康复专业委会、小儿脑瘫康复专业委员会和各省儿童康复专业委员会、各专业学组共组织专家团队到革命老区、边远地区、基层和社会福利院等地区和单位开展康复服务行63场次，主要开展科普宣教、义诊及远程义诊、学术讲座、业务培训与指导、教学查房、实地走访、家访等。2022年，共组织线上线下专题学术会议13场次，每次参会人数均在300～500人，共组织

科普宣传活动23场次。在5～6月中国康复医学会组织的科普宣传月活动中举办了儿童康复专场，儿童康复专业委员会获2022年中国康复医学会科普先进集体。

小儿脑瘫康复专业委员会挂靠单位党组织发动和组织"我为群众办实事"实践活动，开展各级各类惠民计划，对基层单位、新疆维吾尔自治区、内蒙古自治区等进行技术帮扶。开展各类科普活动30余次，惠及民众10 000余人次。免费培训专业人员3000余人次，义诊患儿2000余人次，将高质量康复指导推广至基层机构，致力于帮助特殊需求儿童及其家庭解决实际问题，同样拥有金色的童年。承担各级各类科研课题40余项，包括国家自然科学基金课题、各省自然科学基金等围绕儿童康复各个领域开展的基础和临床科学研究，主要为实用新技术的研发、应用和成果转化。发表SCI及核心期刊论文100余篇，荣获科研成果奖项及专利20余项。出版著作20余部。

第五章 中医康复年度进展

自20世纪80年代康复医学进入我国后，"中医康复"的概念才真正出现。中医康复经历了40多年的发展，截至目前，仍然没有形成完备的理论体系和规范的临床应用方法，尚未形成完善的中医康复学科体系。由中共中央、国务院联合发布的《"健康中国2030"规划纲要》中要求到2030年，中医药在治未病中的主导作用、在重大疾病治疗中的协同作用、在疾病康复中的核心作用得到充分发挥。因此，大力推动中医康复现代化建设，提高中医药康复服务能力和水平，打造中国特色康复医学，以满足日益增长的养老和康复需求，是中医药康复医学工作者的重要任务。

中医康复是在中医基础理论指导下，针对患者的躯体、精神、社会等方面的功能障碍，综合运用调摄情志、传统运动、针灸推拿等多种传统康复治疗手段，最大可能地减轻患者功能障碍的影响，最大限度地恢复其身心功能及生活活动能力，使患者最终回归家庭和正常的社会生活。整体康复观、辨证康复观和功能康复观是其核心特色。

中医康复拥有诸如针灸、按摩、导引、浴疗、食疗、药疗及心理疗法等独特的康复治疗方法，具有"简、便、廉、验"的治疗特点，这些理论和方法形成独具中国特色的重要康复技术，是中医康复医学发展的先天优势和重要基础。

本章节汇总2022年中医康复在呼吸、循环、神经、精神、肿瘤、骨与骨关节等多个学科领域相关疾病康复治疗方面取得的进展，阐述中医康复在不同疾病康复治疗中的优势。

第一节 临床康复进展

一、呼吸康复

全球慢性呼吸道疾病的患病率约7.1%，总患病人数达5.449亿，而我国慢性阻塞性肺疾病患者人数约1亿，慢性呼吸道疾病成为致残、致死的主要疾病负担。呼吸康复是对慢性呼吸道疾病患者有效的治疗方法，是慢性呼吸道疾病长期管理的核心部分。中医呼吸康复通过针刺、艾灸、穴位贴敷、导引等治疗手段，在改善患者呼吸功能，缓解临床症状，改善生活质量方面具有良好的疗效。

1. 慢性阻塞性肺疾病

慢阻肺患者可从呼吸康复训练中获益已成共识。太极拳是一种兼顾呼吸和动作的活动方式，需要意识放松，在有节律的肌肉活动同时进行深且慢的呼吸，可以扩展胸腔，增强呼吸肌肌力，对慢性阻塞性肺疾病患者的症状改善有积极作用，能提升患者的生理功能。慢性阻塞性肺疾病引起氧化应激反应和缺氧/高碳化，加之患者大脑对动脉氧浓度的变化极其敏感，导致额叶损伤，所以认知功能受损是慢性阻塞性肺疾病并发症状之一。研究表明，经过8周太极拳康复训练，不仅可以改善轻中度慢性阻塞性肺疾病患者的临床症状，缓解疼痛，还对患者的认知功能受损具有显著的改善作用。

早期肺康复是指在慢性阻塞性肺疾病急性发作期间即开始进行的肺康复，能降低肺功能的进一步损害，目前指南尚未对早期肺康复有明确的推荐意见。国内一项研究对慢阻肺急性期患者开展为期12周的早期中医肺康复锻炼，包含六字诀呼吸训练、上下肢训练、步行训练，发现早期中医肺康复锻炼可缓解慢阻肺急性期患者的呼吸困难症状，提高运动耐力及生活质量。

2. 新型冠状病毒感染

随着疫情得到有效控制，新型冠状病毒感染患者也相继进入恢复期。新型冠状病毒感染肺炎恢复期患者的康复，日益受到关注。国家中医药管理局《新型冠状病毒肺炎恢复期中医康复指导建议（试行）》、国家卫生健康委员会《新冠肺炎出院患者康复方案》、中华中医药学会与中国康复医学会共同发布的《新型冠状病毒肺炎恢复期中西医结合康复指南（第一版）》先后出台，对于新型冠状病毒感染恢复期患者的有序康复起到指导性作用。

临床报道的新型冠状病毒感染恢复期患者常出现不同程度的气短、乏力、纳差、腹胀、失眠、心慌、便溏等症状以及肺功能下降、肺部损伤、免疫功能低下等问题，亟待进一步的康复治疗。揿针疗法具有刺激小、安全性高、可接受性强的优势，对新型冠状病毒感染恢复期患者采用揿针疗法进行康复治疗，7天为一疗程，连续治疗2个疗程。结果显示，揿针治疗能明显减轻新型冠状病毒感染恢复期患者后遗症状，改善肺通气功能。有学者结合现代肺康复理念，采用包含八段锦、艾灸、穴位贴敷、足浴等多种康复技术的中医药综合康复方案促进新型冠状病毒感染患者康复，证明中医药综合康复方案可提高患者生活质量，改善临床症状，提高运动耐力，改善呼吸功能，对肺部病灶的吸收有积极影响。

二、心脏康复

心脏康复可以降低急性缺血性冠状动脉事件的发生率和再住院率，可降低各种原因导致的慢性心力衰竭再住院率和病死率。因此对心血管病患者进行心脏康复非常必要。中医康复锻炼方式如八段锦、太极拳、五禽戏等将呼吸与肌肉训练结合，适宜于心脏病患者的康复锻炼，而针灸治疗也有助于改善患者的心脏功能。

1. 慢性心力衰竭

2021年美国心脏病学会杂志（JACC）发表的《心力衰竭患者的心脏康复：JACC专家共识》强调心脏康复对于改善心力衰竭患者的功能状态和临床结局的益处，强烈建议将心脏康复作为患者标准管理的一部分。共识中还阐述了心脏康复常见的运动类型包括有氧运动、抗阻运动、间歇训练和高强度间歇训练、吸气肌训练、局部肌肉训练。依据共识所推荐运动的标准，中医传统功法如太极拳、五禽戏、八段锦等是慢性心力衰竭患者适宜的锻炼方式。

太极拳动作柔缓流畅，集中、低强度有氧训练、柔韧性训练、抗阻训练于一体。王新婷等通过随机对照研究观察练习12周太极拳对射血分数保留的心力衰竭患者的临床疗效，每次约30分钟，每周3～5次，对照组仅予西医常规抗心力衰竭治疗，结果显示练习太极拳的患者心功能分级得到明显改善，6分钟步行距离明显提高，与对照组相比存在显著差别。研究还发现与治疗前相比，练习太极拳的心力衰竭患者治疗后的左室射血分数得到提高，虽然与对照组相比无显著差异，这可能与运动时长、强度等有关，值得进一步研究。此外，在研究过程中患者未发生心血管事件和运动意外，表明太极拳锻炼适用于心力衰竭患者，具有较好的安全性。

八段锦由相对简单的八个基本动作组成，具有简单易学的特点。根据既往研究对八段锦的锻炼平均代谢当量评估，八段锦属于中强度持续锻炼。方淑玲等发现，经过12周的八段锦锻炼，慢性心力衰竭患者的6分钟步行距离、BNP水平均明显提高，且患者的生活质量评分显著提高，认为这可能与患者锻炼时的呼吸方式有关。

2. 冠状动脉粥样硬化性心脏病

2020年《中国心血管健康与疾病报告》指出，中国心血管病患病率处于持续上升阶段，推算心血管病现患人数约3.3亿，其中冠心病占1139万。心脏康复为心血管疾病患者在急性期、稳定期提供综合性医疗措施，包括医学评估、药物治疗、运动处方、均衡营养、精神心理干预、心血管危险因素控制、健康教育、生活方式指导等，可降低心血管风险，提高患者生命质量和改善预后。2022年发布的《心脏康复分级诊疗中国专家共识》中指出与现代康复相比，中医康复具有独特且行之有效的方法，并鼓励有条件的单位开展中西医结合心脏康复模式。专家共识阐述的中医康复疗法包含药物疗法与非药物疗法，常用的非药物疗法有中医外治疗法、中医康复运动、中医辨证食疗、情志疗法。

张巧莉等观察太极拳训练对稳定性冠心病患者居家心脏康复的疗效，干预6个月，结果显示，与常规冠心病治疗相比，太极拳与健步走训练均能改善冠心病患者的无氧阈、峰值运动负荷和低密度脂蛋白胆固醇，而太极拳还可以增加患者30秒内的起坐次数，整个试验期间未发生与太极拳相关的心血管事件，说明太极拳可提高心血管疾病患者的运动能力、增强下肢肌肉力量，降低稳定性冠心病患者低密度脂蛋白胆固醇水平以纠正血脂异常，并且安全。

八段锦作为中医传统特色健身运动之一，简单易学，重在调整人体气血阴阳平和，动作要领以扩张肺部，运气健脾为主。八段锦锻炼有助于提升机体最大耗氧量，对人体肌肉力量和强度具有明显改善作用，能显著提高患者运动耐力，有效提高患者体重指数、改善营养不良状态。在稳定性冠心病患者中，相较于仅应用中西医结合常规治疗，中西医结合常规治疗联合八段锦康复运动治疗后无氧阈和峰值下运动负荷、摄氧量、代谢当量及在峰值下的运动时间均较治疗前增加，且治疗后冠心病患者的无氧阈及峰值下通气量、潮气量有所改善，提示中西医常规治疗的基础上联合八段锦运动康复，可改善稳定性冠心病患者的运动心肺功能，缓解心绞痛症状，提高生存质量。

冠心病介入治疗是冠脉血运重建的最重要手段，但冠心病介入治疗术后再狭窄率、残余心绞痛发生率依然偏高，患者运动耐量下降，心理处于焦虑、抑郁状态，生活质量下降，病死率上升，因此在我国积极开展冠心病介入治疗术后心脏康复刻不容缓。相较于介入治疗，中国冠心病介入治疗术后心脏康复仍未获得足够重视，尤其是中医学在心脏康复领域的运用尚未得到系统梳理。由李宪伦、王显等人组成的专家组结合中西医心脏康复实践与研究进展制定了《经皮冠状动脉介入术后中西医结合心脏康复的专家共识》，共识中提出，根据现有证据，推荐冠心病介入术后患者可进行八段锦、太极拳、五禽戏等中医导引术锻炼。

三、神经康复

随着人口逐步进入老龄化，神经系统疾病的发病率逐年增高，常见的神经系统疾病如脑卒中、痴呆、帕金森病，严重影响患者的生活质量，给家庭和社会带来沉重的负担。积极开展神经康复，减轻患者的功能障碍，帮助患者回归正常的生活，意义重大。在神经康复领域，中医康复治疗方式，如针灸、导引等，在改善患者的临床症状、促进功能恢复方面具有良好的作用。

1. 脑卒中

脑卒中发生后，中枢神经系统受损，会出现一侧肢体瘫痪，鼻唇沟变浅、面部麻木、肢体麻痹、言语不利、吞咽功能障碍，甚至昏迷等表现，通过开展中医康复治疗，能够促进偏瘫肢体肌张力恢复，纠正异常运动模式，提高精细运动能力，减轻功能障碍。中医康复在治疗脑卒中并发姿势平衡功能障碍、关节活动障碍、吞咽障碍、肩手综合征等方面具有一定的优势。

姿势平衡功能障碍是脑卒中患者最常见的功能障碍之一，不仅会影响患者的日常独立生活能力和活动范围，阻碍患者行走能力的恢复，同时也使得患者发生跌倒的风险增加。最新一项研究发现，相较于主、被动活动，抗阻训练等常规康复方案，对脑卒中患者进行为期4周的六式太极拳训练联合常规康复训练更能显著改善患者的部分姿势平衡能力。

关节活动障碍是脑卒中常见的后遗症之一，多由于中枢神经受损，难以调节相关肌群收缩和放松，导致患者关节活动度受限，因此需通过改善相关肌群的功能来扩展关节活动范围。国内一项研究采用中医综合康复方案治疗脑卒中后关节活动障碍，即根据患者表现为痉挛性瘫痪与弛缓性瘫痪的不同，选用相同的穴位予硬瘫患者针刺泻法治疗，软瘫患者行针刺补法治疗，同时配合中药，治疗3个月，随访24个月，发现中医综合康复方案联合西医基础方案可显著改善关节活动情况和疼痛情况，效果优于单纯西医基础治疗。

吞咽障碍是脑卒中常见的后遗症，发生率高达42%。主要表现为声音嘶哑、吞咽困难、饮水呛咳，可导致患者营养不良、吸入性肺炎，甚至还可出现窒息而危及生命安全。丁泳等观察针刺联合中药冰刺激治疗缺血性脑卒中吞咽功能障碍的临床疗效，对照组给予包括吞咽康复训练、冰刺激、神经肌肉电刺激的常规治疗，治疗后中药冰刺激组的洼田饮水试验评级、标准吞咽功能评定量表评分、吞咽时限水平、基底动脉搏动指数水平均显著低于对照组，且吸入性肺炎发生率更低，说明针刺配合中药冰刺激治疗缺血性脑卒中吞咽障碍可改善患者吞咽功能、脑血流动力学，有助于重构吞咽反射。

肩手综合征是脑卒中后常见并发症，表现为肩关节和手部关节活动度受限、肢体功能障碍，且疼痛较重可并发挛缩，导致患者难以自行完成各项活动。研究表明，滑按指拨理筋法结合良肢位摆放治疗比常规治疗加良肢位摆放治疗，可以更好地改善患者的临床症状，缓解疼痛，提升关节运动功能和关节活动度，提高患者的生活自理能力。

2. 血管性痴呆

血管性痴呆是以脑血管损伤为主要机制的认知功能障碍，是仅次于阿尔茨海默病的导致痴呆的原因。随着我国老龄化趋势的加重，血管性痴呆的发病率也随之增长，65岁以上老年人群中患病率为1.50%。预防或延缓认知能力下降，对于血管性痴呆患者具有重要意义。中医认为血管性痴呆的病位在脑髓，属于本虚标实的虚实夹杂证，本虚为髓海空虚、标实为痰阻血瘀。一项研究采用"补肾通督，醒神益智"法电针治疗血管性痴呆，发现治疗后患者的精神状态、智能量表评分均显著高于治疗前，说明电针治疗可以在一定程度上改善血管性痴呆患者的总体智能及认知能力。

3. 帕金森病

帕金森病是常见的神经退行性疾病，临床表现包括静止性震颤、肌强直、运动迟缓、姿势平衡障碍等运动症状，以及睡眠障碍、感觉障碍、自主神经功能障碍、精神和认知障碍等非运动症状。中医康复治疗在改善帕金森病患者多种功能障碍，缓解焦虑情绪，提高生活自理能力方面具有一定的优势。

韩琳等通过随机对照研究比较夹脊盘龙刺联合西药与单纯西药治疗帕金森病运动功能障碍的疗效，结果显示治疗后针药组帕金森病评定量表评分、中医证候评分、帕金森病患者生活质量问卷评分均显著低于对照组，且针药组的不良反应发生率更低，表明夹脊盘龙刺联合西药治疗优于单纯西药治疗，能明显改善患者运动功能障碍及临床症状。张钰敏等在运动疗法的基础上，给予患者艾灸治疗，治疗4周后发现联合艾灸治疗的各项帕金森病评定量表评分及总分改善均优于单纯运动疗法，且患者的症状和严重程度更低，表明艾灸可在一定程度上改善患者的运动功能。另外，JAMA子刊也报道针灸治疗8周可明显减少帕金森病患者焦虑症状，改善患者精神活动、行为和情感障碍程度以及提升血清肾上腺皮质激素和皮质醇水平。

八段锦训练有助于改善帕金森病患者的认知、步态和平衡功能。八段锦通过腰脊活动来带动四肢，重心不断转换，力求达到身体平衡，可改善训练者姿势的稳定性包括前后方向、侧方、多方向稳定性以及运动协调性。八段锦训练时进行拉伸、旋转，增加躯干、下肢协调能力及肌肉力量的动作，且在训练中下肢微屈、半屈动作较多，肌肉负重较大，因此能够改善肌肉运动控制能力以及关节灵活性。研究证实，经过3周的八段锦训练的帕金森病患者，在步态指标及平衡指标方面相比于常规药物治疗均得到显著改善。另外一项研究发现，24周八段锦训练可以增加海马亚区体积改善认知虚弱老年人认知功能并减轻身体虚弱。

传统的太极拳训练可以提高心肺功能、改善身体柔韧度。最新研究发现，长期太极拳训练可激活左背外侧前额叶皮层改善老年人认知功能，通过调节默认、视觉等神经网络改善帕金森病患者的步态和平衡功能，相关学者认为这可能与太极拳调节血液氨基酸和能量代谢以及减轻炎症水平有关。

四、肾病康复

对于肾病的康复治疗，以肾病晚期康复治疗为主。肾病晚期，患者需依赖透析维持生存，而在透析治疗过程中及治疗后常伴发多种并发症，如低血压、虚弱综合征、微炎症状态等。由于透析患者需严格控制饮水量，限制了中医汤剂的应用，但是中医工作者充分发挥中医康复技术多样的优势，选用穴位贴敷、艾灸等安全性好、接受度高的中医外治法，在改善透析患者并发症方面取得良好的疗效。

1. 透析低血压

透析低血压是透析患者在接受血液透析过程中常见的并发症，会产生明显不适，影响治疗效果。孙伟等观察针刺十二经原穴治疗血液透析相关性低血压的效果，对照组予以常规治疗，观察组在此基础上加用针刺十二经原穴治疗，结果显示针刺治疗组透析期间血压降幅更低，低血压发生次数更少，透析充分性指标优于对照组，表明针刺十二经原穴治疗能够防治血液透析相关性低血压，减少低血压次数，提高透析充分性。

2. 虚弱综合征

虚弱综合征是一种在透析患者中常见的并发症，主要表现为肌无力和体力下降。研究发现，灸脐法可降低维持性血液透析患者虚弱综合征的疲劳评分、阻力评分，可在一定程度上改善透析患者的虚弱症状。

3. 微炎症状态

维持性血液透析患者普遍存在微炎症状态，张元丽等观察了中医传统运动理论指导下的运动管理对维持性血液透析患者透析充分性和微炎症状态的影响，对照组予基础治疗，试验组在对照组的基础上给予太极拳加抗阻训练加穴位按摩的中医康复治疗，均干预3个月，结果表明中医传统运动理论指导下的运动管理用于维持性血液透析患者可以提高透析充分性，改善微炎症状态，提高生活质量。

五、风湿免疫病康复

风湿免疫病与自身免疫相关，可累计全身多处骨、关节及其周围软组织，造成关节活动障碍，影响正常工作与生活。目前对风湿免疫病暂无根治办法，康复锻炼可以延缓疾病进展，改善关节活动功能，缓解疼痛等临床症状。中医康复采用针刺、艾灸、中药熏蒸、穴位贴敷等多种手段促进患者康复，具有显著的疗效，且安全性较好。

1. 类风湿关节炎

类风湿关节炎是以侵蚀性关节炎为主要临床表现的自身免疫病，最终导致关节畸形和功能丧失。根据病情分期不同，需制订个体化康复目标和针对性康复治疗措施，急性期以关节休息，以减轻疼痛，控制炎症，避免关节负重为主，亚急性期以维持关节活动度为主，慢性期以预防和矫正畸形为主。中医药康复治疗在控制炎症反应、改善关节活动度、减轻疼痛、调节负性情绪方面具有良好的效果。常见的中医药康复治疗措施包含艾灸、中药熏蒸、穴位贴敷、中药溻渍等。

艾灸通过温热性刺激及艾草的药理作用激发经气，可调节人体免疫功能，具有温经散寒、行气活血、补虚培本等作用。有研究在常规西药治疗基础上艾灸足三里、肾俞和阿是穴治疗类风湿关节炎5周，治疗后患者的关节疼痛、关节活动度、血清炎症指标均明显改善，且患者的焦虑、抑郁评分明显下降，说明艾灸治疗可以缓解类风湿关节炎患者的关节疼痛，提高关节活动度，并有助于缓解负面情绪。

2. 强直性脊柱炎

强直性脊柱炎主要侵犯骶髂关节、脊柱、脊柱旁软组织及外周关节，可伴发关节外表现，严重者可发生脊柱畸形和强直。目前对强直性脊柱炎尚无根治办法，多数患者需要长期治疗。中医药通过针刺、艾灸、中药熏洗、穴位埋线、穴位注射等方式可以改善、减轻强直性脊柱炎患者腰背部疼痛、改善脊柱功能、提高生活质量。督灸，又称长蛇灸，是将艾灸、经络、腧穴、药物综合运用，在督脉上施以隔姜灸法的传统外治疗法。国内一项研究观察督灸对肾虚督寒证强直性脊柱炎患者的临床疗效，治疗12周，随访6个月，结果显示督灸治疗可以明显改善患者的临床症状，降低病情活动指数、降低血清炎症因子、改善临床症状，且复发率更低。

六、肿瘤康复

随着肿瘤筛查、诊断技术的不断进步，我国肿瘤患者的数量逐日增多。放、化疗及手术是目前主要的治疗手段，但术后常伴发多种合并症，常见如恶心、呕吐、疲乏、疼痛等，严重影响了癌症患者日常活动能力和生存质量。快速缓解肿瘤患者术后并发症状，可以促进肿瘤患者早日康复。

1. 化疗诱导的恶心、呕吐

恶心和呕吐是化疗期间常见的两种症状，即使应用止吐药，对化疗后呕吐的预防和治疗作用也有限。耳穴压丸具有操作简便、接受度好、安全性高的特点。有研究发现，耳穴压丸可以改善乳腺癌患者化疗引起的恶心和呕吐，优于单独使用标准止吐治疗和护理，并且耳穴压丸的止吐作用对改善急性化疗后恶心呕吐更明显。

2. 化疗相关认知障碍

化疗相关认知障碍是癌症患者化疗后一种非常普遍的并发症，会导致社会护理成本增加，并降低患者的生活质量。目前主要采用非药物干预，很少有药物被证明有效。有学者观察八段锦对接受化疗的乳腺癌女性认知功能和癌症相关症状的影响，发现经过短期八段锦锻炼后患者的认知功能及生活质量均得到了显著改善，说明八段锦锻炼可以改善乳腺癌患者的认知功能，但研究中对照组给予的是随访观察，没有要求进行其他有氧运动，比较八段锦与其他有氧运动之间的治疗效果差异，尚需进一步探索。

七、精神疾病康复

近年来，精神疾病患者的数量正在逐渐增加。据估计，在中国18岁以上的人中，每年约有1.3亿人患有精神障碍。由于精神疾病慢性迁延和反复发作，患者经常面临不同程度的社会功能退化，所以对其提供康复服务十分必要，有助于患者恢复社会功能。中医药通过针刺、穴位按摩、导引、五行音乐等康复治疗措施，在改善患者的精神障碍症状，提高社会康复功能，提升生活质量方面具有一定的优势。

1. 焦虑、抑郁

焦虑、抑郁属于中医的郁证、脏躁、百合病、梅核气等病的范畴。中医药治疗焦虑、抑郁历史悠久，且具有良好的疗效。除常规的汤药治疗外，中医药治疗焦虑、抑郁的方式手段多样，常见如针刺、推拿、导引、五行音乐等。

田鸿芳等观察强弱刺激量针刺对肝郁化火型原发性失眠伴随的抑郁焦虑情绪及生活质量的影响，比较两组治疗前，治疗期第1、2、3、4周及随访期第8、12周的抑郁自评量表、焦虑自评量表、中医证候量表及治疗前后的生活质量量表评分的变化情况，结果显示治疗后两组抑郁自评量表评分，焦虑自评量表评分，中医证候评分均显著下降，除弱刺激组躯体疼痛较治疗前无明显差异外，两组生活质量量表评分均显著提高，表明针刺强弱刺激均可有效改善肝郁化火型原发性失眠患者的抑郁焦虑情绪、中医证候及提高生活质量，且具有一定的远期疗效，强刺激组上述各方面疗效均优于弱刺激组。

2. 精神分裂症

精神药物虽然能控制精神分裂症患者的精神症状，但部分会残留明显的阳性症状，如幻听，给患者带来沉重的精神压力。崔界峰等观察针刺治疗精神分裂症患者的顽固性幻听症状的疗效，对照组予常规抗精神病药治疗，试验组在常规抗精神病药的同时给予针刺疗法，治疗3个疗程，为期12周，对比两组在改善患者的认知功能、社会功能和生活质量、中医证候等方面的疗效。最终发现中医针刺疗法治疗伴有顽固性幻听慢性精神分裂症患者，可以提高其社会康复功能，改善其生活质量，对某些认知功能有改善作用。

3. 孤独症谱系障碍

孤独症谱系障碍是一组常见于儿童的以社会交往障碍、交流缺陷、兴趣狭窄与行为重复刻板为主要特征的神经发育障碍疾病。提高患儿社会交往能力与患儿能否回归社会密切相关，目前多使用教育康复训练促进言语功能，包含应用言语分析训练、认知训练、言语训练，但疗程相对较长，起效时间慢。研究发现针刺治疗在治疗孤独症谱系障碍中具有较好的疗效。

党伟利在教育康复训练的基础上针刺双侧内关穴治疗孤独症谱系障碍患儿的言语功能，1次/日，6次/周，连续治疗12周，结果显示与单纯教育康复训练相比，联合针刺双侧内关穴组的孤独症疗效评估量表评分更低，孤独症儿童心理教育评估量表认知、言语理解、言语表达、行为特征－非言语、行为特征－言语评分水平均较治疗前提高，S-S语言发育阶段评分明显提高，说明针刺内关穴干预可以提高患儿的言语交流和社会交往能力。

王静等基于"肠－脑轴"理论，在常规康复治疗的基础上，对孤独症谱系障碍患儿选取具有醒神开窍和健脾和胃益气功效的穴位进行针刺治疗，治疗后针刺组的孤独症症状评分，胃肠疾病中医症状评分均显著低于对照组，初步验证了基于"肠－脑轴"理论的针刺疗法在缓解孤独症谱系障碍患儿胃肠症状的同时，可以促进孤独症谱系障碍症状的改善。但本研究仅观察了66例患儿，治疗周期为3个月，未来需要进一步增大样本量、适当延长治疗时间来观察确切疗效。

八、骨与骨关节康复

在骨与骨关节疾病的康复过程中，中医药在缓解疼痛、抗炎消肿和改善关节功能方面具有独到的优势，治疗方法多样，主要包括针灸、推拿、拔罐、膏药外敷、功法锻炼等，既可以调节整体状态，也可以改善局部症状。

1. 膝骨关节炎

膝骨关节炎是软骨下骨发生退行性改变的一类关节疾病，轻者表现为疼痛、活动受限，重者会导致关节畸形，甚至不能行走，影响生活质量。西医多以手术或对症治疗为主。一项研究给予早期膝骨关节炎患者耳穴压丸治疗，对照组予耳部非穴位处按压，结果显示耳穴压丸治疗组的疼痛评分及关节炎指数评分均显著降低，同时塞来昔布胶囊的使用量明显减少，表明耳穴压丸可以缓解膝骨关节炎患者的关节疼痛，降低非甾体抗炎药的使用量。

2. 鹅足滑囊炎

鹅足滑囊炎发生于胫骨内髁，主要病因为鹅足腱（股薄肌、缝匠肌和半腱肌的肌腱）急性损伤或慢性劳损反复刺激鹅足区域滑囊，使之发生渗出性炎症。最新研究发现，对于运动训练所致鹅足滑囊炎患者，在超声引导下针刺联合功能康复治疗能有效减轻患者疼痛、促进膝关节功能恢复，且安全性好。

3. 粘连性肩关节囊炎

粘连性肩关节囊炎多呈缓慢进展，逐渐影响肩关节的主动和被动活动度，导致患者疼痛、焦虑、睡眠障碍，严重影响正常生活。相关研究表明，滞动针针刺肌筋膜激痛点治疗粘连性肩关节囊炎可明显改善患者肩关节疼痛，并且比普通针刺治疗表现出更好的疗效。

4. 桡骨远端骨折

桡骨远端骨折的骨折部位为上肢，属于骨折多见类型之一，保守治疗与手术是桡骨远端骨折的有效治疗手段，但术后康复是患者功能恢复的关键环节。平乐郭氏正骨是我国中医骨伤科的主要流派之一，主张为整体辨证、内外兼治、筋骨并重。最新研究发现，在西药加骨伤中药方治疗的基础上联合平乐郭氏正骨理筋法治疗，可以降低骨折患者的并发症发生率及中医证候积分，提高骨微循环指标，说明在西药加骨伤中药联合平乐郭氏正骨理筋法具有更好的康复效果。

5. 全膝关节置换术后功能康复

全膝关节置换术后患者易出现下肢肿胀及疼痛，影响组织修复，妨碍功能锻炼，导致关节功能康复障碍，从而降低患者的生活质量。杨柳等对全膝关节置换术后患者在常规康复训练的基础上采用盐熨法治疗，结果证明该治疗对膝骨关节炎患者行全膝关节置换术后有减轻疼痛，消除肿胀，促进膝关节功能恢复的作用。

第二节　中医康复治疗进展

一、针刺

最新研究发现针刺可抑制哮喘模型小鼠P38丝裂原活化蛋白激酶（P38MAPK）的磷酸化、下调诱导细胞间黏附分子-1（ICAM-1）表达和提高干扰素γ表达，促进大鼠肺组织气道内嗜酸性粒细胞凋亡，从而减少嗜酸性粒细胞在气道的浸润，缓解哮喘症状。Notch信号通路的激活会加重膝关节炎的发病程度，而王树东等通过动物实验研究发现针刺治疗膝骨关节炎的作用机制可能是降低缺氧诱导因子2α（HIF-2α）、膝关节软骨细胞中Notch1、Notch2，以及Jagged1、Jagged2蛋白的表达，从而对Notch信号通路产生抑制作用，最终减轻膝骨关节炎的发展。既往研究显示阿尔茨海默病患者海马区发生记忆障碍与葡萄糖代谢紊乱程度密切相关。尹炳琪等发现针刺督脉腧穴可以调节阿尔茨海默病大鼠海马区葡萄糖代谢及其相关信号通路环磷酸腺苷－蛋白激酶A（cAMP/PKA），提示这可能是针刺改善阿尔茨海默病大鼠的学习记忆能力的机制之一。但本实验不能排除其他胰岛素信号通路发挥作用的影响，还需做进一步的实验对机制进行深入探讨。王煜等研究发现针刺能够促进快速老化型（SAMP8）小鼠神经元的增殖分化并抑制转录激活因子（STAT）3蛋白表达，对于改善SAMP8小鼠行为能力有一定的积极意义，为针刺治疗神经损伤修复的机制提供了证据。动物功能核磁发现电针阳明经足三里和曲池穴可通过改善脑缺血周边纹状体与双侧感觉皮层、双侧运动皮层、同侧扣带回等脑区功能连接，促进缺血周边区营养信号分子BDNF/TrkB表达，调节肠道微生物稳态释放短链脂肪酸改善缺血性脑卒中引起的运动功能障碍和神经功能损伤。利用神经病毒示踪、化学遗传学、膜片钳电生理等技术发现电针督脉百会穴和神庭穴响应的基底前脑－海马神经环路，可增强海马内部回路突触传递效率和突触可塑性，改善了血管性认知障碍学习记忆功能。从脑铁代谢的角度揭示了电针可通过降低铁调素的蛋白和基因水平，以及转铁蛋白和受体的表达，进而改善脑出血后运动功能。从脂质氧化损伤角度揭示了针刺通过激活抗氧化途径p62-Keap1-NRF2来减轻脑出血后神经元铁死亡引起的脂质氧化损伤；可降低多巴胺能神经元脂质过氧化物水平保护神经元免受氧化损伤，恢复帕金森病小鼠运动功能。通过空间转录组学发现，艾灸百会穴和涌泉穴可通过促进海马星形胶质细胞和神经元相互作用，增强突触可塑性，改善阿尔茨海默病模型动物认知功能障碍。

随着康复工作者对康复技术和疾病的深入认识，为了取得更好的临床治疗效果，针对不同疾病的针刺治疗方案仍处于不断优化的过程中。陈勇等人根据缺血性脑卒中不同时期临床表现及病机特点，调整针刺处方进行辨证施治，结果显示相较于不分期的普通针刺治疗，分期治疗可以更好地改善缺血性脑卒中患者的神经功能、平衡能力和痉挛程度。白杨等对比普通针刺和康复治疗，与针刺肌筋膜激痛点的治疗效果，发现针刺肌筋膜激痛点组的显愈率更高，症状改善更明显，说明针刺肌筋膜激痛点对黏连性肩关节囊炎具有更好的康复效果。

二、艾灸

李琳慧等通过动物实验研究，探讨热敏灸治疗膝骨关节炎的作用机制，研究发现热敏灸通过减少局部血清神经生长因子（NGF）的产生，从而抑制NGF/p38 MAPK/TRPV1通路的激活，降低炎性局部的痛敏反应而发挥其改善膝骨关节炎的作用。

华晓琼等使用蜡泥灸疗法治疗脑卒中后肩－手综合征气虚血瘀证患者取得良好的疗效。蜡泥灸疗法是将蜡疗与中药相结合，一方面可以发挥中药与蜡疗的双重疗效，蜡泥灸是以蜡泥作为介质，又具有蜡疗和灸法的双重特点，与传统石蜡疗法相比，其优点是热容量大，导热性小，能够对机体发挥良好的温热作用，从而加速血液及淋巴循环，通过降低神经细胞兴奋性以松弛肌肉。另一方面借助蜡疗的特性使药物经皮肤吸收渗透，药效发挥更为充分。

三、推拿

霍苗等采用磁共振波谱技术监测推拿治疗前后慢性下腰痛患者后扣带皮质的脑代谢物变化，探索推拿即刻镇痛效应的脑内物质基础。研究发现推拿可纠正慢性下腰痛患者扣带皮质脑区异常的代谢物水平，认为这可能是其缓解慢性下腰痛的神经机制之一。这项研究为理解推拿即刻镇痛机制与神经元内在联系提供了新的见解，但是研究样本量较少，仅分析推拿即刻慢性下腰痛患者脑代谢变化，未来需要扩大样本量并进行长期治疗和随访，进一步探索推拿疗效的中枢机制。

四、八段锦

田思玮等基于红外热成像技术观察习练八段锦中"双手托天理三焦"对人体

脏腑热态的影响，探究八段锦中"双手托天理三焦"动作的即刻效应。研究结果表明，练习该动作后，三焦脏腑的温度极差缩小。这项实验客观证明八段锦"双手托天理三焦"动作可协调人体脏腑气血，促进三焦阴阳平衡，但仅观察32名健康受试者，样本量小，干预时长短，后续仍需要扩大样本量，延长干预时长以进一步验证。

五、穴位贴敷

穴位贴敷治疗哮喘具有良好的疗效，对于其作用机制的研究取得部分进展。最新一项研究基于血清代谢组学和网络药理学研究咳喘停穴位贴敷治疗哮喘的效应物质及作用机制，血清代谢组学共筛选出10个咳喘停穴位贴敷治疗哮喘的内源性生物标志物，获取了甘氨酸、丝氨酸和苏氨酸代谢，乙醛酸和二羧酸代谢等代谢通路。网络药理学分析表明咳喘停穴位贴敷治疗哮喘主要作用于酪氨酸激酶、基质金属蛋白酶9等靶蛋白，与代谢途径、PI3K-Akt、MAPK、钙信号等通路密切相关。分析发现，甘氨酸、丝氨酸和苏氨酸代谢是血清代谢组学及其与网络药理学联合分析共同富集到的通路，提示该通路可能是咳喘停穴位贴敷治疗哮喘的关键途径。

六、中药外敷

中药外敷治疗是通过使中药的有效成分经皮肤或黏膜吸收而发挥作用。丁勇等基于中医通经走络、透皮吸入或黏膜吸收途径的中药外敷治疗方法，将针对脑卒中患者吞咽障碍的冰刺激治疗与中药外敷治疗相结合形成中药冰刺激，从而在冰刺激咽部肌肉和神经的同时，中药经口咽黏膜吸收发挥治疗作用，发挥冰刺激作用和中药治疗的双重作用。中药冰刺激疗法是对中药外敷疗法的创新拓展，本研究观察到针刺联合中药冰刺激可以显著改善患者吞咽功能、脑血流动力学，但中药冰刺激的疗效是否确实优于单纯冰刺激治疗，仍需进一步的研究证实。

第六章　中国康复辅助器具产业发展

康复辅助器具，也称"康复辅具"，指预防残疾，改善、补偿、替代人体功能和辅助性治疗的产品，包括器具、设备、仪器、技术和软件。康复辅助器具广泛用于老年人、残疾人、伤病人等功能障碍者改善生活质量和促进康复，它涉及起居、洗漱、饮食、移动、如厕、家务、交流等生活的各个方面，涵盖医疗康复、教育康复、职业康复和社会康复等各个领域，在康复过程中必不可少。配置康复辅具是帮助功能障碍者回归社会最有效的手段，对于某些重度功能障碍者来说，甚至是唯一的康复手段。

第一节　康复辅具产业发展历程

一、康复辅具产业发展背景

习近平总书记强调"没有全民健康，就没有全面小康"。全面建成小康社会的奋斗目标包括了健康这个重要因素，十九大报告指出了实现中华民族伟大复兴的中国梦的宏大目标，要实现中国梦，需要为人民群众提供全方位全生命周期的健康服务，不断推进健康中国战略，为实现中华民族伟大复兴提供重要的劳动力支撑。人口老龄化是世界各国发展进程中普遍面临的重大现实问题，我国也不例外。第七次全国人口普查数据显示，我国60岁及以上人口占总人口的18.7%。2021年国民经济运行情况新闻发布会上的数据指出，2021年的全国净出生人口48万人，人口出生率为7.52‰，连续两年跌破1%。老年人口的不断增加和新出生人口的锐减，预示着我国的老龄化程度将持续加深，整个社会将面临新的考验。2021年10月13日习近平总书记对老龄工作作出重要指示，各级党委和政府要高度重视并切实做好老龄工作，贯彻落实积极应对人口老龄化国家战略，强调"把积极老龄观、健康老龄化理念融入经济社会发展全过程"。随着我国经济进入新常态，人口老龄化加剧，人们对健康和生活品质的需求不断提升，我国已是世界上康复辅助器具需求人数最多、市场潜力最大的国家。

二、康复辅具产业发展趋于规范化

我国于1996年发布了《残疾人辅助器具分类》（GB/T 16432—1996），该标准等同采用ISO 9999：1992，产品分类也与之相同。2004年，第二版《残疾人辅助器具分类》（GB/T 16432—2004）发布，等同采用ISO 9999：2002。与前一版相比，该标准有很大变化：原标准中主类"用于医疗和训练的辅助器具"在本标准中分成"用于个人医疗的辅助器具"和"用于技能训练的辅助器具"两类，种类由10类622种增加至11类741种。现行的康复辅助器具标准为国家标准《康复辅助器具　分类和术语》（GB/T 16432—2016），该标准等同采用ISO 9999：2011。根据国家标准《康复辅助器具　分类和术语》（GB/T 16432—2016），康复辅助器具可分为12个大类，130个次类，794个支类，12个大类分别为个人医疗辅助器具、技能训练辅助器具、矫形器和假肢、个人生活自理和防护辅助器具、个人移动辅助器具、家务辅助器具、家庭和其他场所的家具和适配件、沟通和信息辅助器具、操作物品和器具的辅助器具、环境改善和评估辅助器具、就业和职业培训辅助器具和休闲娱乐辅助器具。

随着康复辅助器具配置水平的不断提高，国家康复辅助器具产业标准化和监督检验能力也快速提升。为了推动康复辅具领域标准化体系建设，发挥标准在服务科学发展、行业市场管理、产品质量监督中的作用，全国残疾人康复和专用设备标准化技术委员会，已累计制定并发布了《假肢配置服务》（GB 22457—2008）、《假肢、矫形器装配机构设施设备》（GB/T 24431—2009）等百余项国家及行业标准，初步建立了中国康复辅具的标准化产品服务体系，为康复辅助器具专业化配置提供了标准支持和技术依据。《医疗器械监督管理条例》（2021版）正式发布，2021年6月1日起施行，条例针对康复辅助器具等医疗器械实施了更加严格的管理。条例规定，康复辅助器具等医疗器械应当按照国家相关标准生产、销售和使用，产品应当具有必要的安全性、有效性和适宜性，符合医疗器械产品注册和备案要求，产品说明书和标识应当明确、真实、准确，康复辅助器具等医疗器械生产、销售、使用等环节应当建立质量管理体系和追溯体系，开展质量控制和风险管理，加强医疗器械质量监督和监管。

三、我国促进康复辅具产业发展的系列举措

近年来，在市场和政府的共同推动下，我国康复辅助器具产业规模持续扩大，产品种类日益丰富，供给能力不断增强，服务质量稳步提升。为充分发挥市

场在资源配置中的决定性作用和更好地发挥政府作用，推动康复辅助器具产业跨越式发展，2016年10月，国务院印发了《关于加快康复辅助器具产业发展的若干意见》（以下简称《意见》），30多个省份（包括省、自治区、直辖市，不包括港澳台）出台了本省份贯彻落实国务院《意见》的政策文件。这是新中国成立以来首次以国务院名义对康复辅助器具产业进行顶层设计和谋篇布局，意味着在国家层面首次将康复辅助器具产业作为一个独立的业态来重点关注和加快发展，随着党中央、国务院对康复辅助器具产业发展战略地位的日益重视，新时代中国特色康复辅助器具产业发展战略研究也被提上日程。国务院批准由民政部牵头建立加快发展康复辅助器具产业部际联席会议制度，截至2023年5月，已经召开了五次全体会议，部际联席会议牢牢把握顶层设计和整体规划的功能定位，积极发挥职能作用，为产业发展的部署推动和统筹协调提供了有力支撑。

《意见》的提出，快速促进了具体发展目标、主要任务、政策支持和保障措施，主要成效在于以下几点。

第一，激励康复辅助器具领域创新人才。针对我国康复辅助器具人才队伍知识结构和水平不高，培养体系和人才评价体系不健全，《意见》提出打造多学科人才聚合创新机制，"造就一批创新创业领军人才和高水平创新团队"。可以依托柔性引才方式，吸引我国工程、医学领域的专家进入该领域，吸引海外高端人才提供智力支持，也可依托具有一定基础的高校、研究机构、辅具生产企业以及服务配置机构，联合培养辅具创新人才，提升创新能力，加快人才队伍建设。

第二，搭建康复辅助器具创新平台。针对我国康复辅助器具科研机构规模小、数量少、条件相对不足，尚无国家重点实验室、工程中心等国家级研发平台，通过统筹企业、科研院所、高等院校等创新资源，搭建跨学科、医工交叉的康复辅助器具科技创新平台和基础共性技术研发平台，科研单位、康复机构、生产企业共同成立创新研发联合体，集中力量攻克重大基础理论问题和关键共性技术，有效提升科研水平和自主创新能力。

第三，积极推进促进成果转化。《意见》中提出了以"互联网＋技术市场"为核心，充分利用现有技术交易网络平台，促进康复辅助器具科技成果线上线下交易。通过技术交易平台，向社会公布相关科技项目实施情况以及科技成果和相关知识产权信息，促进科技成果与生产企业有效对接，同时为科技成果评估、知识产权转移、法律责任协定等提供全方位、一体化服务，提高科技成果转化率，推动产业化进程。

第四，促进康复辅具产业结构优化升级。针对我国康复辅助器具产业结构不合理的现状，提出了优化产业空间布局、促进制造体系升级。依托我国康复辅助器具产业聚集的长三角、珠三角和京津冀区域，整合资金、技术和人才优势，打造一批示范性康复辅助器具产业园区和生产基地，形成区域特色，推进康复辅助器具产业向中高端迈进。

第五，丰富产品供给。通过优先解决康复辅助器具产品共性技术难题，突破人机交互、智能控制、信息融合等关键技术，在残障人群移动助行、生活护理等方面形成一批低成本、实用型、普惠化康复辅助器具产品。以人工智能、脑机接口、虚拟现实、3D打印技术等一系列新兴技术的发展为依托，推动外骨骼机器人、照护和康复机器人、仿生假肢、虚拟现实康复训练设备等产品研发，形成一批高智能、高科技、高品质的康复辅助器具产品。

第六，康复辅助器具质量监管加强。从源头上重视产品质量，明确了生产企业是质量安全的责任主体，鼓励企业建立覆盖产品全生命周期的质量管理体系并通过相关认证，通过开展质量管理示范、企业产品和服务标准自我声明公开和监督制度试点等形式督促企业重视产品质量。建立产品质量监管体系，加强产品质量监督抽查、风险预警和缺陷产品强制召回、产品伤害监测验证评估等工作。

第七，发挥标准导向作用。健全康复辅助器具标准体系，完善政府引导、行业主导、社会参与、协同推进的标准化工作体系，增强标准在规范行业发展、提升行业竞争力中的作用。促进国家标准、行业标准、团体标准、企业标准相衔接，加快重点产品、管理、服务标准制修订工作。

第八，加大政策支持力度。针对康复辅助器具企业的创新发展，明确加大财税、社保等政策支持，将康复辅助器具产业纳入众创众包众扶众筹相关财政支持范围，高端康复辅助器具产品可纳入首台（套）重大技术装备保险补偿试点范围，促进产品提质、产业升级。

同时，为贯彻落实《意见》精神，2017年9月，民政部联合其他5部门和单位印发了《关于开展国家康复辅助器具产业综合创新试点的通知》，2020年12月，印发了《关于开展康复辅助器具产业第二批国家综合创新试点的通知》（民发〔2020〕149号），推进康复辅助器具产品进家庭、进社区、进机构，指导试点地区率先建成供应主体多元、经营服务规范的康复辅助器具社区租赁服务体系。深圳市、嘉兴市等12个地区成为首批试点区域，北京石景山区、上海青浦区、浙江杭州市等22个地区列入第二批试点区域。同时，民政部、发改委、教育部、科技部、工信部等24个国家部委又联合发布了《关于印发支持国家康复辅助器具产业综合创新试点工作政策措施清单的通知》，从学科专业建设、资本市场支持、财政支持、审批、保险名录等多方面对行业发展进行支持。通过试点，将康复辅助器具产业打造成为推动经济转型升级的先导产业，不断满足老年人、残疾人和伤病人多层次、多样化的康复辅助器具配置服务需求，创造一批各具特色的典型经验和先进做法，形成一批可复制、可推广的政策措施和发展模式，为全国加快发展康复辅助器具产业积累经验，提供示范。

第二节　康复辅助器具产业

一、我国康复辅具产业发展需求

应对人口老龄化和满足全民健康需求，北美、欧洲、日本等发达国家和地区的康复辅助器具产业发展起步较早，产业基础雄厚、产业链条完整，创新研发投入大，核心技术先进，整体竞争力强。经过多年发展，发达国家康复辅助器具产业发展较为活跃，产业规模和产品种类增长迅速，在智能假肢、竞技运动型辅具、医疗康复机器人、护理机器人、高端轮椅等领域牢牢占据了行业顶端位置，产业向多类别、智能化、个性化方向发展。

我国有2.8亿老年人，其中有4500万失智失能的老年人，据中国人口与发展研究中心预测，"十四五"时期我国60岁及以上老年人口规模年均增加1140万，远远高于"十三五"期间年均740万的增速，2025年老年人将达到3.2亿，2032年突破4亿，2048年突破5亿。与此同时，我国残疾人有8500万，每年还有上亿人次伤病人，我国是世界上康复辅助器具需求人数最多、市场潜力最大的国家，中国未来老年和残疾人群数量及比例的大幅增加，无疑将对辅助器具产品和服务产生巨大的潜在需求。全球新一轮科技革命与产业变革日益加快，给提升康复辅助器具产业核心竞争力带来新的机遇与挑战。康复辅具产业是健康产业创新发展的关键领域。发展康复辅具产业可以激发消费并推动经济转型升级，还有利于积极应对人口老龄化，满足失能人群康复需求，推进健康中国建设，增进人民福祉。在国家发展与改革委员会公布的《"十四五"民政事业发展规划》中，"提高康复辅助器具助老助残能力"是第四章"全方位强化基本社会服务，推动民生福祉达到新水平"中的重要一节。

二、我国康复辅具相关企业情况

我国康复辅具产业发展呈现出加快发展的良好态势，然而我国的康复辅具产业如同20年前的医疗器械产业，进口产品占据主流市场、价格昂贵、康复工程领域研究薄弱，不利于国家养老和大健康事业的发展。与发达国家相比，存在创新能力不够强、产业体系不健全、产品供给不丰富等问题，无法满足残障群体日益增长的健康需求。集中表现为辅具科技含量不高、关键部件主要依赖进口、高端产品市场基本被国外企业垄断。国际市场上的康复辅助器具产品超过4万款，而我国市场上仅有1万款左右。2010年，仅有康复辅具相关企业500多家，产值过亿的企业不足10家，到了2020年，与康复相关的企业数已达到5万多家，有70余家为上市公司。康复辅具的种类，2004年只有3000多种，2020年已经达到1万多种。康复辅具从业人员欧美发达国家是60人/10万人，而我国约为1人/10万人，与西方发达国家相比也还有很大的差距，且康复资源分布存在城乡及地区差异。客观差距存在的同时也展现了康复辅具在未来所能够提供的广泛市场和其所能提供的庞大就业人数。我国现有的企业数、产品种类和从业人员虽然已达到一定的规模却还远远达不到饱和，发展前景极为广阔。

根据《中国康复辅助器具产业发展蓝皮书（2021）》数据显示，2020年底康复辅助器具领域企业数量较2016年底均有较大增幅，以常用关键词进行检索发现，关键词为"残疾人辅助器具"相关企业2097家，关键词为"康复辅助器具"相关企业4025家，关键词为"康复辅具"相关企业2 2821家，关键词为"康复器具"相关企业3 4962家，关键词为"辅助器具"相关企业10 0000余家（含大量销售企业、店铺等）。其中，轮椅车企业数量增幅51.3%，假肢企业数量增幅85.8%，助听器企业数量增幅142.5%。书中以康复器械领域综合性产品和服务供应商的某公司为例，2016—2020年主营业务年收入分别为2.2亿、2.8亿、3.2亿、3.7亿、4.3亿，年均增长率超过了18%，另外一家主营包括轮椅、助听器、拐杖助行器等康复辅助器具产品的公司，2017—2020年主营业务年收入分别为6.2亿、10.9亿、14.6亿、23.8亿，年均增长率接近40%。特别是以主营医疗器械类康复辅助器具的某公司，2021年在"科创板"成功上市，市值超百亿。康复辅具属于高科技产业，在我国经济转型升级的进程中，将在健康产业领域产生巨大的动能，引导激发新消费，加快发展新经济。"互联网＋养老""智慧养老"等养老服务模式的创新应用，能够将线下老年人的生活习惯、居家服务等潜在需求和线上搜集到的各种有用信息有机结合，有针对性地向老年群体精准输出服务，将线下的康复服务需求和线上的辅具产品及服务供给有效匹配，最终实现辅具产品及服务供给与需求无缝对接。同时，依托大数据的信息处理与分析功能，能够有效释放消费潜力，为康复辅助器具产业创造新的盈利增长点。

三、我国康复辅具产业发展存在的不足

我国康复辅助器具产业的发展与国际水平相比存在产业基础薄弱、产业链条不完整、自主创新能力不够强、市场秩序不规范、部分高端智能辅具核心技术

和关键部件还不能掌握等问题。总体说来，产业规模相对小，产品竞争力不够强。我国康复辅具企业规模小，发展处于分散化、自发型状态，以加工中低端产品为主，高端产品主要依赖进口，难以满足快速增长的国内市场需求。此外，我国在康复辅具领域还存在诸如政策支持不足、产业体系不健全、自主创新能力不够强、服务模式待突破、标准化体系不完备、市场秩序不规范、服务质量不优质、专业技能人才严重不足、学科体系建设相对滞后等问题，对行业的快速发展产生了一定的制约。由于我国区域之间经济社会发展不平衡，导致我国地区产业发展显现出明显差异。特别是由于长期受到城乡二元结构的影响，导致我国康复辅助器具产业发展在地区、城乡之间也存在较大差别。比如目前在全国各省省会城市、部分地级市及少数区县设立了残疾人辅助器具中心、残疾人辅助器具资源中心、残疾人辅助器具服务中心（站）、康复辅助器具服务中心、假肢康复中心、肢残患者康复中心、假肢装配中心、假肢厂、优抚医院、荣军医院外，中西部绝大多数相对偏远落后的乡镇及农村社区仍未设立专门的康复辅助器具服务站点，康复辅助器具产业在地区、城乡之间服务水平参差不齐、发展不平衡的现状还未从根本上得以改变。

针对我国地区资源禀赋差异以及产业发展不平衡的现实，应因地制宜地发展康复辅助器具产业。如环渤海经济圈、京津冀都市圈、长三角经济圈、珠三角经济圈等地区科技优势明显、人力资源丰富、市场发达，适宜打造康复辅助器具产业园区和生产基地，建设国际先进研发中心和总部基地，发展区域特色强、附加值高、资源消耗低的康复辅助器具产业。同时，我国广大中西部地区由于土地、原材料、劳动力丰富，可根据其资源环境承载能力，因地制宜发展劳动密集型康复辅助器具产业。

第三节　康复辅具科技发展及技术新趋势

康复辅助器具产业作为正在崛起的朝阳产业，在产业发展格局中正逐步引起世界各国的关注。康复辅助器具产业是包括产品制造、配置服务、研发设计等业态门类的新兴产业。全球新一轮科技革命与产业变革日益加快，给提升康复辅助器具产业核心竞争力带来新的机遇与挑战。为应对人口老龄化和满足全民健康需求，北美、欧洲、日本等发达国家和地区的康复辅助器具产业发展起步较早，产业链条体系成熟，创新研发投入持续加大，核心技术先进，产品应用领先。经过多年发展，发达国家康复辅助器具产业发展较为活跃。产业规模和产品种类增长迅速，在智能假肢、竞技运动型辅具、医疗康复机器人、护理机器人、高端轮椅等领域牢牢占据了行业顶端位置，产业向多类别、智能化、个性化方向发展，与智能制造、高端服务业、新一代信息技术医疗健康及养老事业有密切的联系。

一、我国康复辅具科技发展布局

康复辅具融汇现代工程科技与现代医学，是典型的医工交叉、多学科融合、前沿科技引领的新兴产业。相关领域的基础研究如脑、神经、人机交互与共融、多生理系统融合与功能康复等都是当今热点科学领域，并且已成为服务机器人、虚拟现实、3D打印、人工智能、新传感、新材料、物联网等技术的重要应用领域。"十一五"时期以来，我国就开始加强健康相关影响因素、健康指标监测、老年病防控、康复辅具等方面的科技布局，多方位布局养老助残和康复辅具领域的科技创新，其中，科技部通过科技支撑计划、863计划、国家重点研发计划等支持了一系列重大康复辅具科研项目，国家基金委、地方科技部门、企业等对康复辅具科研做了大量投入，产出了一批高水平的理论成果，攻克了许多关键共性技术，我国已具备为养老助残提供一定可靠的技术支撑的能力。"十二五"期间，科技部投入近20亿元，启动了"数字化医疗工程技术开发""主动医疗服务模式研究及应用示范""人群亚健康评估体系"等"863计划"和科技支撑项目，在汗液检测、糖尿病的无创检测与干预、眼压实时监测、柔性电子织物的健康监测调控、仿生自调节、穿戴式夜视、脑血管病个性化评估等关键的穿戴式、便携式检测技术研发方面取得了一系列重要的阶段性成果。"十三五"期间，国家科技创新能力持续提升，战略高技术不断突破，基础研究国际影响力大幅增强，以主动健康为导向，以健康失衡状态的动态辨识、健康风险评估与健康自主管理为主攻方向，重点突破了人体健康状态量化分层、健康信息的连续动态采集、健康大数据融合分析、个性化健身技术、老年健康支持技术与产品等难点和瓶颈问题，开发了一批主动健康促进关键技术和产品，引领构建了新型健康感知、辨识、干预与管理技术体系。康复机器人、辅具产品、健康装备和战略产品取得重大突破，部分产品和技术开始走向世界。

二、2022年康复辅具领域技术重点

2022年，康复机器人、康复辅具产品和健康装备取得重大突破，部分产品和技术开始走向世界，在产品的实用性、标准规范与质量评价体系建设、健康大数据的开发利用等方面全面开展研究工作。

康复机器人研发。面对脑卒中患者上肢及手功能康复，基于中枢神经可塑性

理论，研发具有多感觉精准刺激与调控的上肢机器人康复系统，为患者提供了主/被动、助力/阻抗训练等常规康复模式，更能通过精准的视、听觉、触觉和本体感觉等多模态感觉的刺激，提升神经重塑进程。开发了具有力反馈功能的虚拟康复任务系统，包括虚拟盒块（virtual box block test，VBBT）任务、轨道导引和定位任务等，可根据采集到的接触力、运动轨迹特等特征参数，设计力触觉参与的精细运动功能的评估方案。研发近红外等新型光学脑机接口控制技术、磁电刺激与脑机接口协同增强康复技术，搭建多感觉刺激康复训练系统和高沉浸感的交互式肢体功能虚拟评估与训练场景、任务导向的脑机交互康复训练范式及拟实交互场景，建立训练和评估数据库，研制脑机融合主动康复训练系统，建立康复评估、反馈、训练一体化平台。

多源信息融合的无创血管、心肺康复装备研发。通过阐明无创辅助循环技术的生物力学机制，构建了无创辅助循环的新理论，提出了融合生物力学分析的机器学习预测方法，创新性地解决了单纯机器学习方法可解释性低、大样本依赖及对设备硬件的要求，开发多款智能型血管功能康复设备。研发智能、易用、多源信息融合的无创心肺功能监测关键技术和产品，实现运动、静息、睡眠等不同场景下心血管和呼吸系统的生理功能参数的监测。研发无创血脂测量方法，突破多时间尺度的无创血脂和血管功能测量，建立心肺生理功能、康复数据标准化临床数据系统，制定临床心肺功能评估和康复方案。针对心血管疾病（慢性心力衰竭、高血压、心房颤动等）管理，研发远程监测数据的人工智能处理和判读系统和用于典型心血管和外周血管疾病的系列新型智能康复治疗器械产品。

智能型照护辅助类辅具产品研发。针对老年人群的自理生活需求，研发多功能模块融合下的辅具适配技术，开发辅助老年人起身、移位、如厕、助浴、用餐、取物等日常行为的普惠性、系列化、交互性居家系列设备和康复训练机器人。研发具有良好人机共融性能的新型高端智能下肢假肢和智能矫形器，以及基于新型智能感知类皮肤材料的穿戴式辅助助行装置。研究穿戴式下肢康复外骨骼关键技术，基于多源神经信息的复杂意图感知方法，建立意图感知与感觉反馈融合的肢体功能康复系统。结合可穿戴柔性传感技术和可变刚度柔性驱动技术，设计适用于不同人群的、个性化动态优化的下肢运动辅助系统。

慢病管理、医养康服务一体化技术研发。研究物联网、云计算、大数据等技术应用于健康养老平台的数据治理关键指标及评价体系，通过集成多功能系统，协同区域医疗资源，实现个人健康档案、健康检测、慢病管理、远程问诊、视频急救、家医签约等功能，开发适用于老年常见慢病或体征监测传输功能的医疗级可穿戴设备、智能终端及老年健康管理系统。建立整合型慢病管理模式和平台，研究适合老龄患者的远程会诊和查房技术及老年慢病患者的院前智能化急救体系，实现急慢联治，同时集成意外监测与定位求助系统、任务积分激励系统，提升主动健康意识。

三、康复辅具技术发展新趋势

"十四五"期间，科技部围绕主动健康产业链部署创新链，综合开展主动健康和健康老龄化前沿技术和共性关键技术研发。重点突破柔性传感、健康大数据、新型健康感知、智能干预、智能材料、人机融合等共性技术，开发一批具有自主知识产权的主动健康和老年健康服务急需的智能辅助设备、康复辅具产品、新材料、新器械，加速科技成果产业化，提高关键环节和重点领域的创新能力。推动健康、互联网、大数据、人工智能等各产业深度融合，构建具有特色、优势互补、结构合理的战略性新兴产业增长引擎，培育新技术、新产品、新业态、新模式。促进平台经济、共享经济健康发展。发挥科技创新在新常态下推动健康产业迈向中高端、增添发展新动能、拓展发展新空间、提高发展质量和效益中的核心引领作用。侧重于以下几个方向进行技术创新与突破。

方向一：智慧康复辅助出行重点技术和产品研发

围绕着可产生大规模化产值的重点性普惠性适宜技术和产品，研究助力助行的生物力学机制和多模态智能交互/安全助行关键技术；开展基于可穿戴技术的微型化、低功耗无线传感检测技术研究，研发柔性机器人和电刺激器的智能交互系统和混合智能控制策略，开发柔性感知单元，实现结构－感知－驱动融合设计；开发适合老年人的轻量级智能织物肌力增强系统；研究出行辅助装置及系统理论和实现方式对现代老年人在主动健康康复的实际作用；研究包括新型智能化助行机器人系统、基于新型智能感知类皮肤材料的穿戴式辅助装置等一系列助行辅助装置，解决现代老年人对自己身体健康数据的知晓、预防及管理问题。研究多传感信息融合识别运动意图的算法和基于连续动态行为大数据康复功能效果识别技术，研发个性化康复动作AI干预技术；研发基于想象和认知范式的新型光学脑机接口控制技术及相关协同增强康复技术；研究基于眼动跟踪、脑电、肌电、近红外、运动、触力觉等多源信息的主动交互技术与人机互适应机制；研究智能可穿戴式上下肢设备的高精度算法和检测技术。

方向二：研究系列智能康复训练设备

研究运动障碍相关患者、特殊人群的运动行为与生理、心理特征智能化干预技术；研发针对常见慢病、重症康复、脑卒中、老年人生理功能衰退的人工智能干预、康复、监护产品；构建面向个性化训练分析评测的肌骨系统生物力学建模方法与系统，研究人机交互对早期认知障碍患者进行跟踪和干预，开发老年认知系统功能减退的综合干预技术；建立老年认知退化筛查模型，建立老年认知功能减退预警体系；开发适用于老年常见慢病或体征监测传输功能的医疗级可穿戴设备、智能终端及老年健康管理系统；针对心血管疾病（慢性心力衰竭、高血压、房颤等）管理研发远程监测数据的人工智能处理和判读系统，构建病情恶化及并发症发生的人工智能预测模型；研究心理健康辅助诊断/检测/干预/治疗相关的独立软件、智能硬件产品，研究产品测试规范，开发检测装置、标准器与检测平台；研发高端护理辅具。集成虚拟现实技术、可穿戴技术、机器人技术、生物力学建模技术、运动分析技术等方面的研究成果，面向人体运动、认知功能障碍的评测和训练，开发具有世界领先水平的复杂环境模拟及行为监测分析综合平台。

方向三：智慧康复终端硬件产品研发及创新升级

充分应用人工智能、脑科学、大数据、虚拟现实等新技术，提升智能康复设备的感知能力、决策能力、执行能力，优化康复训练方案，提升康复训练的治疗水平和治疗效率。重点围绕生活家居、出行移动、交流通讯、休闲娱乐、养老照护等领域，发展智能终端设备，满足老年人日常生活所需，提高生活质量与便利性。研究制定健康管理类可穿戴设备、家用健康监测类设备、智能照护类设备、智能家居设备、个性化健康管理及居家健康养老等重点产品及服务标准；推动设备间、平台间、设备与平台间的互联互通，规范数据格式、传输协议、接口等；制定智慧健康养老信息安全标准以及隐私数据管理和使用规范。

新时代康复辅具创新应面向老龄失能或半失能以及残障群体，建立康复辅助技术理论体系，突破智能感知及柔性传感技术、人机共融与柔性交互技术、系统功能维持及康复技术、多模态量化评估技术、多模态康复技术、个性化3D打印康复器械，以及康复技术与人工智能、大数据之间的协同技术，实现智能辅具与新材料、柔性传感、人工智能、大数据、智能产品服务的高度融合，广泛应用适合中国特色的新型智能辅具产品服务模式，实现实惠、精准、便捷的便民服务，大幅提高民众生活和生命质量，满足人民群众对美好生活的需求。

第七章 中国康复医疗信息化智能化发展

在信息技术飞速发展的当下，如何将先进技术与康复医学相结合成为了各大高校与研究单位关注的焦点。随着人的寿命不断延长、人口老龄化加重，身体功能衰退、有康复需求的老年人数量急剧增加。此外，由脑卒中、脑损伤等疾病或事故引发肢体功能障碍的患者也越来越多，而传统以人力为主的康复措施存在效率较低、动作控制不精确、康复效果难以评估等问题，难以较好地满足人民群众日益增长的康复需求。近年来，诸如机器人、混合现实、脑机接口、人工智能、物联网等新兴技术得到了长足发展。这些新技术已渗透到康复训练、评价指标、数据管理等方面，为康复医学提供了有力的技术支持。基于这些新兴技术的康复设备不仅能实现高效率、个性化、精确控制，还能减轻对人力的需求，是今后康复医疗技术发展的新方向。

第一节 引 言

随着技术的不断发展和政策的大力支持，康复医疗信息化智能化已成为康复行业发展的基本趋势。2020年，中国康复医学会智能康复专委会成立，标志着中国康复领域正式开启了迈向信息化、智能化的脚步。2021年中国康复医学会智能康复专委会在年会上发布了《智能康复白皮书（2021）》。《智能康复白皮书（2021）》指出：智能康复是将智能传感、云计算与物联网、虚拟现实、人工智能与机器人等应用于整个康复医疗过程的一种新型现代化的医疗方式，是未来康复的发展方向和管理目标。数字康复设备和智能传感技术大大丰富了康复数字化，从一维信息到多维信息，如心电、脑电，到三维步态信息等，以穿戴传感技术为核心的智能传感技术在康复评估的数字化方面发挥重要作用。云计算与物联网不仅实现了综合医院到社区康复以及家庭康复的连接，而且实现穿戴传感器与设备、康复信息化系统的互联，并在远程康复中发挥着核心作用。混合现实为未来可视化的智能康复中心/医院奠定了坚实的基础，以情景互动为核心的混合现实在运动、认知主动康复训练中越发重要。人工智能为康复疗效的预测模型和在线实时监测提供了坚实的算法基础，以深度学习为核心的人工智能算法、以外骨骼系统为核心的机器人技术在康复医学的智能化中发挥着巨大作用，为运动康复训练提供了坚实的保障。《智能康复白皮书（2021）》阐明了智能康复包括数字、互联、可视、智能四个阶段，其中数字指康复医疗人员、康复对象、康复设备、康复过程等参数的数字化。互联指人员或者设备之间，以及科室、医院、区域之间通过一定的协议连接，实现在线信息的分享，达到连接改变本质。可视指以可视化的方式对各种康复对象、设备、流程进行可视化，或者以可视化的方式提供主动的康复。智能指通过对康复设备智能、人机交互智能、康复数据智能、康复亚专科智能实现高效率、标准化、精准化和个性化。本章基于近年来我国关于智能化康复设备和信息化系统的研究，总结其中的新兴技术。

一、智能传感技术

康复治疗需要对患者的运动状态进行监测和分析，以评估康复训练的效果和调整治疗方案。传感器技术可以通过身体姿势传感器、惯性传感器、压力传感器等实时监测患者的姿势、运动轨迹、运动范围等信息，为医务人员提供客观的运动数据；康复评估需要评估患者的力量水平和运动能力，以制定相应的康复训练方案。传感器技术可以通过力量传感器、力板、运动捕捉系统等测量患者的力量输出、平衡能力、步态特征等，提供客观的评估指标，帮助医务人员了解患者的康复需求；康复训练时需要帮助患者纠正不良姿势和运动模式，以改善功能障碍或疼痛。传感器技术可以通过姿势传感器、智能穿戴设备等实时监测患者的姿势，并提供辅助反馈，如振动提醒、电刺激、可调节力度等，帮助患者调整姿势和运动方式。

传感技术涉及微机械和微电子技术、计算机技术、网络与通信技术、信号处理技术、电路与系统、神经网络技术、信息融合技术等多种学科的综合技术。传感位于信息系统的最前端，用于获取信息，是信息系统的"感观"，其特性的好坏、输出信息的可靠性对整个系统质量至关重要。传统的传感器技术具有结构尺寸大、时间（频率）响应特性差；输入－输出特性存在非线性、且随时间而漂移；参数易受环境条件变化的影响而漂移；信噪比低、易受噪声干扰；存在交叉灵敏度，选择性、分辨率不高等缺点。智能传感技术是将微处理器和传感器结合在一起，具有一定的数据处理与数据存储能力，能够完成自诊断、自校准、自补偿及远程通信的新一代传感技术，相较于传统传感技术具有精度高、可靠性与稳定性高、高信噪比与高分辨力、强自适应性等优点。

国内的半导体公司针对智能康复需求，设计了体积小巧、准确性高，具有无线传输数据功能的可穿戴惯性传感器。传感器内部由加速度传感器芯片、陀螺仪传感器芯片、磁传感器芯片组成，通过低功耗蓝牙与移动设备（手机、iPAD、Android Pad）进行交互，可以通过安装带固定在人体的四肢或躯干，从而进行肢体的运动测量（加速度、速度、方向的变化），为患者的步态分析、康复评估、康复训练打下了坚实的基础。有医疗器械公司通过集成不同的智能传感器创建了一个虚拟现实环境，用于对各种运动与神经状况进行临床评估、分析和康复。这个高度交互的系统由嵌入式仪表跑步机、环绕式投影屏幕、集成运动捕捉系统和肌电图组成。集成运动捕捉系统可以准确测量患者动力学与运动学数据，肌电图测量骨骼肌中的电信号以帮助诊断神经肌肉疾病或提供生物反馈。

二、云计算与物联网

康复治疗过程中往往涉及大量的设备和人员，包括不同的康复和监测设备、患者和医疗人员等。为了康复评估、诊断、治疗和监护的精准度与效果，提高康复医疗的自动化和智能化水平，需要收集大量患者的不同数据，包括运动数据、生理指标、康复训练记录等；为了拓展康复医疗的空间范围和时间范围，满足不同场景和不同层次的康复需求，实现康复治疗的远程监护与指导，提高康复医疗的自动化和智能化水平，降低康复医疗的人力成本和风险，增强康复医疗的安全性和便捷性，需要强大的数据存储和处理能力，能够高效地存储、分析和挖掘这些数据。因此，云计算与物联技术成为了智能康复中的核心技术之一。

云计算是一种通过互联网按需访问计算资源的技术，这些资源包括应用程序、服务器、存储、开发工具和网络功能等，这些资源由云服务提供商托管在远程数据中心上，用户可以根据自己的需要进行申请、使用和释放。物联网是指通过传感器、通信技术、云计算等手段，将各种物体连接起来，能够在不涉及人类的情况下进行实时数据通信，将数字世界和物理世界融合在一起，实现信息交换和智能控制的网络。云计算与物联网的应用，使康复医疗中不同组成之间的互联变成可能。

国内，张庚怀等将物联网技术与家庭康复相结合，研发了家庭康复远程监护服务系统，为听力视力不佳、腿脚不便、行动迟缓的老年人设计了随时遥控兼报警的家庭视频互动语音主机和无线远程手机监控，还可以无线将感应到的开门窗、红外探测、煤气探测、火灾探测、水浸探测、用电信息等远程传输报告给指定家庭成员或第三方信息服务机构或直接服务单位或人员，为弱势群体设计了无需操作或一键求救的软硬件设备与服务机制。王亚伟基于云计算与物联网技术开发了上肢康复远程指导系统，该系统可协助患者在家或者社区进行远程康复训练，并对康复数据进行分析，结合量化康复评价方法自动做出康复评价，为医生提供参考，减少医生对经验的依赖。暨南大学附属顺德医院借助云计算与物联网技术，利用远程多媒体信息技术，通过手机APP的应用，能为病情稳定的居家中风患者进行远程康复评定、制定个性化的康复方案、远程视频一对一指导等多种形式的服务，使患者在确保安全的前提之下，居家能够进行专业的、安全的、有针对性的康复训练，从而提高患者的机能康复。这种医疗方式把医疗机构的康复服务延伸至家庭，它不仅能够提高康复医疗工作者的康复医疗效率，也能够降低患者的康复治疗成本，让更多患者及家庭受益。

三、混合现实技术

随着科学技术的不断发展，以可视化的方式提供主动的康复，在运动和认知主动康复训练中越发重要。通过可视化技术实时监测和展示患者的康复训练姿态和表现，患者可以清晰地看到自己的运动轨迹、姿势正确性、力量变化等信息，得到即时的反馈和指导，及时调整姿势或运动方式，提高康复训练的效果和安全性。通过可视化技术可以根据患者的特点和需求进行个性化设计，使康复训练更加符合患者的兴趣和喜好。例如，通过游戏化的可视化界面，将康复训练变成一种有趣的活动，提高患者的参与度和满意度。同时，通过不断的视觉反馈刺激人脑主要运动皮质，影响皮质的电活动及兴奋性，促进脑功能重塑，诱发运动功能恢复，可进一步提高患者康复效率。

混合现实（mixed reality，MR）是一种结合了虚拟现实和增强现实技术的新型交互方式。混合现实技术可以通过专用设备与智能终端，将虚拟的数字内容投射到用户的视野中，同时也可以实时感知用户的动作和环境，并对其做出响应，让用户感觉自己身临其境。在混合现实中，虚拟和现实是融为一体的，可以相互作用，实现全新的交互方式。混合现实技术与康复设备相结合，可让患者有更好的参与感与积极性，同时可以及时地采集数据得到反馈。混合现实技术应用在康复治疗中可提供多种治疗场景，增加训练的趣味性、沉浸性和参与度，激发患者的主动性和积极性。可以通过视觉反馈、生物反馈、神经反馈等方式，提高训练的精准度和效果，帮助患者超越极限和探索可能性；可以通过虚实结合，降低训练的风险和成本，增强训练的安全性和便捷性；还可以通过个性化和智能化的训练方案，满足不同患者的需求和偏好，提高训练的满意度和依从性。因此，混合现实技术被越来越多地应用到了运动康复训练与认知康复训练中。其应用包括以下几个场景。①肢体运动康复训练：可以通过混合现实技术模拟各种肢体运动，如举重、取物、绘图等，帮助患者恢复肌肉力量、关节活动度、协调能力等。②平衡协调康复：可以通过混合现实技术模拟各种平衡协调任务，如走路、跑步、骑车等，帮助患者恢复平衡感、姿势控制、步态稳定等。③认知功能康复：可以通过混合现实技术模拟各种认知功能任务，如记忆、注意力、空间感知等，帮助患者恢复认知能力、自我意识、社会交往等。④疼痛管理：还可以通过混合现实技术模拟各种放松和愉悦的场景，如海滩、森林、游乐园等，帮助患者分散注意力，减轻疼痛感和焦虑情绪。

混合现实技术还可应用在康复医学教育中。康复医学教育需要基于大量的实践和经验的积累，需要真实场景和大量的运动模仿，因此需要耗费大量的成本，混合现实提供了一种可以在实验室建立真实和虚拟结合的环境，帮助康复医学学习者在实验室、会议室就可以更加真实地完成学习。混合现实可以有效突破康复医学教学中资源的匮乏，改变传统康复医学学习的方式。混合现实还可以为康复医生和治疗师可视化地呈现患者的基本生理参数与康复特征数据，帮助医生和治疗师作出更准确的康复评估，并制定精准的康复治疗方案。因此，相比传统康复医学研究，混合现实具有可以快速产生虚拟数据、真实和虚拟世界快速互动等不可比拟的优势。

四、人工智能与机器人

随着社会的发展，康复医疗理念逐渐深入人心，但由于我国人口众多，医疗条件的特殊性，很多需要康复的患者并没有得到系统有效的康复治疗。现如今快速发展的科技，让很多问题有了改善的希望。对于国内康复产业来说，人工智能与康复产业的结合，不仅能够优化康复治疗效果，扩展治疗空间，还能降低患者治疗费用，减少对康复治疗师的依赖。我国康复产业尚处于起步阶段，结合人工智能＋康复将对传统康复体系带来革命性影响，使医疗服务走向真正意义的智能化，推动康复医疗事业的繁荣发展。

作为医疗机器人领域中的一个重要细分领域，康复机器人的相关研究包括康复医学、生物力学、机械电子、计算机科学、材料学等，是典型的多学科交叉领域。目前已经有很多康复机器人正在逐渐走向临床应用。作为机器人与医工技术结合的产物，康复机器人的目标是实现替代或者辅助治疗师，通过带动肢体做重复性的动作，对控制肢体运动的神经系统刺激并重建，对形成正确感觉和运动回路有很大帮助。康复机器人能够简化传统"一对一"的繁重治疗过程，同时帮助患者康复损伤引起的行动障碍，重塑中枢神经系统作为社会与行动障碍的干预与治疗，未来还将朝着促进原居安老以及延缓老年痴呆等方向发展。人工智能是计算机科学的一个分支，它涉及开发计算机程序来完成需要人类智能的任务。人工智能算法可以解决学习，感知，语言理解和逻辑推理等问题。人工智能在现代世界中以许多方式使用，如ChatGPT、Google搜索、Amazon推荐引擎和SatNav路线查找器。通常人工智能涉及一定程度的机器学习，其中算法通过使用已知的输入和输出以某种方式"训练"以对特定输入进行响应，将人工智能与更传统的编程区分开来的关键方面是"智慧"，非人工智能程序只需执行一个定义的指令序列，人工智能程序能模仿一些人类智力水平，人工智能是机器和人类智力之间的纽带。

人工智能和智能康复机器人的出现极大地降低了康复治疗师的工作量，提高了康复治疗师的治疗效率，并能促进患者的主动参与、客观评价康复训练的强度、时间和效果，使康复治疗更加系统化和规范化，最终满足患者的长期康复医疗需求、享受高品质康复服务。利用人工智能技术对患者运动和认知功能进行准确评估，可帮助康复治疗师客观化、定量化和精确化为患者制定康复计划。与混合现实结合的游戏康复的新技术理念正在深入人心，针对患者评估得到的不同功能障碍，可设计个性化、针对性的作业治疗，使患者脱离枯燥的常规康复训练，于娱乐游戏中得到机体功能及认知功能的康复；上肢智能康复机器人可使患者将上肢训练和认知训练相互结合，患者通过康复机器人手臂模拟实景，进行"摘苹果""切水果""煎鸡蛋"等进行训练，可进行肩关节、肘关节、腕关节以及手的握力大小进行锻炼，达到康复训练的目标；下肢智能康复机器人可以帮助下肢瘫痪的患者完成行走训练，并对速度、角度、强度等进行设定，最终目标是让其脱离器械，独立行走。利用神经可塑性原理，通过机械训练使患者下肢产生记忆，只要患者神经通路没有完全断，反复输入正确步态后，最终可恢复行走。此外，利用下肢康复机器人进行步态训练，对肌肉萎缩等其他并发症也有减缓作用。

第二节 康复医疗信息化智能化的主要进展

一、康复外骨骼机器人技术

机器人作为一种适用于长时间、繁杂重复性劳动工作的机械系统已经在许多行业得到了广泛应用。目前，以外骨骼机器人为典型代表的康复机器人已经逐渐渗透到康复医疗领域。2018年6月，给北京大艾机器人科技有限公司的下肢外骨骼康复机器人获得首个CFDA注册证，同年8月，布法罗机器人科技有限公司也获得医疗器械认证，这标志着国内康复外骨骼机器人正式开启商业化阶段。据中国产业信息网全球数据预估显示，2017年我国康复外骨骼机器人销售规模仅为600万元左右，2018年销售规模则达到了4500万元，其中康复外骨骼占据绝大部分。未来五年，预计中国外骨骼机器人行业将呈现大幅增长趋势，其中康复外骨骼在2023年预期达到5亿元以上的销售额。

人的上肢有多个部位及关节，运动复杂且具有多个自由度，理想的上肢康复训练应该关注每一个部位。末端牵引式康复机器人适用于整个手臂的训练，但缺乏对每个部位的单独调控，这样可能会造成与肢体关节运动学的不匹配，运动范围受限，所需的康复运动无法实现或是引入不必要的康复运动。因此，能提供更多自由度的外骨骼式上肢康复机器人成为了近年来研究的热点。同时，如何构建良好的人机交互系统，使康复外骨骼机器人能更好地协助患者完成主动训练，也是近年来国内的研究重点。早期，叶腾茂等研制出一种面向偏瘫患者的基于表面肌电信号信号的5-DOF外骨骼式上肢康复机器人系统，该系统可实现的五个自由度的训练，并提出"阻尼式"和"弹簧式"两种上肢主动训练策略，可实现双臂镜像协调训练。李翠等研制了一款具有重力补偿功能的6自由度无动力上肢外骨骼康复训练设备。该系统通过加入重力补偿装置以防治患者在偏瘫后常出现的肩关节半脱位以及肩手综合征，可供肌力在2～5级的不完全瘫痪或轻瘫患者进行主动运动训练。侯增广等研发的用于脑卒中患者的上肢康复外骨骼系统Co-Exos基于构形优选原则，设计出人机相容性较好的外骨骼机械构形，引入弹性元件被动滑动副来改善不确定性和运动协同性。同时该团队还提出了一种适用于康复机器人的人机交互控制方法。结合一款具有平面并联结构的上肢康复机器人，实现了与用户（患者）运动意图同步的、柔顺的主动康复训练。在最新的研究中，柴媛媛等设计了一款重力平衡式仿生上肢康复机器人结构，为患者提供安全舒适的康复训练环境，同时提出了一种基于表面肌电信号的上肢运动意图识别方法，针对提高上肢运动意图识别准确性问题，通过长短期记忆神经网络和归零算法模型相结合对患者的上肢运动意图进行识别；在此基础上提出了一种人机协同控制方法，针对上肢康复机器人轨迹跟踪问题，利用比例－微分控制算法设计上肢康复机器人控制器，实现上肢康复机器人对期望轨迹的稳定跟踪。该上肢康复机器人具有符合人体工学结构，并且具备识别人体上肢运动意图能力和安全柔顺人机协同运动性能，能为患者提供安全舒适的康复训练环境。

以上介绍的上肢康复机器人主要是为肩、肘、腕等关节提供单关节或多关节联合康复训练的方法。由于部分患者的手功能也有一定程度的障碍，需要为手部功能提供精细化的康复训练过程，因此，手康复机器人也是上肢康复机器人中不可或缺的重要组成部分。目前的手康复机器人从结构上主要可分为刚性外骨骼式与柔性可穿戴式。刚性外骨骼式利用连杆、曲柄滑块等刚性结构传递驱动力带动手指运动的手指康复机器人，在世界范围内已有三十多年的发展历史，技术较为成熟。黄明等基于气动肌肉和绳驱动，设计了一种穿戴式2自由度腕关节康复机器人。该机器人包含腕关节屈/伸及腕关节外展/内收2个自由度，这2个机器人关节分别由两对气动肌肉进行驱动。该团队还提出了一种基于代理的滑模控制方法，可以很好地在外界不规律扰动之下保持稳定，具有很高的安全性能。刚性外骨骼虽然发展较早，技术较为成熟，但有着体积大、质量大、且与人手贴合度不高的问题。随着软体技术的发展，近年来将软体结构与手指康复外骨骼相结合的项目日益增多。最近的研究成果包括丛明等人设计的基于气动网络原理的分段式结构可穿戴软体康复机器人。该系统驱动器由硅橡胶制成，加压时关节结构由于上下层不同的变形产生弯曲，指节结构会有一定程度的伸长，保证与人手指更好的贴合效果，同时指节部分外侧缠绕凯夫拉纤维线，以限制径向膨胀，保证伸长效果并提供足够大的驱动力。该装置可以实现掌指关节弯曲及主动伸缩双向运动、单根手指和多根手指的独立和耦合运动，辅助日常生活中抓、握、捏等动作，并完成特定手势动作。整个康复手套的质量约为400g，符合便携性的要求。

在下肢康复训练方面，下肢外骨骼系统以辅助偏瘫患者的辅助站立、平衡训练和步行训练为主，利用下肢机构支撑患者身体重量并辅助患者进行迈步。早期的外骨骼系统以悬挂固定式为主，患者无需自主保持平衡，对于没有足够的力量来保持平衡的患者是一种很好的训练方式，还可以配合减重结构实现减重步行训练。陈鹍等人在国家自然科学基金和国家科技支撑计划支持下研制了减重步行康复训练机器人。该系统采用背垫与坐垫提供减重支撑，利用关节直接驱动的方式，将电机直接安装于外骨骼机械腿的髋、膝关节处，通过电机的协调转动完成训练动作。该系统能切换被动训练和主动训练两种模式，以适应患者的不同康复期。相比于悬挂式的体积大、不可移动，可穿戴式下肢外骨骼康复机器人摆脱了场地的局限性，在患者的日常行走过程中提供辅助和支撑。这种康复方式最接近于日常行走的情况，有助于已具有一定行走能力的患者快速康复。杨灿军等人较早开展了直立式下肢康复外骨骼的研究，设计了一款8自由度辅助行走外骨骼用来进行步行康复训练。每条腿有4个自由度，分别是大腿的屈伸和回旋、小腿的屈伸以及脚的屈伸。在最新的研究成果中，缪云洁等在分析了人体下肢生理学结构的基础上，提出了一款新型混联式下肢外骨骼，能够自动适应不同身高的患者。该系统每条外骨骼的腿具有6个自由度，其中4个布置在髋关节位置，2个布置在踝关节位置，可以实现髋关节外展/内收与外旋/内旋、并联腿前关节、并联腿后关节、踝关节伸/屈与外翻/内翻。同一时期，程洪团队也对下肢康复外骨骼开展了较为深入的研究工作，搭建了用于截瘫患者康复训练和日常助行的康复训练机器人AIDER，AIDER外骨骼机器人提供矢状面内的主动运动，患者在实际使用时需要使用拐杖来保持侧向的平衡。患者可使用AIDER外骨骼机器人拐杖上的按钮操作来切换AIDER的运动模式，包括辅助起立、辅助坐下、辅助步行和上下楼梯等。该团队在临床上进行了AIDER外骨骼机器人的应用研究，实验结果验证了该下肢康复外骨骼的有效性。同时该团队提出了一种自适应步态规划方法，可以为下肢行走辅助外骨骼生成适应不同坡度的步态轨迹，重现类人的自适应步态轨迹。该团队还提出了一种新的数据驱动强化学习控制策略，对下肢与偏瘫患者的腿部之间的相互作用在强化学习框架下进行建模，引入策略迭代算法来学习最优控制器，实现了针对不同患者的在线自适应控制，处理来自患者的不可预测的干扰，保证步态的流程与正常。

除了上下肢运动康复，呼吸康复和外骨骼机器人技术的结合，也得到了研究者关注。北京航空航天大学和北京大学第三医院合作，研发了仿人类呼吸肌生理机制的仿生软体外骨骼机器人，提出了分布式软体驱动器与呼吸肌协同的体外呼吸辅助策略，形成人工呼吸体外肌肉与患者体内呼吸肌肉进行力触觉双向共融交互，以减轻呼吸肌肉负荷达到呼吸康复的目标，用于辅助颈脊髓损伤患者的咳嗽辅助和排痰。该研究将外骨骼机器人从运动康复扩展到呼吸康复，对新型冠状病毒感染流行常态化下呼吸障碍患者便携式居家呼吸康复具有重要应用价值。

当下，核心技术是康复机器人发展的关键瓶颈，包括传感系统（力传感、机电传感和脑电传感）获取意图的准确性，控制系统（智能化算法）的响应速率、驱动系统（电机驱动、其他驱动和液压驱动）与人体运动的顺应性以及机械系统的轻便化。另外，康复机器人的研发成本高、设备售价昂贵也将影响康复机器人的发展、应用与推广。

二、康复脑机接口与交互技术

康复脑机接口与交互技术（rehabilitation brain computer interface and interaction，rBCⅡ）系统是指面向康复医学应用场景的人脑与机器接口技术以及人机交互技术。康复脑机接口与交互技术主要指通过脑电信号将人脑与计算机直接连接，实现人类与计算机的控制和通信的方法，进而达到机器理解人类，可应用于运动功能障碍与认知功能障碍患者的康复评估与训练。目前在康复训练中最常用的是无创脑机接口（brain computer interface，BCI），利用特定的检测装置记录神经元在头皮外表面的活动，活动形式主要包括记录神经元活动的代谢情况的fMRI、反映大脑氧合的变化的功能近红外光谱（functional near infrared spectroscopy，fNIRS）、血液氧饱和水平检测（blood-oxygen-level-dependent，BOLD）、脑磁图（magnetoencephalography，MEG）以及脑电图（electroencephalogram，EEG）。

因为EEG具有采集设备简单、时间分辨率高、便于操作等优点，成为无创BCI系统研究中使用最多的方式。脑电图信号有慢皮层电位（slow cortical potentials, SCPs)、感觉运动节律、P300诱发电位、稳态视觉诱发电位(steady-state visual evoked potentials, SSVEP)等多种类型，在进行脑机接口系统设计时要根据不同的外界刺激针对性地进行信号处理。近期，吴琼等开始了脑机接口与康复训练的结合，他们在屏幕上显示以不同频率闪烁的若干光斑，使用者注视其中一个光斑时，其视觉诱发电位中与这个光斑相同的频率成分将得到加强。这种信号变化由使用者佩戴的电极与脑电放大器共同检测，经软件分析后可以判断出使用者正在注视哪一个光斑。该团队利用这种脑机接口来控制患者康复训练的模式选择，不同的光斑代表启动训练、停止训练、切换训练模式，从而令患者仅通过注视就能自主进行训练。

相比于眨眼等简单动作或是注视光斑等被动诱发的脑电信号，运动想象这一类靠使用者主动产生的自发式脑电信号通常会有较低的信噪比，使用者自主控制对应的节律变化比较困难，通常要经过长时间训练才能自主产生稳定易于识别的运动想象信号。早期，宋爱国等将脑机接口技术与末端牵引式机器人相结合，利用基于马氏距离的线性判别分类器对肢体运动想象脑电进行处理，从而控制执行机构进行康复训练。同时利用虚拟现实技术为患者提供沉浸式视觉反馈，激发患者的主动运动意愿，刺激了神经功能的恢复。郭勇智等研究中心研制了一款基于脑电信号特征分析的康复机器人平台，可以实现运动想象对机器人运动的控制。该团队用人工智能方法对使用者在不同运动想象下的alpha信号进行模式识别，识别到的信号传输至控制系统中，依照控制系统内置的算法驱动电机，实现脑电信号控制下肢外骨骼机器人的运动。除了控制机械臂等训练设施，脑机接口还可与功能性电刺激(functional electrical stimulation, FES)结合，通过直接电刺激的方式促进肢体恢复。刘小燮等对BCI-FES上肢康复训练系统进行了可行性临床研究。该系统利用屏幕提示引导患者进行左、右手的运动想象任务，并利用对侧大脑运动区域的电机采集皮质μ波对屏幕中球形图标进行运动控制，以实现即时反馈调节。同时，功能性电刺激仪将根据识别到的运动想象节律对相应的肢体产生电刺激。实验显示，慢性期脑卒中患者在经过一个月的BCI-FES训练后，手部抓握能力有所改善，同时中枢神经系统重塑。在最新的研究中，苏栋楠等设计了一款基于STM32的可穿戴功能性电刺激仪并结合运动意图脑电信号识别，通过采集中风患者的头皮脑电信号，对患者运动想象的脑电信号进行特征提取，解码患者左右手运动意图，把患者主观运动意图转化为对外部电子设备的控制指令，可将传统的被动式功能性电刺激康复训练转化为主动式康复训练，能极大调动患者主动参与康复训练的积极性。

三、智能康复信息系统

智能康复信息系统（intelligent rehabilitation information system，iRIS）是指利用信息技术来管理、存储、分析和交流康复医疗数据的系统。智能康复信息系统建立了一个包含康复医疗全流程与康复医疗全亚专科的信息化、智能化平台，在康复医疗领域起到了重要的作用，可以提高康复医疗质量、安全性和效率，促进康复医疗资源的合理利用和协同工作。智能康复信息系统可覆盖电子病历（electronic health records，EHR）系统、医院信息系统（hospital information system，HIS）、医学影像系统（picture archinving and communication systme，PACS）、实验室信息系统（laboratory information system，LIS）等多个信息系统，实现数据的智能管理与储存、决策支持和临床指导，自动化和优化康复医疗过程，提高康复医疗信息化水平和康复医疗服务质量。

在国内智能信息系统的相关研究中，张欣桐等对某三级康复医院的医院科室设置、临床康复融合程度、科室业务特点、归口管理规定、医保收费规定等相关因素的综合分析考虑，制定出康复临床相关流程，并在此基础上建立适合医院当下康复临床日常业务需要的信息化流程，为其他拟建、在建康复医院信息化建设提供参考。李达等分析梳理了康复科业务流程，结合HIS、EMR等现有系统，开发了以评定、治疗计划、康复文书、质控、随访等功能模块为核心的全要素闭环专科系统，并在康复医学中心门诊上线运行，取得了良好的应用效果。贾晓扬设计了面向外骨骼机器人的智能康复信息系统的体系架构，实现了相关康复业务功能，并结合下肢助行外骨骼机器人实现了训练数据的交互与可视化。该系统主要涵盖医患数据检索、电子治疗卡、康复治疗、数字化康复评定、康复设备管理、统计模块、患者资料库和配置管理八大模块，从系统的四种使用者的角度，对医生、治疗师、护士和系统管理员四种权限的用户界面进行了详细功能和界面设计情况分析。在已有的研究基础上，余建华等采用Oracle APEX开发技术设计了"残障儿童精准康复系统"，通过设计标准化的数据库实现了数据地图的构建，通过系统上下联通省级和区级康复机构，实现康复档案的同步动态更新和数据共享。基于残障儿童康复档案进行档案开发与信息化，设计了基础档案、能力评估、精准康复的三步康复模型并在系统内实现和运用。该智能康复信息系统可面向康复机构提供"即开即用"的康复服务，以及康复计划和训练项目的精准制定。

由于我国对智能康复信息系统的需求逐渐增多，成都布法罗、东软集团、太翼睿景等公司针对中国医生使用习惯的康复评定申请、评定预约、评定执行、治疗申请、治疗预约、治疗执行等子系统，打造了以患者为中心的康复一体化的信息管理系统。这类系统涵盖智能康复设备、康复信息管理平台、康复患者信息平台，运用与云计算与物联网手段让设备、用户、康复治疗师互联互通，实现了康复工作的全流程信息化管理，最大限度提高医护的工作效率。这类康复系统中还收录了专业、丰富的康复评定知识库，内置了各类量表的评分细则与评分标准，让康复评定师大量的评定工作更加高效、准确的完成，提高了康复评定的工作效率，减少出错的风险。

四、康复辅助决策技术

康复训练是治疗脑卒中等引起的运动功能障碍的主要手段，而有效的康复训练处方决策对提高患者的运动功能具有重要作用。传统的康复训练决策主要根据患者的临床表现、临床量表评估和治疗师知识经验，这导致了治疗效果很大程度上依赖于治疗师的水平，且决策过程不够客观化、定量化和精确化。另外，人工决策无法对以往遇到的历史病例进行梳理和分析，可能会导致遗漏一些隐含信息，造成对病例数据极大的医疗资源浪费。智能辅助决策技术的出现在一定程度上替治疗师分担了压力，利用计算机技术将海量的医学知识和病例数据整合在一起，并通过人工智能算法从中挖掘出隐含的信息，将医疗信息充分地利用起来，可实现个体化精准医疗。康复训练智能辅助决策系统的应用场景有面向辅助治疗师决策和面向康复机器人训练决策，前者输出参数通常包含现有的临床康复治疗项目和康复治疗手段，后者则更偏重于输出康复机器人的训练参数。

目前智能康复辅助决策系统在国内外的研究数量都较少，且没有统一的标准。为了弥补治疗师知识、经验的不足，减轻对资深康复医师的依赖，程铭等人提出了一种面向电子病历的混合注意力机制模型为脑卒中患者的康复治疗方案进行推荐。该模型首先利用康复项目语义信息挖掘其与病历文本之间的语义关系，构建面向特定康复目的病历表示，同时采用自注意力机制从病历文本中识别特定康复项目的病历表示，然后将二者进行有机地融合，生成最终的病历表示，最后构建多标签分类器进行康复治疗项目的top-N推荐。该团队使用来自三甲医院神经内科和康复医学科的电子病历数据集进行了实验，验证了该模型的有效性。孟令伟通过对脑卒中患者进行分析，建立了规范描述脑卒中患者个人信息模型、治疗与康复方案模型、建立脑卒中治疗方案与康复方案库，用于管理、分析治疗与康复方案；建立了脑卒中治疗与康复方案评价体系，研发各评价准则相互影响的关系算法，以形成治疗与康复方案评价准则关系；设计并实现了脑卒中治疗与康复的辅助决策支持算法，为临床诊疗和康复医生提供真正有意义的决策支持方案，辅助医生进行医疗决策支持。在此基础上，孟令伟开发了脑卒中防治与康复智能决策支持系统，并与哈尔滨医科大学第一附属医院协同合作，验证了该系统的有效性。在近期的研究中，深度学习与人工智能算法起到了巨大作用。严杰等针对卒中康复辅助决策存在缺少对评定动作的选择分析和未考虑治疗方案相关性等问题，设计并实现了脑卒中康复辅助诊疗系统。严杰等提出基于双向增强的长短期记忆网络的自动评定模型，实现Brunnstrom量表分期评定；同时提出了基于类相关性学习的卷积神经网络，对不同治疗方案的相关性进行判定。该系统根据临床脑卒中治疗的业务逻辑，分别实现了患者管理、预后预测、评定计划管理、治疗方案推荐等功能，为临床医师提供有效辅助决策支持。在最新的研究成果中，香港中文大学（深圳）和深圳市大数据研究院的王本友团队利用指令微调和强化学习在ChatGPT和医生的回复中找到结合点，训练并开源了一个新的医疗大模型HuatuoGPT，在全球范围引起了较大影响。HuatuoGPT通过融合ChatGPT生成的"蒸馏数据"和真实世界医生回复的数据，以使语言模型具备像医生一样的诊断能力和提供有用信息的能力，同时保持对用户流畅的交互和内容的丰富性，对话更加丝滑，可以向医生和患者提供内容详实、表述流畅的决策建议。

在面向康复机器人训练的辅助决策领域，为了提高患者使用康复机器人进行康复的效率，鲁凯旋依托团队自主研制的6-DOF上肢康复机器人，研发了一套康复训练方案辅助决策系统。该辅助决策系统结合产生式规则表示法和面向对象知识表示法的优势，采用复合型知识表示法构建了上肢康复医学知识库，针对患者病情的不确定性，以及康复训练方案制定过程的多样性和复杂性，提出了基于模糊推理算法实现上肢康复训练方案的自动演绎。通过临床30例案例测试结果表明，该系统针对目标患者自动演绎的上肢康复训练方案与临床诊疗基本吻合，可以辅助医生对上肢运动功能障碍患者进行康复训练方案决策。纪雯等针对脑卒中康复训练方案制定过程中存在的患者不确定性和历时长等问题，结合案例推理、区间二型模糊推理等智能技术，建立了脑卒中康复训练方案智能决策模型，开发了脑卒中智能康复训练系统。研究人员使用该系统进行测试，对100名偏瘫患者进行实验研究。实验结果表明，该系统可缩短康复训练方案制定的时间，有效制定康复训练方案。王媛研发了一套康复机器人辅助决策专家系统，重点探索推理算法。在知识库部分，选取康复评价量表为知识素材，抽取整理成为四层推理网络，并借鉴主观贝叶斯模型中的充分性因子和必要性因子对知识间因果强度做出规定，该规定系向康复医师咨询所得。在推理机部分，提出积分推理的概念，并基于此设计了快速和安全两种推理模式，分别遵循"趋真避伪"和"全参与和概率累计传递"的核心思想完成了算法的构想并用软件实现。该系统能够为使用康复机器人的患者提供自助式诊疗体验，或协助康复医师的判断并代替康复医师完成重复性工作。沈龙龙研究并设计了一套基于案例推理（case-based reasoning，CBR）的康复训练辅助决策系统，用于对上肢康复机器人进行控制指导，进而实现对患者的高效康复训练。该系统利用5-DPF上肢康复机器人及其相关技术对训练过程进行客观的监测与评价，可提高偏瘫康复训练的针对性及科学性，同时将治疗医师从繁重的体力劳动中解脱出来，为患者制定更好的康复方案，进一步提高康复的效率。在康复训练辅助决策系统的分析与设计中，为了解决知识获取和知识表示困难的问题，作者采用案例推理方法表示专家知识，供系统推理使用。

五、运动功能障碍康复

运动康复起源于现代康复疗法的运动治疗，是现代康复中的新兴专业。运动功能康复是指通过运动疗法、手法治疗、物理因子治疗等方式，促进组织修复、恢复运动功能、预防运动损伤的一种康复方法。运动功能康复的对象主要是运动损伤患者、骨骼肌肉系统损伤患者、骨科术后患者等。运动功能康复的目的是让患者在日常活动中尽可能自立，能够参与教育、工作和娱乐活动，并在生活中发挥有益的作用。运动功能康复可以减轻疾病或伤害等各种健康问题的影响，并可补充其他卫生干预措施，如医疗和外科干预措施，有助于促进恢复并取得尽可能最佳结果，可以帮助最大限度减轻或减缓慢性疾病（如心血管疾病、癌症和糖尿病）的严重影响，为人们提供自我管理策略和所需的辅助器具，或解决疼痛或其他并发症。因此，运动功能康复可促进健康的老龄化，可以帮助避免昂贵的住院费用，缩短住院时间，并避免今后重新入院治疗。由于运动功能康复还可使个人能够从事或重返工作和就业，或能够在家中自立，可最大限度减少对经济支持或照护人员的需求。

运动康复主要研究体育运动与人体机体的相互关系及规律，在训练基地、健身俱乐部、康复机构为不同运动损伤水平的患者进行康复训练计划的设计以及康复训练强度的调整，通过运动疗法、手法治疗、物理因子治疗等方式促进组织修复、恢复运动功能、预防运动损伤。运动康复主要针对运动损伤、骨科术后康复、产后康复、慢病康复、肌肉疼痛等。自21世纪以后，社会开始对其专业进行招生，时至今日，国内已有几十所大学开设了运动康复专业，如体育院校、师范院校、医科院校等。

运动功能康复是一个漫长的过程，常规康复方法枯燥无味、相对困难且数量较多，长期下去易降低患者的主动性及康复训练效果。混合现实技术作为新兴技术目前逐渐用于医学等多领域，该技术指利用计算机生成的三维图像和声音，模拟真实或虚构的场景，让康复者沉浸在一个交互式的虚拟环境中。该技术可以通过头戴式显示器或其他设备，为康复者提供多种刺激和任务，激发康复者的主动性和积极性，提高康复者的运动康复效率。我国一些研究人员在将运动功能康复与混合现实相结合，取得了一定的成果。梁明等采用华南理工大学机械与汽车工程学院研制的虚拟厨房康复软件进行了对比实验，软件构建了一个虚拟厨房的环境，患者通过在其中漫游并完成一系列的厨房操作来训练偏瘫上肢的运动功能及日常生活活动（activity of daily living，ADL）能力。在患者训练时软件可提供视觉反馈和听觉反馈来强化训练效果。于训练前、训练后3周时采用改良Barthel指数（modified Barthel index，MBI）评定患者ADL能力，结果显示虚拟厨房上肢康复训练结合常规作业治疗能显著改善脑卒中偏瘫患者上肢运动功能及ADL能力。陈佩顺等将VR与活动平板相结合并对脑卒中偏瘫患者进行步行训练，即指导患者在活动平板上步行，同时通过屏幕观看前行移动时VR场景（如街道、村庄、河岸、运动场、森林、公园、海景、湖泊、沙漠、城堡等其中一种），场景移动速度与平板速度匹配，使患者产生身临其境的感觉。该研究结果显示患者各项评分均较治疗前明显改善。王兆坤等设计了一套上肢康复训练设备，该套设备包括上肢操作平台、下肢操作装置、座椅装置、环屏显示器、控制界面。训练时患者通过上肢左右旋、上下肢上抬下压及上肢立体空间多关节复合运动训练，操作虚拟游戏。王晓春通过对照实验，使用该设备验证了虚拟现实技术能有效改善中风偏瘫患者上肢运动功能，提高ADL能力，并有效促进偏瘫患者神经功能缺损的修复。在最新的研究中，吴龙强等人自主设计及开发了增强环境显示系统，结合虚拟现实操作设备，增强运动功能训练的沉浸性及趣味性，提高患者的主动参与的积极性。该系统运动康复训练具体任务包括ADL能力、厨房训练（肩关节、肘关节、手指等各大关节综合性配合动作）、触碰球训练（肩关节及肘关节屈伸）、拳击训练（肘关节屈伸）、射击训练（手指按压肌力、上肢内收外展及转移）、敲打训练（肩关节、肘关节、腕关节协同完成）5个项目，用于增强脑梗死患者偏瘫上肢大关节、手眼协调、上肢控制及手指抓握能力。若患者上肢主运动功能较差，无法独立完成，可在治疗师的指导和帮助下辅助患侧上肢训练。虚拟现实运动康复每天训练30分钟，每周训练5天，共治疗3周。实验结果表明虚拟现实运动康复疗法结合常规康复训练可显著改善早期脑梗死偏瘫患者的上肢运动能力，并且可以促进大脑神经纤维重组，改善皮质脊髓束代偿。

六、认知功能障碍康复

认知功能康复有助于患者恢复正常认识功能、补偿脑损伤或受损个体的认知缺陷。在目前的临床实践中，有两种基本类型的认知康复：恢复性和补偿性康复。前者使患者能够通过专门的认知训练来恢复失去的功能，后者帮助患者使用辅助工具克服认知障碍。认知功能康复基于神经可塑性原理（大脑响应与外部环境相互作用而发生变化的能力）。在经过特定和完整的神经心理学评估后，大多数因神经损伤而受到行为和认知障碍影响的患者会进行认知康复训练。认知康复技术可分为两大类：传统（纸/笔练习）训练和计算机辅助训练。这两种技术都是基于认知策略来重新训练或减轻患者在注意力、视觉处理、语言、记忆、推理、解决问题和执行功能方面的缺陷。传统训练主要依托于治疗师进行，而计算机辅助认知功能训练使用类似游戏的程序训练认知功能，目前已经延伸到记忆训练、注意力、解决问题和工作模拟等方面。

　　北京航空航天大学和北京大学第六医院等医疗机构合作，研发了基于指尖压力精确控制的沉浸式虚拟现实视听触融合注意力训练平台，用于注意力缺陷和多动症儿童的注意力控制能力评测和训练，通过手眼脑协同任务中的行为学指标和脑电神经活动指标，实现了患病儿童和正常儿童的量化分类评测，并获取了不同注意力水平下的脑电频段能量表征。北京宣武医院等科研和临床机构的数位脑科学专家基于前沿脑科学研究成果研发了"六六脑科学健脑云平台"，此系统是首个中文界面的自适应认知训练软件，通过计算机情景模拟和游戏互动的方式给患者提供脑功能测评及脑认知康复训练方案。该平台基于前沿脑科学研究成果，提供专业、系统的脑功能评估、监测和健脑训练方案，创新地将脑科学和临床技术与云技术、社交游戏形式相结合，让用户通过轻松的游戏式健脑训练，就可达到经临床验证的脑功能提升和康复效果。该平台可通过多媒体软件的方式，刺激大脑，通过互联网、人工智能等新技术结合提供给更优质的应用体验。

　　近年来，混合现实技术（MR）在运动、认知和感觉缺陷康复中取得了较好的结果。MR可以在模拟现实世界的同时创建让用户参与的交互式环境。这些系统由特定的软件程序和输入输出外围设备组成，可再现复杂的沉浸式体验。MR可以对不同的神经病理学生效，并且可以实现在全年龄阶段的多目的应用。MR可以用来改善受损的认知功能，刺激和增加备用认知能力，并可改善患者的参与程度和自主性。因此，在认知功能康复中应用MR，通过感官参与（增加视觉和听觉反馈），可使患者的认知康复更容易，如注意力、记忆、语言、执行功能、空间认知和感知能力和心身焦虑等。患者通过运动与虚拟场景和视听刺激互动，使感官全面参与，促进大脑皮层功能的重新激活和改善，并优化感觉皮质的效率。

　　目前我国对MR与认知功能康复的结合处于研究阶段，部分医院中的研究人员对MR在认知康复上的应用进行了探究与验证。温鸿源等对虚拟现实技术改善脑卒中后记忆功能障碍的疗效其相关作用机制进行了研究：将80位脑卒中后记忆功能障碍患者随机分为研究组和对照组，每组各40例。对照组仅采取常规康复训练与记忆训练，研究组在对照组的基础上加以虚拟现实训练。常规康复训练包括物理治疗与作业治疗等。虚拟现实训练方式包括虚拟的行走、赛车、赛艇、滑雪。虚拟训练时，患者在治疗师的指导下体验不同的场景，在训练结束后自由回忆在虚拟场景中发生的事情的细节，每次进行5～8遍的单项重复。实验结果表明虚拟现实技术能有效改善脑卒中后记忆功能障碍，其机制可能与调节海马区脑组织中H-MR代谢有关。新疆医科大学杨荣等对给予虚拟现实技术的综合干预对老年脑卒中后抑郁患者生活质量的改善作用进行了研究：将100例老年脑卒中后抑郁患者随机分为观察组和对照组。对照组按照住院患者常规干预；观察组实施基于虚拟现实技术的综合干预，包括选择轻柔舒缓的背景音乐、设定轻松愉悦的户外场景，互动模式包括轻体力游戏活动、智力训练、肢体训练康复活动、平衡训练、灵巧性训练、放松训练等。此外，根据患者实际需要安排其亲属拍摄视频置入虚拟现实系统并设定互动模式，如捏一捏孙子的脸，与女儿一起打球等。研究结果表明虚拟现实技术在老年脑卒中患者心理功能的康复过程中能起到较好的辅助功能，有较好应用前景。郑州市人民医院张红利等对头针治疗联合虚拟现实技术在脑卒中患者功能康复进行了研究：将136例脑卒中患者随机分为对照组、头针治疗组、虚拟现实技术治疗组、联合治疗组四组。对照组根据脑卒中康复指南予常规脑卒中二级康复治疗和护理；头针治疗组予常规脑卒中二级康复治疗和护理基础上，选取头针的平衡区（顶中线和双侧枕下旁线）下针；虚拟现实技术治疗组除在对照组的康复治疗基础上加行虚拟情景互动训练，根据患者的兴趣爱好及训练的具体要求选择不同的情景互动模式，具体有图形数字匹配、飞行训练、大鱼吃小鱼、擦桌子、踏步训练、赛车项目供选择；联合治疗组在常规脑卒中二级康复治疗和护理基础上，在治疗过程中，如头针治疗组留针同时进行虚拟情景互动训练。实验结果表明头针治疗联合虚拟情景互动训练在脑卒中患者康复治疗中能够有效地提高患者的运动功能、认知功能、日常生活能力。

目前，将虚拟现实技术与其他认知功能障碍康复技术相结合的研究越来越多，取得了一定的成果。西部战区总医院柏玲等人对低频重复经颅磁刺激（rTMS）联合虚拟现实训练治疗脑卒中后抑郁伴认知障碍的临床效果进行了研究：将45例脑卒中后抑郁伴认知功能障碍患者随机分为对照组和观察组。对照组在脑卒中后接受常规综合康复治疗，并给予低频rTMS治疗；观察组在脑卒中后接受常规综合康复治疗，并给予低频rTMS联合虚拟现实训练治疗，根据患者实际运动能力设置适当关节活动角度和训练难度，并根据患者喜好选择虚拟情景进行训练。实验结果表明，在常规康复治疗基础上，联合应用rTMS和虚拟现实康复训练能够提高脑卒中后抑郁伴认知障碍治疗效果，能够改善抑郁和认知功能，在一定程度上提升患者的生活水平。可能的机制包括降低炎症水平，促进神经元功能。郴州市第一人民医院何旭光等对高压氧联合虚拟现实技术对脑损伤患儿功能重建的作用进行了研究：将90例脑损伤综合征患儿，随机均分成高压氧组、虚拟现实技术组及高压氧联合虚拟现实技术组。所有患儿均予以常规康复治疗，主要包括神经营养药物治疗、常规作业疗法及家庭康复训练等。高压氧组行高压氧治疗，采用婴儿透明氧舱。虚拟现实技术组接受基于虚拟现实技术康复训练方法，训练前为患儿讲解和示范训练的内容，并播放动作视频使其熟练掌握训练方法。训练时选择安静的环境，取站立位，根据患儿功能情况选择不同的情景模拟程序训练患儿反应力、运动控制及肢体协调能力，患儿每个动作完成后屏幕会显示"好""继续努力"等鼓励性词语。联合组予以高压氧和虚拟现实技术康复训练，方法同上。研究结果表明高压氧联合虚拟现实技术能促进脑损伤患儿神经功能与运动功能重建，减轻脑组织损伤，抑制脑损伤炎性反应，值得临床借鉴。

第八章　中国康养结合年度进展

人口老龄化是全人类共同面临的世界性问题，也是21世纪我国的基本国情。与第六次人口普查结果相比，第七次人口普查结果我国60岁以上的人口上升了5.44%（占总人口的18.7%）；65岁以上的人口占总人口的13.5%。由于人口老龄化的态势不可逆转，预计到21世纪后半叶，我国人口老龄化程度将停留在高位。老年人由于老化、疾病与外伤等因素的影响，生理功能衰退，也更易发生慢性病和多种并存病，随着年龄的增长和身体功能的进一步下降，健康问题和照护养老等需求也变得更为突出。本章将基于老年人群的健康需求，重点介绍我国推进康养结合的实践探索，并汇总2022年我国康养结合的年度进展情况。

第一节　中国康养结合发展历程

一、中国康养结合的理论背景

康养结合与健康老龄化关系密切，是实现健康老龄化的客观要求和现实路径。自1990年前提出"健康老龄化"发展战略后，2015年，WHO首次明确将"健康老龄化"定义为"发展和维护老年健康生活所需的功能发挥的过程"。在《关于老龄化与健康的全球报告》一文中，个体能够按照自身观念和偏好来生活和行动的过程就是功能发挥的过程。2016年，我国《"健康中国2030"规划纲要》在健康中国战略和健康老龄化视域下，强调了延长老年人寿命和提高生活满意度的新内涵。2017年，国家卫生健康委等多个部门联合印发《"十三五"健康老龄化规划》立足全人群和全生命周期两个着力点，首次提出了健康老龄化发展任务，丰富了健康老龄化的基本内涵，从而为我国康养结合的发展模式奠定了理论基础。

二、我国康养结合发展阶段及模式演进

人口结构变迁、消费结构升级与经济结构调整等结构性变迁构成了我国康养结合的兴起和发展的时代背景。我国康养结合的发展经历了以老年需求为核心的

初步探索阶段，以创新试点先行的高速发展阶段，以提质增效为核心的规范建设阶段。自2013年国务院提出"医养融合"的发展思路后，不断迭代发展，最终形成了整合式的医养康养模式。当前，我国康养结合正处在健康中国战略和积极应对人口老龄化国家战略的历史交会点上。

由于康养结合涉及医疗、养老、康复等多个专业领域，还囊括了养生、文化、旅游等诸多业态。系统的产业体系全链式发展需要第一、第二和第三产业的有效整合。受政策环境、资源禀赋、需求状况和技术创新等多方面因素的影响，发展具有较大的动态性和复杂性。根据李博等人的研究，总结当前的发展模式为资源优势驱动模式、产业融合发展模式、跨区域市场融合发展模式、智慧康养发展模式和产业生态圈发展模式等，并呈现为非线性演化的特征。2017年，党的十九大报告进一步明确了"健康中国战略"的优先发展地位之后，基于庞大的老人群体和广阔的市场前景，我国开启了新时代快速发展的契机，产业结构进一步走向融合、聚集，并产生组织集群转变。

三、康养结合是养老服务体系建设的新发展

康养结合是我国养老服务体系建设的阶段性成果。2019年党的十九届四中全会，"康养结合"首次被纳入养老服务体系建设目标，"加快建设居家社区机构相协调、医养康养相结合的养老服务体系"赋予了养老服务体系建设新内涵，同时也对养老服务体系建设提出了新的要求。之后，国家逐步确立了康养结合总体战略发展目标、指导思想、重点建设任务、服务保障标准以及融合发展模式的宏观规划。国外推行的整合照料模式与我国的前期的医养结合有着相似的现实需求和理念，其长期照护保险运营的经验与教训也有一定的参考意义。总之，康养结合是我国在积极应对人口老龄化挑战，建设满足老年人养老服务需求所发展出的具有中国特色的整合性健康养老服务体系过程中的阶段性成果。

养老服务体系的建设通常是一个长期的渐进的过程，但由于我国老龄化绝对规模大、进展速度快、高龄化显著、发展不均衡等特点，建设目标表现为动态性、连续性和阶段性，实现目标具有长期艰巨性。目前，我国老人居家养老仍占据了约90%的绝对优势，社区养老约7%，机构养老仅3%，形成了"9073"格局，基本面上仍以保障生活为主，无法解决医疗康复问题，无法从根本上保障健康养老。中国社会科学院人口与劳动经济研究所、中国社会科学院应对人口老龄化研究中心研究员林宝指出，应从全生命周期角度、全过程管理角度关注老年人养老过程中的健康维护、健康管理问题，明确养老服务体系内部结构功能关系，以老年人不断增长的养老服务需要与养老服务发展不平衡不充分之间的矛盾问题

为导向，重点解决解决机构养老功能不足、社区养老服务严重缺乏和医养分离而影响养老质量等问题。李月娥等的研究指出，我国医疗卫生、养老服务、健康管理资源有限，应以政府为主导，社会化和市场化相结合，以社区养老为平台，通过整合资源，优化配置，提升效能，构建医疗、养老、健康服务有效衔接的医养康养结合养老服务体系。王颖捷等的研究也指出，需要从供给侧考虑养老服务体系的长期建设，供给侧的效率、成本与价格才是保证养老服务体系持续稳定运营的关键，同时兼顾短期的需求侧供给。

第二节　中国康养结合的年度进展

当前，世界百年未有之大变局加速演变。我国正处于从中度老龄化向超老龄化社会发展阶段的关键节点、处于国家发展新格局布局的关键时期。虽然，人口老龄化的快速发展令社会管理和公共服务体系建设承受了巨大的压力，少子老龄化也使这种压力变得更为具象且明确，但由于人们健康意识的提高，健康老年人参与社会发展的情绪高涨，康养结合在面对挑战的同时也迎来前所未有的发展机遇。康养结合若能同时协同有为政府和有效市场的作用，构建良好的产业发展生态，推动产业发展创新和升级，必将产生良好的经济效应和极其巨大的社会效益。目前，我国康养结合产业大多仍是具有地方特色的康养资源初级应用，仅有部分地方具备较好的康养产业发展基础。

一、健康老龄化规划及康养结合政策演进

政府聚焦康养理念，大力推进"健康中国"建设，近十年来，我国在养老服务政策方面取得了前所未有的巨大进步，康养结合政策也相应有了历史性突破和进展。2019年，中共中央、国务院印发的《国家积极应对人口老龄化中长期规划》（以下简称《规划》），是我国积极应对人口老龄化的战略性、综合性、指导性文件，明确了我国到本世纪中叶积极应对人口老龄化的制度框架。在2022年新修订的《中华人民共和国老年人权益保障法》总则中，明确规定"国家建立和完善居家为基础、社区为依托、机构为支撑的社会养老服务体系"。

2022年2月21日，国务院印发《"十四五"国家老龄事业发展和养老服务体系规划》，围绕推动老龄事业和产业协同发展、推动养老服务体系高质量发展，提出了"十四五"时期的发展目标，即养老服务供给不断扩大，老年健康支撑体系更加健全，为老服务多业态创新融合发展，要素保障能力持续增强，社会环境

更加适老宜居；并明确了养老服务床位总量、养老机构护理型床位占比等9个主要指标，推动全社会积极应对人口老龄化格局初步形成，老年人获得感、幸福感、安全感显著提升。部署了9方面具体工作任务，包括织牢社会保障和兜底性养老服务网，扩大普惠型养老服务覆盖面，强化居家社区养老服务能力，完善老年健康支撑体系，大力发展银发经济，践行积极老龄观，营造老年友好型社会环境，增强发展要素支撑体系，维护老年人合法权益。

2022年3月1日，国家卫生健康委等15个部门联合印发《"十四五"健康老龄化规划》提出了健康老龄化的七项工作指标和九项任务。七项工作指标为：一是老年人健康素养水平有所提高；二是65～74岁老年人失能发生率有所下降；三是65岁及以上老年人城乡社区规范化健康管理服务率达到65%以上；四是65岁及以上老年人中医药健康管理率达到75%以上；五是60%以上的二级及以上综合性医院设立老年医学科；六是85%以上的综合性医院、康复医院、护理院和基层医疗卫生机构成为老年友善医疗卫生机构；七是85%以上三级中医医院设置康复（医学）科。九项任务包括：一是强化健康教育，提高老年人主动健康能力；二是完善身心健康并重的预防保健服务体系；三是以连续性服务为重点，提升老年医疗服务水平；四是健全居家、社区、机构相协调的失能老年人照护服务体系；五是深入推进医养结合发展；六是发展中医药老年健康服务；七是加强老年健康服务机构建设；八是提升老年健康服务能力；九是促进健康老龄化的科技和产业发展。

2022年4月18日，国家卫生健康委印发实施《医养结合示范项目工作方案》，明确了医养结合示范项目创建工作的创建目标、创建范围、创建标准、工作流程。创建目标是总结推广好的经验和做法，发挥辐射带动作用，引导鼓励各地深入推进医养结合工作，建立完善医养结合政策体系，吸引更多社会力量积极参与医养结合，不断提高医养结合服务能力和水平，更好满足老年人健康养老服务需求。同时，国家卫生健康委等九部门联合发布《关于开展社区医养结合能力提升行动的通知》明确提出，提升医疗和养老服务能力、提高信息化水平、改善设施条件等，重点为失能、慢性病、高龄、残疾等老年人提供健康教育、预防保健、疾病诊治、健康护理、安宁疗护卫生，兼顾日常生活照料的医养结合服务。

2022年5月20日，根据《中华人民共和国国民经济和社会发展第十四个五年规划和2035年远景目标纲要》《"健康中国2030"规划纲要》，国务院办公厅印发《"十四五"国民健康规划》，加快完善国民健康政策，持续推进健康中国建设，不断满足人民群众日益增长的健康需求，持续推动以治病为中心转变为以人民健康为中心的发展方式，为群众提供全方位全周期健康服务，不断提高人民健康水平。围绕着"共建共享、全民健康"的战略主题，到2025年，公共卫生服务能力显著增强，一批重大疾病危害得到控制和消除，医疗卫生服务质量持续改善，医疗卫生相关支撑能力和健康产业发展水平不断提升，国民健康政策体系进一步健全，人均预期寿命在2020年基础上继续提高1岁左右。

2022年6月16日，国家卫生健康委、全国老龄办联合发布《关于深入开展2022年"智慧助老"行动的通知》，通过组织开展面对面讲座、手把手教学、老年人之间"传帮带"、家庭成员帮助以及线上课堂等多种方式，切实帮助老年人提升智能技术运用能力，推动解决老年人在疫情防控中遇到的实际困难。

2022年7月21日，国家卫生健康委等11个部门联合印发的《关于进一步推进医养结合发展的指导意见》，从发展居家社区医养结合服务、推动机构深入开展医养结合服务等6方面提出15条具体措施，明确提出支持医疗资源丰富地区的二级及以下医疗卫生机构转型，开展康复、护理以及医养结合服务，推动养老机构改造增加护理型床位和设施，完善价格政策，加大保险支持，盘活土地资源，落实财税优惠，引导医务人员从事医养结合服务，壮大失能照护服务队伍，不断满足老年人健康和养老服务需求。

2022年8月30日，《国务院关于加强和推进老龄工作进展情况的报告》指出："坚持以人民为中心，实施积极应对人口老龄化国家战略，加快建立健全相关政策体系和制度框架，推动老龄事业高质量发展，走出一条中国特色积极应对人口老龄化道路。"

2022年9月28日，国家卫生行业标准《中国健康老年人标准》（WS/T 802—2022）规定了中国健康老年人标准、评估实施和评估标准。

2022年10月16日，党的二十大报告中强调实施推进健康中国建设、积极应对人口老龄化国家战略，将积极应对人口老龄化上升为国家战略，对于推动老龄事业和产业协同发展起着积极重要的作用。通过发展养老事业和养老产业，构建多样化的"为老服务"体系和普惠型养老服务，可满足不同年龄、不同区域、不同品质等市场需求的老年人的"为老服务"，进而让老年人共享改革发展成果，实现颐养天年。二十大报告中"发展养老事业和养老产业"的提法，意味着养老事业和养老产业这两方面将协同发展；"推动实现全体老年人享有基本养老服务"的表述，意味着要分清不同老龄化阶段、不同消费人群、不同活力状态的老年人，随之，养老服务和养老产业的需求会形成差异，行业也会更为细分、多样。随着积极应对人口老龄化国家战略的实施，国家在养老服务体系等方面制定并推行了诸多扶持政策，促进了养老事业和养老产业协同健康发展。

2022年12月14日，中共中央、国务院印发《扩大内需战略规划纲要（2022—2035年）》，其核心内容为明确增加养老服务消费。适应人口老龄化进程，推动养老事业和养老产业协同发展，加快健全居家社区机构相协调、医养康养相结合的养老服务体系。发展银发经济，推动公共设施适老化改造，开发适老化技术和产品。推进基本养老保险由制度全覆盖到法定人群全覆盖，完善灵活就业人员参加职工社会保险制度。发展企业年金、职业年金，规范发展第三支柱养老保险。完善基本医疗保险制度，健全重特大疾病医疗保险和救助制度，支持商业健康保险发展。实现企业职工基本养老保险全国统筹，推动基本医疗保险、失业保险省级统筹，巩固完善工伤保险省级统筹。

二、研究热点与趋势

2022年，从文献发文量、研究机构、高频关键词、凸显词以及时间线方面的解析发现，自"健康中国"战略提出以来我国在康养结合相关研究的发文量呈逐年递增的总体趋势，每年新增在300～500的数量之巨，2022年热度上升明显。医养康养结合、健康管理、老龄化、健康服务等方面受关注度较高，其次，"安宁疗护""健康养老""需求""老龄健康"的中介中心性较其他关键词偏高，是研究的热点。在聚类模块中，关于老年人慢性病研究的关注度和热度最高，发文量较多。在2019年前后，关于老年人健康知识教育和健康促进方面的研究得到研究者的重视，发文量开始增多。高校具有高水平的研究团队，且对于理论的研究偏多，在整个研究中老年健康服务领域理论上的深层挖掘占主导地位，医院、养老机构、社区等对理论的研究少而对老年群体健康的实例研究多，但理论联系实际的情况有所欠缺，目前多数研究还停留在模式构建、实践现状及发展趋势的研究水平。

前期的国家自然科学基金项目及国家社科基金项目在2022年发表了"医养结合型养老机构卫生服务质量指标体系构建研究""医养结合型养老机构服务质量评价指标体系的构建""区域医联体背景下医养结合服务评价指标体系构建""基于德尔菲法构建初级医养结合老年护理人才岗位胜任力评价指标体系"。

西南医科大学国家社会科学基金项目"乡村振兴背景下农村社区'医养结合'深度融合体系构建及培育路径研究"阶段成果显示，通过构建"多元协同－多方共赢"模式使不同供给主体形成利益均衡共识，共同致力于社区"医养结合"供给的善治之道，以此破解社区"医养结合"服务供给碎片化问题，有望最终实现各方供给主体协同均衡发展。上海财经大学公共经济与管理学院国家社科基金重大项目"我国医养结合优化模式筛选及推进医养结合全覆盖对策研究"的阶段性成果显示，上海市的医养结合政策呈"渐进式"演变，政策体系链"制定、规划、执行、评估、总结"完整，"五位一体"医养结合供给体系地方特色明显。为我国其他地区提供了从政策制定到治理体系规划、治理平台建设与治理融合的借鉴。

2022年度国家社会科学基金项目申报指南中，明确指引人口老龄化背景下的相关传统文化研究、经济发展关系、婚姻及生育率、社会体育、适老产品与服务供给、消费行为及养老服务体系建设、制度保障与发展路径的研究。继"实施积极应对人口老龄化国家战略""人口老龄化背景下的残疾预防策略与应用研究""人口老龄化对科技创新的影响机制与战略协同研究""中国人口老龄化对经济增长的影响路径与政策选择研究"之后，我国从健康中国战略角度出发国家社科基金重大项目立项资助了"面向健康中国战略的智慧养老数据资源体系建设研究"，深入实施创新驱动发展战略，提高老年服务科技化、信息化水平，加大老年健康科技支撑力度，加强老年辅助技术研发和应用。国家自然科学基金委员会更是发布了《器官衰老与器官退行性变化的机制重大研究计划2022年度项目指南》，通过发展与衰老及器官退行性变化相关研究的新方法与新技术，聚焦重要人体组织器官和生理功能系统的衰老及其向退行性变化演变的早期过程，明确器官衰老和器官退行性变化相关的分子、细胞和功能变化特征，阐释器官衰老及向退行性变化演变的调控机制，认识衰老相关疾病发生发展，从而为建立衰老相关疾病的应对策略提供理论指导。

三、养老服务和产品供给体系发展状况

为积极应对人口老龄化，从我国的基本国情出发，经过多年的发展，我国的医疗与健康产业体系逐步完善，健康教育和健康素养进一步普及。2022年，我国的康养产业结构体系开始趋于清晰，产业生态开始走向成熟。遵照党中央的系列部署，我国正以老年人权益保障法为基本依据，以加快发展养老服务业、全面开放养老服务市场、实施老年人照顾服务项目、推进医养康养相结合、建立长期医疗照护保险等制度创新为重点，建设体现时代性、把握规律性、富有创造性的中国特色养老服务体系。目前的国家康养产业政策发展涉及产业的业态融合、技术支撑、标准建设、人才培养等方面，康养产业政策实现了从"事业性"到"产业型"的转型；省、市、县层级的康养产业政策则从产业政策支持、政策工具制定及政府工作施政方面入手，切实推动产业发展。

北京大学人民医院心血管病研究所胡大一教授撰文指出，我国康养事业发展遇到的瓶颈与短板是缺少优质医疗资源保障与引领。向小娜等通过介绍"居家—社区—机构"三级康复养老的概念，分析与总结国内外运行现状，探索康复养老模式与诊疗内容，为进一步探索适合中国国情的三级康复养老模式提供建设与管理基础。我国的三级康复养老模式是指居家康复养老、社区康复养老及机构康复

养老。构建三级康复养老模式的意义在于最大化合理利用与分配康复医疗资源提供养老服务，满足不同功能状态老人的康复养老需求。基于我国三级康复养老模式现状，未来可构建三级康复养老网络与联动体制。

据国家卫生健康委员会发布的《2022年我国卫生健康事业发展统计公报》显示，截至2022年末，全国设有国家老年疾病临床医学研究中心6个，设有老年医学科的二级及以上综合性医院5909个，建成老年友善医疗机构的综合性医院8627个、基层医疗卫生机构1 9494个，设有临终关怀（安宁疗护）科的医疗卫生机构4259个。全国医疗卫生机构与养老服务机构建立签约合作关系的达8.4万对，两证齐全（指具备医疗机构执业许可或备案，并进行养老机构备案）的医养结合机构共有6986家。民政部发布的《2022年民政事业发展统计公报》显示，截至2022年底，全国共有各类养老机构和设施38.7万个，养老床位合计829.4万张。其中，仅江苏省、山东省和广东省机构数量突破3万家。此外，注册登记的养老机构4.1万个，比上年增长1.6%，床位518.3万张，比上年增长2.9%，社区养老服务机构和设施34.7万个，共有床位311.1万张。

新型冠状病毒感染流行使健康得到了前所未有的关注，越来越多的企业开始将康养结合服务与互联网、医疗等领域融合，希望能够通过创新模式和服务方式，打造受众面更广、更为个性化的康养结合服务。在政府政策支持和老龄化挑战的双重作用下，康养产业已然成为新的投资热点，养老、养生、医疗、文化、体育、旅游等诸多业态交错、延伸，康养产品种类也不断多元化，逐渐形成立体的复杂生态系统。产业格局开始呈现以各区域康养资源为基础，业态向资源依附聚集。业态和形式的多元化也为康养制造企业向智能化、高端化转型升级提供了机会。至此，市场参与主体多元化，主导业态基本成型，与科技、互联网等产业的融合创新探索得到了快速发展，康养产业发展势头和潜力得到进一步释放。

华东地区省市统计公报数据显示，65岁及以上的老年人口数量占总人口数量的比值较大，其中江苏省和浙江省2022年的65岁及以上老年人比重分别为16.20%和13.27%，进入了深度老龄化社会。从华东各省份的老年人口数量占比数据可以看出，整体上华东地区对养老服务的需求较大，在华东地区的各省市政府工作报告中，康养产业的发展多和养老服务紧密结合。目前，长三角地区各城市正在探索建设长三角区域养老服务一体化。继上海市之后，浙江省、江苏省等地整合医疗资源，促进医疗资源与旅游产业的融合，华东地区迎来医疗旅游开发建设潮。2022年初统计，截至2021年底，华东地区共有招商、在建及近期完工康养相关项目580个，其中有17个在建项目超100亿元。

广东以凉茶、药膳、食补等为代表的产品或产业一直盛行，形成了独具特色的康养文化和相关健康产业，同时发展了一批有鲜明特色、环境质量好、服务质量优、管理体系与制度较为健全、经济社会生态等效益好的森林康养示范基地。当前全省的温泉产业已经具有一定的产业基础，温泉旅游业每年经济效益高达400亿元，产业规模和效应十分可观。而以龙门、东莞观音山等为代表的康养胜地，已经成为广东省乃至华南地区发展较为成熟、有一定旅游吸引力的康养地区和景点，康养产业得到迅速发展。

海南省以优质的空气和独有的养生资源较早开始发展康养产业。随着康养产业的发展和政策的支持，医疗康养产业发展迅猛。2020—2021年，新开工建设项目有6个，投资近50亿元。海南博鳌乐城国际医疗旅游先行区引进国际先进医疗技术，吸引相关人才，完善社保等医疗保障体制，推动医疗康养产业不断发展。

西南地区拥有丰富的名山大川、原始森林、高山峡谷、草甸湿地、天坑地漏、溶洞奇观、田园风光、民族风情等旅游资源，拥有良好的生态条件、空气条件、气候条件和政策条件，这些都为康养旅游产业的发展和互融共生提供了有利条件，促进了西南地区康养业态的多样化发展，有温泉康养、中医药康养、文化康养、农业康养、阳光康养、森林康养等成规模的产业。根据《贵州省大健康创新发展工程专项行列方案》要求，到2022年，贵州大健康产业增加值可达2000亿元。

华中地区湖南、湖北两省也根据自身优势资源大力发展康养产业。湖南省出台政策优化康养环境，《关于促进五大融合加快发展健康产业的意见》等文件先后出台实施，使得康养产业环境持续优化，不断发展。湖北省出台《关于加快湖北省大健康产业发展的若干意见》，发布《湖北省疫后重振补短板强功能"十大工程"三年行动方案（2020—2022年）》，加大对医药、健康产业的扶持力度。

四、人才队伍建设、职业教育

康养产业人才队伍建设是发展的关键，职业教育则是有力的基础保障。

人才队伍可分为三大类，第一类主要指从事康养产业研究、医养结合教学培训等活动的教育研发类高层次人才；第二类主要指从事康养产品生产、服务和机构经营领域的生产经营类人才；第三类主要指为老年人提供健康、保健、医疗、康复、护理等服务的基层服务应用人员。在老龄化背景下，我国老龄化发展特点进一步凸显了康养服务人员缺口巨大的长期性。中国工程院咨询研究重点项目"辽宁省老年人康养服务需求调查"，建议增加对老年人的照护关怀（66.72%），提高专业人员的技术操作水平（61.29%），加强负责的工作态度（56.37%），丰富老年生活（54.67%），增加工作人员数量（42.95%）。

在中共中央办公厅、国务院办公厅印发的《关于推动现代职业教育高质量发展的意见》中，康养属于人才紧缺的专业。2020年9月，人社部、民政部、财政部、商务部、全国妇联联合发布了《关于实施康养职业技能培训计划的通知》（人社部发〔2020〕73号），面向有意愿从事康养服务的各类人员开展养老护理、健康照护、家政服务、婴幼儿照护等康养服务培养培训。两年后，国家人力资源和社会保障部、财政部联合印发《国家级高技能人才培训基地和技能大师工作室建设项目实施方案》，提出2022—2025年，继续实施国家级高技能人才培训基地和技能大师工作室建设项目，康养作为民生重点领域赫然在列。人社部等五部门联合发布《关于实施康养职业技能培训计划的通知》提出了明确的目标任务：到2022年，培养培训各类康养服务人员500万人次以上，其中养老护理员200万人次以上，并在全国建成10个以上国家级（康养）高技能人才培训基地。此外，行业协会开展的康复、心理、营养学等多方面专业培训课程让康养机构拥有更高层次、更丰富的照顾能力。同时，推动科技与医疗的融合，利用大数据、云计算等智能技术实现养老机构就医信息化、康体活动可视化等。

2022年4月20日第十三届全国人民代表大会常务委员会第三十四次会议修订的《中华人民共和国职业教育法》职业教育的实施中明确指出，国家将采取措施，加快培养康养方面的技术技能人才，人才队伍建设未来可期。

五、行业标准建设规范及发展

为提升康养服务质量，政府、企业和社会各界均积极参与到康养结合规范实践的探索之中，行业组织积极发挥作用，协助制定相关标准规范，有力地促进了康养结合的可持续发展。2022年9月28日，国家卫生行业标准《中国健康老年人标准》（WS/T 802—2022）规定了中国健康老年人标准、评估实施和评估标准。在2013年民政行业标准《老年人能力评估》M2/T 039—2013实施的基础上，结合国内外老年人能力评估工作的新进展编制的《老年人能力评估规范》（GB/T 42195—2022）于2022年12月30日正式实施。为老年人能力评估提供了统一、规范、可操作的工具，为科学划分老年人能力等级，推进基本养老服务体系建设，优化养老服务供给，规范养老服务机构运营，加强养老服务综合监管等提供了依据。北京市民政局和北京市卫生健康委员会提出并归口、组织实施了《老年人能力综合评估规范》（DBT1/T 1754—2020）。之后，北京市更印发了《北京社区老年健康服务规范（试行）》和《2022年北京市社区老年健康服务规范化建设评价标准》，在全市开展社区老年健康服务规范化建设工作，提升社区卫生服务中心全流程老年健康服务质量、优化服务流程和工作机制，提升社区老年健康服务工作能力，基本满足老年人多样化、多层次的健康服务需求。

第九章　中国康复医学教育发展报告

中国康复医学教育经过30多年的发展，已建立了具有中国特色的康复医学教育体系。为国家培养了大批合格的康复人才，推动了康复医学的发展和科技进步。康复医学教育已经成为我国医学教育的重要领域。特别是最近10年以来，基于康复医学对人才需求的快速增长，康复医学教育呈现快速发展的趋势，培养规模、专业建设、师资队伍建设、课程教材建设、教学水平和人才培养质量等都取得了很大的成绩。

第一节　中国康复医学教育的发展历史与现状

一、发展历史

从历史回顾来看，我国康复医学教育的发展大致可以分成三个阶段，第一个阶段是康复教育探索阶段。20世纪80年代至90年代现代康复医学开始在中国引进与发展。基于对康复人才的需求，全国部分高校和医院陆续举办了各类康复医学培训班。1997年，国务院学位委员会在调整学科专业时确立康复医学与理疗学学科。1998年开始，全国部分省份在省教育厅备案下在中专学校陆续开设了康复技术专业。此时期，全国少数医学院校试办了大专和本科的康复治疗专业。

从2000年到2010年为初级发展阶段。在职业教育领域，2000年教育部在《中等职业学校专业目录》中增设加了康复技术专业（代码0812）。2001年卫生部组织制订了中职康复技术专业全国统一的教学大纲、教学计划，编写出版了卫生部规划教材。2004年，教育部印发《高职高专教育指导性专业目录（试行）》，在医学技术类专业目录中设置康复治疗技术和呼吸治疗技术专业。

在普通本科教育领域，2000年，教育部设立了普通本科康复治疗学专业（代码100307）。自2001年起，南京医科大学、首都医科大学和中山医科大学、华西医科大学等高校相继招生。

在康复医学规范化培训方面，2003年王茂斌教授受"卫生部毕业后教育委员会"和"中国医师协会"委托，牵头起草了《康复医学科专科医师培训基地细则》《专科医师培养标准细则》《专科医师培养考核手册》《专科医师培养登记手册》等规范化培训的文件。2006年由卫生部组织专家对国内申请"康复医学专业医师培养基地"试点单位进行了评定。

在合作办学方面，2004—2007年，华中科技大学与香港理工大学联合设置物理治疗硕士（Master of Physiotherapist，MPT）课程，学制2年，共举办了3届。

从2010年起至今是快速发展阶段。在此阶段，我国基本建立了具有中国特色的康复医学教育体系，人才培养能力显著提高。在职业教育领域，2010年教育部委托全国高职高专专业类教学指导委员会研究制订第一批高等职业院校国家专业教学标准，其中包括康复治疗技术专业教学标准，并于2012年正式发布实施。

2015年，教育部调整发布新一轮职业教育专业目录，康复治疗类单列为二级专业目录，并增加到3个专业，分别为康复治疗技术（康复治疗类，代码620501，含物理治疗、作业治疗、言语治疗方向），言语听觉康复技术（康复治疗类，代码620502，含言语康复、听力康复方向），中医康复技术（康复治疗类，代码620503）。2020年下半年开始，教育部开展了新一轮专业学科目录调整工作，2021年公布了职业教育新专业目录，构建了中职-高职专科-高职本科的一体化、相衔接的职业教育专业体系。康复职业教育专业目录增加了康复治疗类专业的数量，优化了专业结构。中职设置3个专业，高职专科有8个专业，新增了高职本科4个专业：康复治疗（原试点专业）、言语听觉治疗技术、康复辅具技术和儿童康复治疗，其中儿童康复治疗是我国第一个培养儿童康复专业人员的新专业。

在普通本科教育方面，2012年教育部修订公布了普通本科专业目录，康复相关专业设置康复治疗学（医学技术类，代码101005）、听力与言语康复学（医学技术类，代码101008）、运动康复学（体育学类，代码040206T）和假肢矫形工程（生物医学工程类，代码082602）4个专业，2016年以后又陆续新增了康复物理治疗学（医学技术类，代码101009）、康复作业治疗学（医学技术类，代码101010）、教育康复学（教育学类，代码040110）、中医康复学（中医学类，代码100510）4个本科康复相关专业。

2013年教育部委托普通本科专业类教学指导委员会启动了普通本科专业教育标准研制工作，其中包括康复治疗学、听力与言语康复学专业标准，并于2018年正式发布实施。

在康复医师规范化培训方面，我国部分省市先后开展试点工作。2007年卫生部公布了《专科医师培训标准》和《专科医师培训基地标准》，上海市作为首批康复医学住院医师规范化培训试点地区开展相关培训。2013年国家卫生和计划生育委员会等七部委出台《关于建立住院医师规范化培训制度的指导意见》，中国医师协会康复医师分会对原《康复医学科医师培训标准》和《康复医学科医师培训基地标准》进行修订和补充，次年正式颁布。2021年中国医师协会《关于公示2021年度住院医师规范化培训重点专业基地（西医）候选名单的函》，其中全国有31家医疗机构列入规培基地名单。

在研究生教育方面，2015年，康复医学与理疗学专业学生（专业型硕士）全面实施研究生教育与住院医师规范化培训并轨，要求三年研究生学习期间完成学位课程、毕业论文和规范化培训并通过相应的考试和答辩，获得硕士研究生学历证书、学位证书、规培证书以及通过国家执业医师资格考试获得执业医师资格证书。

2017年，国务院学位办批准设置医学技术类研究生学位点。北京大学、北京协和医科大学、天津医科大学、中山大学、四川大学5所学校获得康复治疗学博士点学位授权；天津医科大学、大连医科大学、上海中医药大学、南通大学、徐州医科大学、温州医科大学、浙江中医药大学、安徽医科大学、蚌埠医学院、福建医科大学、赣南医学院、滨州医学院、郑州大学、河南中医药大学、新乡医学院、广东医科大学、桂林医学院、重庆医科大学、川北医学院、昆明医科大学、湖北医药学院、南方医科大学、成都医学院23所学校获得康复治疗学硕士点授权。此后，康复治疗学研究生教育专业点和规模逐年增加。

在康复继续教育方面，开展了多层次、多模式的继续医学教育活动。每年的国家级继续教育项目和各省市级继续教育项目和各类培训班数量快速增长，参加学习人员众多，内容丰富，形式多样，包括各类康复医学基础和临床研究新进展、康复治疗专项技术培训班、康复教育专题学习班以及各种学术交流会、学术论坛，促进了在职康复技术人员的新知识新技术的学习和提高。

在康复教育合作办学方面，四川大学与香港理工大学合作，于2012年起招收物理治疗、作业治疗及义肢矫形硕士（各两届）和博士。硕士颁发香港理工大学证书，博士则颁发2所学校的毕业证书。2016年上海师范大学天华学院和美国威斯康星协和大学获批举办康复治疗学专业中外合作本科办学项目。2016年北京大学与美国南加州大学签署协议，开展为期8年的研究生教育合作项目。近年来，普通本科院校和高等职业教育院校在康复教育领域的国际国内合作交流的项目越来越多，推动了康复医学教育水平的提高。

二、发展现状

1. 教育类型

为适应对康复人才多元化需求，目前我国康复医学教育多种类型并存，包括全日制教育、继续学历教育（含高起专、高起本、专升本）、在职研究生教育（同等学力）、康复医师（住院医师）规范化培训、继续教育、各类（转岗）培训等。全日制教育包括普通本科教育和康复职业教育（包括中等职业教育、高职专科教育、高职本科教育）、研究生教育（包括硕士、博士研究生）。

2. 专业设置

（1）普通本科教育：设置康复治疗学（医学技术类，代码101005）、听力与言语康复学（医学技术类，代码101008T）、康复物理治疗学（医学技术类，代码101009T）、康复作业治疗学（医学技术类，代码101010T）、运动康复学（体育学类，代码040206T）、假肢矫形工程（生物医学工程类，代码082602T）、康复工程（生物医学工程类，专业代码082604T）、中医康复学（中医学类，代码100510TK）、教育康复学（教育学类，代码040110TK）。其中中医康复学培养中医康复医师，学制5年，授予医学学士学位。康复治疗学、康复物理治疗学、康复作业治疗学、听力与言语康复学学制4年，授予理学学士学位。运动康复学学制4年，授予理学或教育学学士学位。教育康复学学制4年，授予教育学学位。假肢矫形工程、康复工程专业学制4年，授予工学学士学位。

（2）康复职业教育：包括中职、高职专科、高职本科教育三个层次。中职学制3年，设置康复治疗技术（康复治疗类，代码720601）、康复辅助器具技术及应用（康复治疗类，代码720602）、中医康复技术（中医药类，代码720408）；高职专科学制3年，设置康复治疗技术（康复治疗类，代码520601）、康复辅具器具技术（康复治疗类，代码520602）、言语听觉康复技术（康复治疗类，代码520603）、中医康复技术（中医药类，代码520416）、康复工程技术（药品与医药器械类，代码490215）、社区康复（公共服务类，代码590303）、体育保健与康复（体育学类，代码570306）、视觉训练与康复（新增，眼视光类，代码520903）；高职本科专业学制4年，设置康复治疗（康复治疗类，代码320601）、康复辅具器具技术（康复治疗类，代码320602）、言语听觉康复技术（康复治疗类，代码320603）、儿童康复治疗（康复治疗类，代码320604）。其中康复治疗、言语听觉康复技术、儿童康复治疗授予理学学士学位，康复辅具器具技术授予工学学士学位。

（3）研究生教育（硕士、博士）：包括临床医学（康复医学与理疗学，授予医学硕士、博士学位）、医学技术学（康复治疗学、听力与言语治疗学等，授予理学硕士、博士学位）、中医学（中医康复学，授予医学硕士、博士学位）、体育学（运动康复学，授予理学或教育学硕士、博士学位）等专业学科。其中康复医学与理疗学培养康复医师，招收临床医学专业本科毕业生。中医康复学培养康复中医师，招收中医学专业本科毕业生。康复医学与理疗学和中医康复学专业型硕士在研究生学习期间分别完成临床医学、中医学住院医师规范化培训。2022年康复医学与理疗学全国有49所院校招生。2022年国务院学位办公布新的《研究生教育学科专业目录》，医学技术一级学科设置为专业学位。

（4）继续学历教育：包括高起专、高起本、专升本。开设本科专业有康复治疗学、听力与言语康复学、运动康复学等；开设专科专业有康复治疗技术、中医康复技术、社区康复、体育保健与康复等。

3. 康复相关专业点数量和招生规模

（1）普通本科：截至2022年，经教育部备案或批准设置全国普通本科康复相关专业点总计401个。其中开设康复治疗学专业点为198个，康复物理治疗专业点20个，康复作业治疗专业点9个，听力与言语康复学专业点17个，运动康复学专业110个，中医康复学专业点23个，假肢与矫形工程专业点9个，康复工程专业点4个，教育康复学专业点11个，招生人数总计20 000多人。

（2）高职专科教育：2022年，全国高等职业院校开设康复相关专业点共713个，其中康复治疗技术专业点374个，言语听觉康复技术专业点16个，中医康复技术专业点143个，视觉训练与康复专业点16个，康复辅助器具技术专业点8个，康复工程技术专业点13个，社区康复专业点66个，体育保健与康复专业点77个。招生计划人数近40 000人。

（3）继续学历教育：2022年开设院校共136所。

（4）中外合作办学：本科项目（院校）3个，年招生计划280人；高职专科项目9个，年招生计划780人。

4. 专业教育标准建设

（1）康复职业教育教学标准：2012年教育部发布实施第一批高等职业院校国家专业教学标准，其中包括《康复治疗技术专业教学标准》。这是我国第一个康复专业国家教学标准。2018年颁布实施《康复治疗技术专业顶岗实习标准》；2019年颁布实施《康复治疗技术专业教学标准（修订版）》和《中医康复技术教学标准》；同年颁布实施《康复治疗技术专业实训中心配置标准》。2022年教育部启动职业教育专业标准制定和修订工作。包括对所有的专业制定新的专业标准，同时对原有的标准进行修订。

（2）普通本科专业教育标准：2018年教育部颁布实施普通高校本科专业目录教育标准，其中包括《康复治疗学专业教育标准》《听力与语言康复治疗学专业教育标准》。

5. 专业建设

（1）国家一流本科专业建设：为贯彻《国务院办公厅关于关于加快医学教育创新发展的指导意见》的精神，教育部于2019年启动国家级一流本科专业建设项目，各省也启动省级一流本科专业建设项目。截至2022年，有20所院校的康复治疗学专业、4所院校的康复作业治疗学专业、3所院校的康复物理治疗学专业、1所院校的听力与言语康复学专业、8所院校的运动康复学专业共计34个国家级一流本科专业建设点。

（2）国家级一流本科课程建设：2020年11月教育部发布首批国家级一流本科课程建设项目，其中包括福建师范大学的足运动康复工程虚拟仿真实验项目等4所高校4门康复相关课程立项建设。2022年职业教育国家在线精品课程建设项目公布，岳阳职业技术学院的康复护理1门康复相关课程立项。

6. 教材建设

（1）全国高等职业教育康复专业规划教材：国家卫健委（原卫生部）全国高等职业院校康复治疗技术专业规划教材第一轮8种于2010年由人民卫生出版社出版发行；由陈健尔、王左生、杜贤担任教材建设与评审委员会主任的国家卫健委"十二五"康复治疗技术专业规划教材17种由人民卫生出版社于2014年出版发行。由陈健尔、乔学彬、王左生、杨晋担任教材建设与评审委员会主任的"十三五"康复治疗技术专业规划教材17种由人民卫生出版社于2019年出版发行。截至2022年8月发行量达118万册。

（2）普通本科教材：国家卫健委（原卫生部）全国高等学校康复治疗学专业规划教材于2008年由人民卫生出版社出版发行；由燕铁斌教授担任教材评审委员会主任的国家卫健委（原卫生部）"十二五"康复治疗学专业规划教材共17种、"十三五"规划教材共19种分别于2013年和2018出版发行。国家卫健委"十三五"全国高等学校听力与言语治疗学专业规划教材共13种由人民卫生出版社于2022出版发行。

国家卫健委（原卫生部）全国高等学校临床医学专业《康复医学》规划教材从20世纪90年代由人民卫生出版社出版发行，第6版由黄晓琳、燕铁斌任主编于2018年出版发行。由励建安任主编的全国研究生规划教材《康复医学》第1版于2014年由人民卫生出版社出版发行，由岳寿伟、黄晓琳任主编的第2版规划教材于2021年出版发行。

由王茂斌主编的全国专科医师培训规划教材《康复医学》由人民卫生出版社2009年2月出版发行；由励建安、黄晓琳主编的国家卫生和计划生育委员会住院医师规范化培训规划教材《康复医学》（第1版）于2016年出版发行，由岳寿伟、黄晓琳主编的《康复医学》（第2版）于2022年出版发行。

7. 康复专业国际认证

截至2022年，我国通过世界物理治疗师联盟（World Confederation for Physical Therapy，WCPT）教育认证的学校有：首都医科大学、四川大学、昆明医科大学、福建中医药大学、上海中医药大学、同济大学6所高校。通过世界作业治疗师联盟（World Federation of Occupational Therapists，WFOT）教育认证的学校有首都医科大学、四川大学、昆明医科大学、福建中医药大学、上海中医药大学、南京医科大学、广州医科大学7所高校。

8. 康复专业信息化教学资源库建设

由宁波卫生职业技术学院、金华职业技术学院、全国卫生职业教育指导委员会共同牵头的国家职业教育康复治疗技术专业信息化教学资源库建设项目于2016年获得教育部立项，2019年11月通过教育部验收。

9. 康复继续教育培训

每年国家级、省级康复医学教育的继续教育培训项目逐年增加。中国康复医学会立项的国家级继教项目近5年就有422项，2022年立项（以及备案）103项。

第二节　中国康复医学教育发展的新趋势

新时期健康中国战略和教育强国战略为中国康复医学教育带来新的发展机遇。健康中国战略第一次提出全体人民享有预防、治疗、康复、健康促进四位一体的健康服务。康复成为健康中国的一个重要的内容和支柱。健康中国战略实施促进了康复医学发展，康复医学发展对康复医学教育和人才培养提出了一个新的更高的要求。

2018年中共中央、国务院召开了全国教育大会，标志着中国高等教育进入新时代，大会提出了建设教育强国的战略。2021年国务院办公厅下发了《关于加快医学教育创新发展的指导意见》，这是关于医学教育发展的战略性纲领性的文件。它的基本原则是以新理念谋划医学发展，以新定位推进医学教育发展，以新内涵强化医学生培养，以新医科统领医学教育创新，强调医科与多学科的交叉融合，推进工理文的融合。教育部出台了一系列的发展教育包括高等教育的政策与措施。普通本科教育实施"双万计划"和重点发展战略、推进一流本科专业建设、线上线下的精品课程建设、国家级的医学虚拟仿真实验教学一流课程建设等一系列高等教育建设发展项目。职业教育出台了"双高计划"，即建设中国特色的高水平的职业院校、高水平的骨干专业群、本科职业教育试点、专业学位研究生的培养模式改革、国家级教学资源库建设等项目措施。全国多家院校进入到这些重点教育项目的建设，推动了康复教育的专业建设、课程建设、教材建设、实训中心建设、教学资源库建设。加快了康复医学多学科的交叉融合，促进了康复专业教育水平和人才培养质量的提高。

当前，康复医学教育发展新趋势有以下几个方面。

第一，康复人才需求的变化。康复医学的快速发展对康复人才需求变化提出了新的要求。表现在人才需求量持续的增长和对人才的结构层次质量的新要求。

从结构需求方面看，随着康复医学发展，对更高层次人才的需求日益增长。但目前培养数量最大的是专科层次，这就要求康复医学教育调整结构，加快发展高层次的人才培养特别是研究生教育。在康复人才类型方面，目前培养最大数量的是康复治疗师，但对康复医生的需求快速增长。对专科化的康复护士的需求也逐步增长。在治疗师结构方面，目前培养的最多的是综合康复治疗师。对物理治疗师、作业治疗师、言语治疗师、听力治疗师、以及其他如心理治疗师、呼吸治疗师等专科化康复治疗师的需求也在增加。

第二，教学层次不断提高。近年来对硕士、博士的需求增长促进了各高校加快了康复专业研究生教育的发展，硕士点、博士点以及招生数在逐年快速增长。随着临床康复对人才层次需求的提高，推动着康复研究生教育的不断发展，今后康复医学教育的层次会越来越提高。

第三，专业分化与专科化人才的需求趋势。康复医学呈现出专业分化、康复临床专科化的趋势。在神经康复、肌肉骨骼关节康复、心肺康复发展的同时，重症康复、肿瘤康复、儿童康复、妇产科康复、烧伤皮肤创面康复、感染性疾病康复、泌尿生殖疾病康复等这些专科化康复趋势也越来越明显。对于专科化康复医生、专科化康复治疗师的需求成为一种发展趋势。这种趋势将推动康复医学教育特别是研究生教育向专科化康复医师和专科化康复治疗师培养方向发展。

第四，人才内涵要求不断提高。临床康复的整体水平的提高对康复医生、康复治疗师的教育培养提出更高的要求。教育以岗位能力需求为导向，要求学生掌握康复医学基本理论、基本知识、基本技能，强调培养学生的职业素养、岗位胜任力，临床思维能力和职业发展能力。

第五，教育标准体系建设与专业认证制度。教育标准是保证康复教育和人才培养质量的基础工程。专业教育标准与专业认证，是保证人才培养质量重要的教育制度与机制。国际康复医学组织如SPRM、WCPT、WFOT都发布了康复教育标准及实施认证制度。2020年中国临床医学专业认证无条件通过世界医学教育联合会的认证，标志着中国医学专业教育标准及其专业论证得到了一个世界通行证。教育部提出以临床医学专业认证通过国际认证为契机，加快构建医学教育认证体系，要实现全覆盖，构建新机制，提升影响力，就是要拓展到其他的医学专业领域，包括延伸到毕业后教育阶段。康复医学专业标准体系的建设与认证机制是促进康复医学专业建设和人才培养质量的一个重要的途径。教育部已发布实施普通本科康复治疗学专业、听力与言语治疗学专业、高等职业教育康复治疗技术专业、中医康复技术专业的国家教育（教学）标准，目前正在积极推进其他康复相关专业国家教育（教学）标准的研制工作。

在康复专业国际教育标准化的认证方面，已经通过WCPT教育认证的有6所院校，通过WFOT教育认证的有7所院校。目前国内一些院校正在申报国际认证的程序，今后会有更多的院校进入此行列。

第六，继续教育与培训发展。康复医学作为新兴学科，随着新理论、新知识、新技术的不断发展，康复医学继续教育与培训发展也非常快。为适应大量康复治疗师以及康复医师的学历提升需求，近年来开展继续学历教育的院校数不断增加，康复医学专业覆盖面逐步扩大，为广大在职在岗的康复医师和康复治疗师的学历提升提供了有效的途径。此外，国家级、省级康复医学教育的继续教育培训项目数量也快速增加，培训内容越来越丰富，对康复技术人员学习新知识、新技术，提高临床能力发挥了重要的作用。如中国康复医学会每年就有100多项国家级康复医学继续教育的培训项目。

第七，对教学资源更高的要求。随着在校生规模扩大、研究生教育的发展、康复教育国际化进展，多学科的交叉融合、教育信息化技术的进步与应用等，对学校的教学资源和条件、专业学科带头人水平、师资队伍等包括临床师资的数量、专业化水平和教学能力、教育管理、临床教学基地水平、康复学科和学术水平、教学能力和科研能力、数字化教学资源建设与应用能力提出了新的更高的要求。

第八，新医学教育革命推动康复教育改革的创新发展。当前，国际国内新教育革命方兴未艾。由此对康复医学教育提出了新的改革要求。教育改革已经成为国际国内康复医学教育界的共识和趋势。康复教育以学生为中心，以人文精神、职业素养、职业能力培养为核心，使康复医学教育教学内容方法体现新理论、新知识以及新技术的进步。一是康复医学教育改革核心是深化人才培养内涵，引导学生树立职业价值观，致力于为患者服务，为残疾人服务，解除他们的痛苦，保留和恢复他们的功能和生活能力，提高他们的生活质量。二是以康复医师、康复治疗师的岗位胜任力为导向改革教学内容和教学方法。教学的内容要体现新理论、新知识、新技术的进步，教材也要反映这些新理论、新知识、新技术的变化发展。三是教学方法上理论与实践一体化教学、现代信息技术、虚拟仿真技术、智慧教育的新形态在康复教育的开发应用，专业信息化教学资源库建设、康复教学的网络资源、信息化资源的应用，线上线下相结合教学，积极探索智能教育新形态等趋势越来越明显。特别在疫情背景下，各高校在积极探索康复医学教学新形态取得了重要的进步，信息化专业教学资源库也发挥了积极的作用。

在党和政府的领导下，在全国康复医学教育工作者的共同努力下，中国康复医学教育发展取得了历史性的发展，建立了具有中国特色的康复医学教育体系，推动了康复医学的发展和科技进步。在新的发展时期，康复医学教育适应新的发展机遇，积极服务健康中国国家战略和教育强国战略，深化教育改革发展，提高人才培养质量，中国康复医学教育发展必将取得新的更大的进步。

参考文献

［1］邱卓英，郭键勋，李伦，等．世界卫生组织康复指南《健康服务体系中的康复》：背景、理论架构与方法、主要内容和实施［J］．中国康复理论与实践，2020，26（1）：16-20．

［2］CIEZA A．Rehabilitation the health strategy of the 21st century, really? ［J］．Archives of Physical Medicine and Rehabilitation，2019，100：2212-2214．

［3］ALARCOS C，KATE C，KALOYAN K，et al．Global estimates of the need for rehabilitation based on the Global Burden of Disease study 2019：a systematic analysis for the Global Burden of Disease Study 2019［J］．The Lancet，2020，396（10267）：2006-2017．

［4］EUROPEAN PHYSICAL AND REHABILITATION MEDICINE BODIES ALLIANCE．White Book on Physical and Rehabilitation Medicine（PRM）in Europe．Chapter 1．Definitions and concepts of PRM［J］．Eur J Phys Rehabil Med，2018，54（2）：156-165．

［5］LUO Y N，SU B B，ZHENG X Y．Trends and challenges for population and health during population aging：China，2015-2050［J］．China CDC Wkly，2021，3（28）：593-598．

［6］邱卓英，李欣，李沁燚，等．中国残疾人康复需求与发展研究［J］．中国康复理论与实践，2017，23（8）：869-874．

［7］邱卓英，郭键勋，杨剑，等．康复2030：促进实现《联合国2030年可持续发展议程》相关目标［J］．中国康复理论与实践，2017，23（4）：373-378．

［8］HOWARD-WILSHER S，IRVINE L，FAN H，et al．Systematic overview of economic evaluations of health-related rehabilitation［J］．Disabil Health J 2016，9：11-25．

［9］吴弦光，陈迪，荀芳，等．发展康复事业促进实现"健康中国2030"目标［J］．中国康复理论与实践，2022，28（1）：6-14．

［10］康雯霖，李涓，胡笑燊，等．我国康复医学事业发展的PEST-SWOT分析［J］．中国卫生事业管理，2022，39（3）：221-226．

［11］卓大宏，王跃进．中国康复医学会的三十年［J］．中国康复医学杂志，2014，29（11）：1020-1025．

［12］国家卫生健康委，国家发展改革委，教育部，等．关于加快推进康复医疗工作发展的意见［J］．中国康复理论与实践，2021，27（9）：993-995．

［13］吴毅，岳寿伟，窦豆．中国康复医学科学研究的发展历程［J］．中国康复医学杂志，2019，34（9）：1009-1013．

［14］范雨轩，韩淑艳，DJORDJE ANTONIOJEVIC，等．工业4.0时代我国康复辅具产业园发展模式探究［J］．广州体育学院学报，2019，39（3）：62-67．

［15］李欣章．建立与发展中国康复高等教育体系［J］．中国康复理论与实践，2018，24（9）：1001-1005．

［16］吴世彩．发展康复高等教育实现现代康复价值［J］．中国康复理论与实践，2018，24（9）：993-1000．

［17］KIM YS, LEE J, MOON Y, et al. Development of a senior-specific, citizen-oriented healthcare service system in South Korea based on the Canadian 48/6 model of care［J］. BMC Geriatrics Article, 2020, 20（1）: 32-47.

［18］谭睿. 中国老年人口失能状况及变化分析——基于第六次、第七次全国人口普查数据［J］. 卫生经济研究, 2023, 40（3）: 6-11.

［19］张建奎, 李晓捷, 唐久来, 等. 中国脑性瘫痪康复指南（2022）核心内容解读［J］. 中华实用儿科临床杂志, 2022, 37（24）: 1841-1853.

［20］李晓捷. 中国脑性瘫痪康复的现状、挑战及发展策略［J］. 中国康复医学杂志, 2016, 31（1）: 6-8.

［21］LI F, CUI Y, LI Y, et al. Prevalence of mental disorders in school children and adolescents in China: diagnostic data from detailed clinical assessments of 17,524 individuals［J］. So Journal of Child Psychology and Psychiatry, 2021, 63（1）: 34-46.

［22］KAMPER SJ, APELDOORN AT, CHIAROTTO A, et al. Multidisciplinary biopsychosocial rehabilitation for chronic low back pain［R］. Cochrane Database Syst Rev, 2014,（9）.

［23］杨啸燕, 颜丽娜, 饶高峰, 等. 医护治一体化康复管理模式在脑卒中患者肺康复中的应用［J］. 中华物理医学与康复杂志, 2020, 42（12）: 1120-1123.

［24］陈立典. 发展社区康复, 构建低成本广覆盖的健康服务体系［J］. 康复学报, 2018, 28（5）: 1-4.

［25］赵冰, 周璇, 陈楠, 等. 国内外康复分级诊疗模式的现状与发展［J］. 中华物理医学与康复杂志, 2020, 42（11）: 1038-1040.

［26］燕铁斌, 敖丽娟. 中国康复医学教育体系的构建与发展历程［J］. 中国康复医学杂志, 2019, 34（8）: 881-884.

［27］尹昱, 闫彦宁, 孙增鑫, 等. 河北省康复医疗资源调查报告［J］. 中国康复医学杂志, 2019, 34（7）: 831-834.

［28］林小梅, 何剑全, 陈健, 等. 福建省厦门市康复医疗资源调查报告［J］. 海峡药学, 2020, 32（9）: 217-220.

［29］高焱, 王玉龙, 陈文生, 等. 深圳市康复医疗资源配置现状调查［J］. 中国康复医学杂志, 2021, 36（3）: 326-329.

［30］郑洁皎, 沈利岩, 段林茹, 等. 上海市康复人力资源发展现状［J］. 中国康复理论与实践, 2020, 26（12）: 1471-1476.

［31］魏全, 杨永红, 高强, 等. 中国康复医学学科发展现状与展望［J］. 中国科学: 生命科学, 2022, 52: 1692-1703.

［32］RAO J, LI F, ZHONG L. Bilateral Cerebellar Intermittent Theta Burst Stimulation Combined With Swallowing Speech Therapy for Dysphagia After Stroke: A Randomized, Double-Blind, Sham-Controlled, Clinical Trial［J］. Neurorehabilitation and Neural Repair, 2022, 36: 437-448.

［33］LI JN, XIE CC, LI CQ, et al. Efficacy and safety of transcutaneous auricular vagus nerve stimulation combined with conventional rehabilitation training in acute stroke patients: a randomized controlled trial conducted for 1 year involving 60 patients [J]. Neural regeneration research, 2022, 17: 1809-1813.

[34] ZHAO CG, JU F, SUN W, et al. Effects of Training with a Brain-Computer Interface-Controlled Robot on Rehabilitation Outcome in Patients with Subacute Stroke: A Randomized Controlled Trial [J]. Neur Ther, 2022, 11: 679-695.

[35] MAO YR, ZHAO JL, BIAN MJ, et al. Spatiotemporal, kinematic and kinetic assessment of the effects of a foot drop stimulator for home-based rehabilitation of patients with chronic stroke: a randomized clinical trial [J]. Randomized Controlled Trial, 2022, 19: 56.

[36] Bu X, Ng PH. A Mobile-based Virtual Reality Speech Rehabilitation App for Patients With Aphasia After Stroke: Development and Pilot Usability Study [J]. JMIR Serious Games, 2022, 10: e30196.

[37] NI J, JIANG W, GONG X, et al. Effect of rTMS intervention on upper limb motor function after stroke: A study based on fNIRS [J]. Frontiers in aging neuroscience, 2022, 14: 1077218.

[38] XU F, WANG Y, LI H, et al. Time-Varying Effective Connectivity for Describing the Dynamic Brain Networks of Post-stroke Rehabilitation [J]. Frontiers in aging neuroscience, 2022, 14: 911513.

[39] GUO L, ZHANG B. Wearable Intelligent Machine Learning Rehabilitation Assessment for Stroke Patients Compared with Clinician Assessment [J]. Journal of clinical medicine, 2022, 11.

[40] DU Y, SHI Y, MA H, et al. Application of Multi-Dimensional Intelligent Visual Quantitative Assessment System to Evaluate Hand Function Rehabilitation in Stroke Patients [J]. Brain sciences, 2022, 12.

[41] LAI YL, WU YD, YEH HJ, et al. Using convolutional neural network to analyze brain MRI images for predicting functional outcomes of stroke [J]. Medical & biological engineering & computing, 2022, 60: 2841-2849.

[42] LIANG J, SONG Y, BELKACEM AN, et al. Prediction of balance function for stroke based on EEG and fNIRS features during ankle dorsiflexion. Frontiers in neuroscience [J]. Frontiers in neuroscience, 2022, 16: 968928.

[43] WANG D, LI L, PAN H, et al. Comparison of the Effects of Constraint-Induced Movement Therapy and Unconstraint Exercise on Oxidative Stress and Limb Function-A Study on Human Patients and Rats with Cerebral Infarction [J]. Brain sciences, 2022, 13.

[44] WU R, GUO Y, ZHANG L, et al. Physical exercise promotes integration of grafted cells and functional recovery in an acute stroke rat model [J]. Stem cell reports, 2022, 17: 276-288.

[45] HU S, WU G, WU B, et al. Rehabilitative training paired with peripheral stimulation promotes motor recovery after ischemic cerebral stroke [J]. Experimental neurology, 2022, 349: 113960.

［46］DENG LD，QI L，SUO Q，et al. Transcranial focused ultrasound stimulation reduces vasogenic edema after middle cerebral artery occlusion in mice［J］. Neural regeneration research，2022，17：2058-2063.

［47］Zhang L，Zhang X，Liu Y，et al. Vagus nerve stimulation promotes the M1-to-M2 transition via inhibition of TLR4/NF-κB in microglial to rescue the reperfusion injury［J］. Journal of stroke and cerebrovascular diseases：the official journal of National Stroke Association，2022，31：106596.

［48］Luo L，Liu M，Fan Y，et al. Intermittent theta-burst stimulation improves motor function by inhibiting neuronal pyroptosis and regulating microglial polarization via TLR4/NFκB/NLRP3 signaling pathway in cerebral ischemic mice［J］. Journal of neuroinflammation，2022，19：141.

［49］Zhang JJ，Sánchez Vidaña DI，Chan JN，et al. Biomarkers for prognostic functional recovery poststroke：A narrative review［J］. Frontiers in cell and developmental biology，2022，10：1062807.

［50］Jia J. Exploration on neurobiological mechanisms of the central-peripheral-central closed-loop rehabilitation［J］. Frontiers in cellular neuroscience，2022，16：982881.

［51］Tao X，Wu S，Tang W，et al. Alleviative effects of foraging exercise on depressive-like behaviors in chronic mild stress-induced ischemic rat model［J］. Brain injury，2022，36：127-136.

［52］张通，李胜利，白玉龙，等. 卒中后失语临床管理专家共识［J］. 中国康复理论与实践，2022，28：15-23.

［53］助行功能性电刺激脑卒中康复临床应用专家共识组. 助行功能性电刺激应用于脑卒中患者临床实践专家共识［J］. 中华物理医学与康复杂志，2022，44：865-872.

［54］吕晓，陈汉波，丁丽娟，等. 经颅直流电刺激同步肢体功能性电刺激对脑外伤患者运动功能和平衡功能的影响［J］. 康复学报，2022，32（1）：10-17.

［55］BAKHSHAYESH EGHBALI B，RAMEZANI S，SEDAGHAT HERFEH S，et al. Transcranial direct current stimulation improves sleep quality in patients with insomnia after traumatic brain injury［J］. Brain Inj，2023，37（1）：63-73.

［56］SHEN L，HUANG Y，LIAO Y，et al. Effect of high-frequency repetitive transcranial magnetic stimulation over M1 for consciousness recovery after traumatic brain injury［J］. Brain Behav，2023，13（5）：e2971.

［57］SUN W，LIU G，DONG X，et al. Transcranial Direct Current Stimulation Improves Some Neurophysiological Parameters but not Clinical Outcomes after Severe Traumatic Brain Injury［J］. J Integr Neurosci. 2023，22（1）：15.

［58］TEFERTILLER C，KETCHUM JM，BARTELT P，et al. Feasibility of virtual reality and treadmill training in traumatic brain injury：a randomized controlled pilot trial［J］. Brain Inj，2022，36（7）：898-908.

［59］KIM H，JUNG J，LEE S. Therapeutic Application of Virtual Reality in the Rehabilitation of

Mild Cognitive Impairment: A Systematic Review and Meta-Analysis [J]. Vision (Basel), 2022, 6 (4): 68.

[60] ALASHRAM AR, PADUA E, ANNINO G. Virtual reality for balance and mobility rehabilitation following traumatic brain injury: A systematic review of randomized controlled trials [J]. J Clin Neurosci, 2022, 105: 115-121.

[61] SHEN J, LUNDINE JP, KOTERBA C, et al. VR-based cognitive rehabilitation for children with traumatic brain injuries: Feasibility and safety [J]. Rehabil Psychol, 2022, 67 (4): 474-483.

[62] TOFANI M, SANTECCHIA L, CONTE A, et al. Effects of Mirror Neurons-Based Rehabilitation Techniques in Hand Injuries: A Systematic Review and Meta-Analysis [J]. Int J Environ Res Public Health, 2022, 19 (9): 5526.

[63] MCCARTY EB, CHAO TN. Dysphagia and Swallowing Disorders [J]. Med Clin North Am, 2021, 105 (5): 939-954.

[64] YAO L, YE Q, XU N, et al. Electroacupuncture improves swallowing function in a post-stroke dysphagia mouse model by activating the motor cortex inputs to the nucleus tractus solitarii through the parabrachial nuclei [J]. Nature Communications, 2023, 14 (1): 810.

[65] QIAO J, WU Z, DOU Z, et al. Effects of Insular Cortex on Post-Stroke Dysphagia: A Systematic Review and Meta Analysis [J]. Brain Sci, 2022, 12 (10): 1334.

[66] QIAO J, YE QP, DAI Y, et al. Relationship between Post-Stroke Cognitive Impairment and Severe Dysphagia: A Retrospective Cohort Study [J]. Brain Sci, 2022, 12 (6): 803.

[67] QIAO J, YE QP, WU ZM, et al. The Effect and Optimal Parameters of Repetitive Transcranial Magnetic Stimulation on Poststroke Dysphagia: A Meta-Analysis of Randomized Controlled Trials [J]. Front Neurosci, 2022, 16: 845737.

[68] 温红梅, 张雪, 万桂芳, 等. 咽腔感觉电刺激治疗慢性重度神经源性吞咽障碍一例 [J]. 中华物理医学与康复杂志, 2021, 43 (12): 1134-1137.

[69] ZHANG X, LIANG Y, DOU Z, et al. Effect of Modified Pharyngeal Electrical Stimulation on Patients with Severe Chronic Neurogenic Dysphagia: A Single-Arm Prospective Study [J]. Dysphagia, 2023, 38 (4): 1128-1137.

[70] ZHAO F, DOU ZL, WEN HM, et al. Effect of Intensive Oropharyngeal Training on Radiotherapy-Related Dysphagia in Nasopharyngeal Carcinoma Patients [J]. Dysphagia, 2022, 37 (6): 1542-1549.

[71] 石中慧, 戴萌, 窦祖林. 小脑重复经颅磁刺激对卒中后吞咽障碍的影响及相关机制研究进展 [J]. 中华物理医学与康复杂志, 2022, 44 (5): 459-462.

[72] DAI M, QIAO J, SHI Z, et al. Effect of cerebellar transcranial magnetic stimulation with double-cone coil on dysphagia after subacute infratentorial stroke: A randomized, single-blinded, controlled trial [J]. Brain Stimul, 2023, 16 (4): 1012-1020.

[73] HAN X, YE Q, WEI X, et al. Biomechanical mechanism of reduced aspiration by the Passy-Muir valve in tracheostomized patients following acquired brain injury: Evidences from

subglottic pressure［J］. Front Neurosci, 2022, 16: 1004013.

［74］Dai Y, Qiao J, Ye QP, et al. Exploring the Influence of Dysphagia and Tracheostomy on Pneumonia in Patients with Stroke: A Retrospective Cohort Study［J］. Brain Sci, 2022, 12 （12）: 1664.

［75］马明, 胡正永, 方媛媛, 等. 不同状态下经气管压力对重症气管切开患者说话瓣膜应用的影响［J］. 中华物理医学与康复杂志, 2022, 44（3）: 233-237.

［76］Huang L, Kang J, Chen G, et al. Low-intensity focused ultrasound attenuates early traumatic brain injury by OX-A/NF-kappaB/NLRP3 signaling pathway［J］. Aging（Albany NY）, 2022, 14（18）: 7455-7469.

［77］Zhou YF, Kang JW, Xiong Q, et al. Transauricular vagus nerve stimulation for patients with disorders of consciousness: A randomized controlled clinical trial［J］. Front Neurol, 2023, 14: 1133893.

［78］董晓阳, 陈利薇, 王子雯, 等. 迷走神经电刺激治疗对脑外伤意识障碍大鼠前额叶皮层NLRP3炎症小体表达变化的影响［J］. 中国康复医学杂志, 2022, 37（5）: 587-593.

［79］DU Q, HUANG L, TANG Y, et al. Median Nerve Stimulation Attenuates Traumatic Brain Injury-Induced Comatose State by Regulating the Orexin-A/RasGRF1 Signaling Pathway［J］. World Neurosurg, 2022, 168: e19-e27.

［80］XIONG Q, LE K, TANG Y, et al. Effect of single and combined median nerve stimulation and repetitive transcranial magnetic stimulation in patients with prolonged disorders of consciousness: a prospective, randomized, single-blinded, controlled trial［J］. Front Aging Neurosci, 2023, 15: 1112768.

［81］KANG J, HUANG L, TANG Y, et al. A dynamic model to predict long-term outcomes in patients with prolonged disorders of consciousness［J］. Aging（Albany NY）, 2022, 14 （2）: 789-799.

［82］KANG J, ZHONG Y, CHEN G, et al. Development and Validation of a Website to Guide Decision-Making for Disorders of Consciousness［J］. Front Aging Neurosci, 2022, 14: 934283.

［83］XIONG Q, WANG Y, WANG Z, et al. Relationship between consciousness level and perfusion computed tomography in patients with prolonged disorders of consciousness［J］. Aging（Albany NY）, 2022, 14（23）: 9668-9678.

［84］KATHE C, SKINNIDER MA, HUTSON TH, et al. The neurons that restore walking after paralysis［J］. Nature, 2022, 611（7936）: 540-547.

［85］LORACH H, GALVEZ A, SPAGNOLO V, et al. Walking naturally after spinal cord injury using a brain-spine interface［J］. Nature, 2023, 618（7963）: 126-133.

［86］QI L, ZHANG J, WANG J, et al. Mechanisms of ginsenosides exert neuroprotective effects on spinal cord injury: A promising traditional Chinese medicine［J］. Front Neurosci, 2022, 23（16）: 969056.

［87］LI XW, WU P, YAO J, et al. Genistein Protects against Spinal Cord Injury in Mice by

Inhibiting Neuroinflammation via TLR4-Mediated Microglial Polarization [J]. Appl Bionics Biomech, 2022, 2022: 4790344.

[88] LUO D, LI X, HOU Y, et al. Sodium tanshinone II A sulfonate promotes spinal cord injury repair by inhibiting blood spinal cord barrier disruption in vitro and in vivo [J]. Drug Dev Res, 2022, 83 (3): 669-679.

[89] ZUO Y, YE J, CAI W, et al. Controlled delivery of a neurotransmitter-agonist conjugate for functional recovery after severe spinal cord injury [J]. Nat Nanotechnol, 2023 18 (10): 1230-1240.

[90] REN J, ZHU B, GU G, et al. Schwann cell-derived exosomes containing MFG-E8 modify macrophage/microglial polarization for attenuating inflammation via the SOCS3/STAT3 pathway after spinal cord injury [J]. Cell Death Dis, 2023, 14 (1): 70.

[91] LIU Y, HUANG B, HUANG G, et al. Transcranial magnetic stimulation-based closed-loop modality for activity of daily living gain in spinal cord injury: a retrospective study using propensity score matching analysis [J]. Eur J Phys Rehabil Med, 2023, 59 (3): 327-344.

[92] MAO YR, JIN ZX, ZHENG Y, et al. Effects of cortical intermittent theta burst stimulation combined with precise root stimulation on motor function after spinal cord injury: a case series study [J]. Neural Regen Res, 2022, 17 (8): 1821-1826.

[93] ROWALD A, KOMI S, DEMESMAEKER R, et al. Activity-dependent spinal cord neuromodulation rapidly restores trunk and leg motor functions after complete paralysis [J]. Nat Med, 2022, 28 (2): 260-271.

[94] BARRA B, CONTI S, PERICH MG, et al. Epidural electrical stimulation of the cervical dorsal roots restores voluntary upper limb control in paralyzed monkeys [J]. Nat Neurosci, 2022, 25 (7): 924-934.

[95] LEISTER I, MITTERMAYR R, MATTIASSICH G, et al. The effect of extracorporeal shock wave therapy in acute traumatic spinal cord injury on motor and sensory function within 6 months post-injury: a study protocol for a two-arm three-stage adaptive, prospective, multi-center, randomized, blinded, placebo-controlled clinical trial [J]. Trials, 2022, 23 (1): 245.

[96] WANG B, ZHAO H, CHEN M, et al. Proteomics Reveals the Effect of Low-Intensity Focused Ultrasound on Spasticity After Spinal Cord Injury [J]. Turk Neurosurg, 2023, 33 (1): 77-86.

[97] TURNER SMF, SUNSHINE MD, CHANDRAN V, et al. Hyperbaric Oxygen Therapy after Mid-Cervical Spinal Contusion Injury [J]. J Neurotrauma, 2022, 39 (9-10): 715-723.

[98] CHEN X, YU Y, TANG J, et al. Clinical Validation of BCI-Controlled Wheelchairs in Subjects With Severe Spinal Cord Injury [J]. IEEE Trans Neural Syst Rehabil Eng, 2022, 30: 579-589.

[99] WU H, QI Z, WU X, et al. Anterior precuneus related to the recovery of consciousness [J].

Neuroimage Clin，2022，33：102951.

［100］ANQI W，LINGXIU S，LIJUAN C，et al. Validation of the simplified evaluation of consciousness disorders（SECONDs）scale in Mandarin［J］. Ann Phys Rehabil Med，2023，3，66（7）.

［101］中国康复医学会儿童康复专业委员会，中国残疾人康复协会小儿脑性瘫痪康复专业委员会，中国医师协会康复医师分会儿童康复专业委员会，等. 中国脑性瘫痪康复指南（2022）［J］. 中华实用儿科临床杂志，2022，37连载

［102］祝莉洁，负国俊，张伟云，等. 超声成像技术在痉挛型脑性瘫痪患儿腓肠肌定量评定中的应用［J］. 中国康复理论与实践，2022，28（9）：1079-1083.

［103］黄琴蓉，周炫孜，李建佑，等. 口服巴氯芬治疗痉挛型脑性瘫痪患儿痉挛的临床疗效研究［J］. 中国康复医学杂志，2022，37（3）：331-335.

［104］汤璐，游蒙雨，孟鹏飞，等. 基于脊髓映射的脑瘫患儿步态运动分析研究［J］. 电子测量技术，2022，45（4）：72-78.

［105］胡杰，杨智强，张晶晶，等. 脑室周围白质软化症合并痉挛型脑瘫患儿脑灰质体积与运动功能的相关性［J］. 中国医学影像学杂志，2022，30（1）：12-16.

［106］孙瑞迪，江军，刘智胜. 儿童吉兰-巴雷综合征极早期和早期神经电生理特征的研究［J］. 中国当代儿科杂志，2022，24（9）：979-983.

［107］傅亚丽，张先红，范娟，等. 新生儿重症监护室中家庭参与式护理实践及建议的质性研究［J］. 护理学报，2022，29（14）：7-11.

［108］李嘉慧，陆晓，丁慧，等. 应用Delphi法构建以ICF为基础的临床结局评价工具研究［J］. 中华物理医学与康复杂志，2022，44（6）：487-492.

［109］张霞，李嘉慧，金娟，等. 国际功能、残疾和健康分类康复组合-17在临床多学科住院患者中应用的信效度研究［J］. 中华物理医学与康复杂志，2023，45（6）：494-499.

［110］WU R，GUO Y，ZHANG L，et al. Thysical exercise promotes integration of grafted cells and functional recovery in an acute stroke rat model［J］. Stem Cell Reports，2022，17（2）：276-288.

［111］ZHENG XL，ZHU B，XU J，et al. Human spinal GABA neurons survive and mature in the injured nohuman primate spinal cord［J］. Stem Cell Reports，2023，18（2）：439-448.

［112］CHEN Y，WAN A，MAO M，et al. Tai Chi practice enables prefrontal cortex bilateral activation and gait performance prioritization during dual-task negotiating obstacle in older adults［J］. Front Aging Neurosci，2022，14：1000427.

［113］WAN M，XIA R，LIN H，et al. Baduanjin exercise modulates the hippocampal subregion structure in community-dwelling older adults with cognitive frailty［J］. Front Aging Neurosci，2022，14：956273.

［114］KUO CC，CHEN SC，CHEN TY，et al. Effects of long-term Tai-Chi Chuan practice on whole-body balance control during obstacle-crossing in the elderly［J］. Sci Rep，2022，12（1）：2660.

[115] LI G, HUANG P, CUI S S, et al. Mechanisms of motor symptom improvement by long-term Tai Chi training in Parkinson's disease patients [J]. Transl Neurodegener, 2022, 11 (1): 6.

[116] FAN JQ, LU WJ, TAN WQ, et al. Effectiveness of Acupuncture for Anxiety Among Patients With Parkinson Disease: A Randomized Clinical Trial [J]. JAMA Netw Open, 2022, 5 (9): e2232133.

[117] YIN X, LI W, LIANG T, et al. Effect of Electroacupuncture on Insomnia in Patients With Depression: A Randomized Clinical Trial [J]. JAMA Netw Open, 2022, 5 (7): e2220563.

[118] YIN L, TANG T, LIN Y, et al. Functional Connectivity of Ipsilateral Striatum in Rats with Ischemic Stroke Increased by Electroacupuncture [J]. J Integr Neurosci, 2022, 21 (6): 162.

[119] LI S S, HUA XY, ZHENG MX, et al. Electroacupuncture treatment improves motor function and neurological outcomes after cerebral ischemia/reperfusion injury [J]. Neural Regen Res, 2022, 17 (7): 1545-1555.

[120] KE X, XIANG Q, JIANG P, et al. Effect of Electroacupuncture on Short-Chain Fatty Acids in Peripheral Blood after Middle Cerebral Artery Occlusion/Reperfusion in Rats Based on Gas Chromatography-Mass Spectrometry [J]. Mediators Inflamm, 2022, 2022: 3997947.

[121] LI L, LI J, DAI Y, et al. Electro-Acupuncture Improve the Early Pattern Separation in Alzheimer's Disease Mice via Basal Forebrain-Hippocampus Cholinergic Neural Circuit [J]. Front Aging Neurosci, 2022, 13: 770948.

[122] DAI Y, ZHANG Y, YANG M, et al. Electroacupuncture Increases the Hippocampal Synaptic Transmission Efficiency and Long-Term Plasticity to Improve Vascular Cognitive Impairment [J]. Mediators Inflamm, 2022, 2022: 5985143.

[123] CHEN Q, SONG W, TANG Y, et al. Electroacupuncture Reduces Cerebral Hemorrhage Injury in Rats by Improving Cerebral Iron Metabolism [J]. Mediators Inflamm, 2022, 2022: 6943438.

[124] LI M Y, DAI X H, YU X P, et al. Scalp Acupuncture Protects Against Neuronal Ferroptosis by Activating The p62-Keap1-Nrf2 Pathway in Rat Models of Intracranial Haemorrhage [J]. J Mol Neurosci, 2022, 72 (1): 82-96.

[125] ZUO T, XIE M, YAN M, et al. In situ analysis of acupuncture protecting dopaminergic neurons from lipid peroxidative damage in mice of Parkinson's disease [J]. Cell Prolif, 2022, 55 (4): e13213.

[126] ZHANG N, SHEN Y, ZHU W, et al. Spatial transcriptomics shows moxibustion promotes hippocampus astrocyte and neuron interaction [J]. Life Sci, 2022, 310: 121052.

[127] LU T, LI H, ZHOU Y, et al. Neuroprotective effects of alisol A 24-acetate on cerebral ischaemia-reperfusion injury are mediated by regulating the PI3K/AKT pathway [J]. J Neuroinflammation, 2022, 19 (1): 37.

［128］TANG KR，MO XW，ZHOU XY，et al. Xiaoyao San, a Chinese herbal formula, ame-liorates depression-like behavior in mice through the AdipoR1/AMPK/ACC pathway in hypo-thalamus［J］. J Integr Med，2022，20（5）：442-452.

［129］ZHANG X，LI Z，SHEN C，et al. Tao-Hong-Si-Wu decoction improves depressive symp-toms in model rats via amelioration of BDNF-CREB-arginase I axis disorders［J］. Pharm Biol，2022，60（1）：1739-1750.

［130］ZHAO K，ZHANG Z，WEN H，et al. Muscle synergies for evaluating upper limb in clini-cal applications：A systematic review［J］. Heliyon，2023，9（5）：e16202.

［131］XIE P，WANG Z，LI Z，et al. Research on Rehabilitation Training Strategies Using Mul-timodal Virtual Scene Stimulation［J］. Front Aging Neurosci，2022，14：892178.

［132］DAKSLA N，NGUYEN V，JIN Z，et al. Brain Prehabilitation for Oncologic Surgery［J］. Curr Oncol Rep，2022，24（11）：1513-1520.

［133］李秀云，孟玲. 吞咽障碍康复护理专家共识［J］. 护理学杂志，2021，36（15）：1-4.

［134］王自玲，郭红，张丹丹，等. 海马型康复体位标识枕结合24h姿势管理对老年脑卒中偏瘫患者康复护理的应用效果［J］. 中国老年学杂志，2022，42（20）：5125-5129.

［135］陈璐，郑思琪，马晴，等. 改良关注和解释疗法对脑卒中偏瘫病人康复护理效果的影响［J］. 护理研究，2022，36（22）：4388-4393.

［136］李壮苗，张佳宇，刘芳，等. 子散蜡疗手三阴经筋对脑卒中偏瘫患者上肢运动功能的效果研究［J］. 中华护理杂志，2022，57（19）：2378-2384.

［137］邸佳，张大维，薛欣欣. 康复护理联合血液循环驱动泵预防脑卒中偏瘫病人下肢静脉血栓的效果观察［J］. 护理研究，2022，36（8）：1496-1498.

［138］李雪莲，洪珍兰，王丽，等. 改良醒神解语操在脑卒中吞咽障碍患者康复训练中的应用［J］. 护理学杂志，2022，37（16）：16-19.

［139］王滨琳，李丽，徐德宝，等. 全病程管理对听神经瘤术后吞咽障碍患者康复的影响［J］. 护理学杂志，2022，37（16）：8-11.

［140］KAM YUET WONG，SHAO LING WANG. Effects of a transitional home-based care program for stroke survivors in Harbin, China：a randomized controlled trial［J］. Age and Ageing，2022，51：1-10.

［141］张钦缔，张晓梅，吴亚男，等. 基于实景体验的健康教育模式在脑卒中病人康复护理中的应用效果［J］. 护理研究，2022，36（11）：2038-2041.

［142］李彤，张芬，张会聪，等. 引导式教育用于脑卒中患者康复训练效果观察［J］. 护理学杂志，2022，37（17）：1-4＋17.

［143］MIN L，JI Y-G，YANG Z-Q，et al. Development of humanistic nursing practice guide-lines for stroke patients［J］. Frontiers in Public Health，2022，9：10：915272.

［144］MENG LZ，GUANG NW，AI MW，et al. Robot-assisted distal training improves upper limb dexterity and function after stroke：a systematic review and meta-regression［J］. Neu-rol Sci，2022，43（3）：1641-1657.

［145］C. Wenyuan，G. Li，N. Li，et al. Soft Exoskeleton With Fully Actuated Thumb Movements for Grasping Assistance [J]. IEEE Transactions on Robotics, Vol.38, pp.1-14, 08/01, 2022.

[146] ZE J C, HE C, XU J, et al. Exoskeleton-Assisted Anthropomorphic Movement Training for the Upper Limb After Stroke: The EAMT Randomized Trial [J]. Stroke, 2023, 54 (6): 1464-1473.

[147] JIA T, LI C, MO L, et al. Tailoring brain-machine interface rehabilitation training based on neural reorganization: towards personalized treatment for stroke patients [J]. Cerebral Cortex, 2023, 33 (6): 3043-3052.

[148] YANG Y, LUO R, CHAO S, et al. Improved pharmacodynamics of epidermal growth factor via microneedles-based self-powered transcutaneous electrical stimulation [J]. Nature communications, 2022, 13 (1): 6908.

[149] XIA P, SHI Y, WANG X, et al. Advances in the application of low-intensity pulsed ultrasound to mesenchymal stem cells [J]. Stem cell research & therapy, 2022, 13 (1): 214.

[150] 中华医学会麻醉学分会老年人麻醉学组, 北京医学会骨科分会老年学组, 国家老年疾病临床医学研究中心. 高龄脊柱手术患者围手术期多学科评估中国专家共识 [J]. 中华医学杂志, 2022, 102 (17): 1245-1257.

[151] 中国康复医学会脊柱脊髓专业委员会基础研究与转化学组. 脊柱融合术中生物活性材料应用的专家共识 [J]. 中华医学杂志, 2022, 102 (7): 479-485.

[152] 中国老年保健协会. 脊柱大手术围术期血液管理专家共识 [J]. 中国脊柱脊髓杂志, 2022, 32 (11): 1049-1056.

[153] 杜国君, 吉洁, 李志凤, 等. 体外冲击波结合康复治疗对老年神经根型颈椎病的临床观察 [J]. 老年医学与保健, 2022, 28 (3): 539-543.

[154] MINETAMA M, KAWAKAMI M, TERAGUCHI M, et al. Supervised physical therapy versus surgery for patients with lumbar spinal stenosis: a propensity score-matched analysis [J]. BMC Musculoskelet Disord, 2022, 23 (1): 658.

[155] TEMPORITI F, FERRARI S, KIESER M, et al. Efficacy and characteristics of physiotherapy interventions in patients with lumbar spinal stenosis: a systematic review [J]. Eur Spine J, 2022, 31 (6): 1370-1390.

[156] LAWRENCE DC, MONTAZERIPOURAGHA A, WAI EK, et al. Beneficial Effects of Preoperative Exercise on the Outcomes of Lumbar Fusion Spinal Surgery [J]. Physiother Can, 2023, 75 (1): 22-28.

[157] BOGAERT L, THYS T, DEPREITERE B, et al. Rehabilitation to improve outcomes of lumbar fusion surgery: a systematic review with meta-analysis [J]. Eur Spine J, 2022, 31 (6): 1525-1545.

[158] GUO YJ, HU XY, LI JY, et al. Effects of a WeChat-based individualized post-discharge rehabilitation program on patients with lumbar fusion surgery [J]. J Back Musculoskelet Rehabil, 2022, 35 (3): 545-557.

[159] AMJAD F, MOHSENI-BANDPEI MA, GILANI SA, et al. Effects of non-surgical de-

compression therapy in addition to routine physical therapy on pain，range of motion，endurance，functional disability and quality of life versus routine physical therapy alone in patients with lumbar radiculopathy：a randomized controlled trial［J］. BMC Musculoskelet Disord，2022，23（1）：255.

［160］ZHANG H，WANG Z，LI K. Clinical application of enhanced recovery after surgery in lumbar disk herniation patients undergoing dynamic stabilization and discectomy［J］. J Back Musculoskelet Rehabil，2022，35（1）：47-53.

［161］SHAO X，LI R，ZHANG L，et al. Enhanced Recovery After Surgery Protocol for Oblique Lumbar Interbody Fusion［J］. Indian J Orthop，2022，56（6）：1073-1082.

［162］WANG S，WANG P，LI X，et al. Enhanced recovery after surgery pathway：association with lower incidence of wound complications and severe hypoalbuminemia in patients undergoing posterior lumbar fusion surgery［J］. J Orthop Surg Res，2022，17（1）：178.

［163］顾蕊，王岩，陈伯华. 中国非特异性腰背痛临床诊疗指南［J］. 中国脊柱脊髓杂志，2022，32（3）：258-268.

［164］GARCíA-MORENO J M，CALVO-MUñOZ I，GóMEZ-CONESA A，et al. Effectiveness of physiotherapy interventions for back care and the prevention of non-specific low back pain in children and adolescents：a systematic review and meta-analysis［J］. BMC Musculoskelet Disord，2022，23（1）：314.

［165］YAN Z W，YANG Z，YANG J，et al. Tai Chi for spatiotemporal gait features and dynamic balancing capacity in elderly female patients with non-specific low back pain：A six-week randomized controlled trial［J］. J Back Musculoskelet Rehabil，2022，35（6）：1311-1319.

［166］CASTRO-SáNCHEZ A M，ANTEQUERA-SOLER E，MATARáN-PEñARROCHA G A，et al. Comparing an e-Health program vs home rehabilitation program in patients with non-specific low back pain：A study protocol randomized feasibility trial［J］. J Back Musculoskelet Rehabil，2022，35（2）：239-252.

［167］CHOI W J，KIM W D，PARK D C，et al. Comparison of compensatory lumbar movement in participants with and without non-specific chronic low back pain：A cross-sectional study ［J］. J Back Musculoskelet Rehabil，2022，35（6）：1365-1372.

［168］ZHAI M，HUANG Y，ZHOU S，et al. Effects of a postural cueing for head and neck posture on lumbar lordosis angles in healthy young and older adults：a preliminary study［J］. J Orthop Surg Res，2022，17（1）：199.

［169］KLEMM P，AYKARA I，EICHELMANN M，et al. Treatment of back pain in active axial spondyloarthritis with serial locoregional water-filtered infrared A radiation：A randomized controlled trial［J］. J Back Musculoskelet Rehabil，2022，35（2）：271-278.

［170］GUO C，LI T，ZHANG H，et al. Treatment of ankylosing spondylitis complicated with a thoracolumbar Andersson lesion by posterior closed osteotomy，debridement and fusion through the fracture line［J］. BMC Musculoskelet Disord，2022，23（1）：815.

［171］CHO K，KANG A. Home-based rehabilitation in patients over 60 with stabilized ankylosing spondylitis during the COVID-19 pandemic［J］. J Back Musculoskelet Rehabil，2022，35（2）：261-269.

［172］JIANG JP，LIU XY，ZHAO F，et al. Three-dimensional bioprinting collagen/silk fibroin scaffold combined with neural stem cells promotes nerve regeneration after spinal cord injury［J］. Neural Regen Res，2020，15（5）：959-968.

［173］DENG WS，MA K，LIANG B，et al. Collagen scaffold combined with human umbilical cord-mesenchymal stem cells transplantation for acute complete spinal cord injury［J］. Neural Regen Res，2020，15（9）：1686-1700.

［174］SHAO M，JIN M，XU S，et al. Exosomes from Long Noncoding RNA-Gm37494-ADSCs Repair Spinal Cord Injury via Shifting Microglial M1/M2 Polarization［J］. Inflammation，2020，43（4）：1536-1547.

［175］TALIFU Z，QIN C，XIN Z，et al. The Overexpression of Insulin-Like Growth Factor-1 and Neurotrophin-3 Promote Functional Recovery and Alleviate Spasticity After Spinal Cord Injury［J］. Front Neurosci，2022，16：863793.

［176］CHEN YX，ZULIYAER T，LIU B，et al. Sodium selenite promotes neurological function recovery after spinal cord injury by inhibiting ferroptosis［J］. Neural Regen Res，2022，17（12）：2702-2709.

［177］JING Y，BAI F，WANG L，et al. Fecal Microbiota Transplantation Exerts Neuroprotective Effects in a Mouse Spinal Cord Injury Model by Modulating the Microenvironment at the Lesion Site［J］. Microbiol Spectr，2022，10（3）：e0017722.

［178］LI G，FAN ZK，GU GF，et al. Epidural Spinal Cord Stimulation Promotes Motor Functional Recovery by Enhancing Oligodendrocyte Survival and Differentiation and by Protecting Myelin after Spinal Cord Injury in Rat［J］s. Neurosci Bull，2020，36（4）：372-384.

［179］CHEN X，LIU F，LIN S，et al. Effects of Virtual Reality Rehabilitation Training on Cognitive Function and Activities of Daily Living of Patients With Poststroke Cognitive Impairment：A Systematic Review and Meta-Analysis［J］. Arch Phys Med Rehabil，2022，103（7）：1422-1435.

［180］FAN G，YANG S，LIU H，et al. Machine Learning-based Prediction of Prolonged Intensive Care Unit Stay for Critical Patients with Spinal Cord Injury［J］. Spine（Phila Pa 1976），2022，47（9）：E390-E398.

［181］LIU H，FAN L，LI J，et al. Combined selective peripheral neurotomy in the treatment of spastic lower limbs of spinal cord injury patients［J］. Acta Neurochir（Wien），2022，164（8）：2263-2269.

［182］儿童急性过伸性脊髓损伤诊疗指南（2022版），中华创伤杂志，2022，38（9）：776-784.

［183］BRIGUGLIO M.，THOMAS W W，Nutritional and Physical Prehabilitation in Elective Orthopedic Surgery：Rationale and Proposal for Implementation［J］. Ther Clin Risk Manag，

2022，18：21-30.

［184］陈曼，金林，吴明珑，等. 老年全髋关节置换患者的术前预康复［J］. 护理学杂志，2022. 37（14）：90-93.

［185］孙伟，高福强，李子荣. 股骨头坏死临床诊疗技术专家共识（2022年）［J］. 中国修复重建外科杂志，2022，36（11）：1319-1326.

［186］KUMAR, A, INDRAKSHI R, MEGHAN W, et al. Impact of Hospital-Based Rehabilitation Services on Discharge to the Community by Value-Based Payment Programs After Joint Replacement Surgery［J］. Phys Ther，2022，102（4）：pzab313.

［187］ZHANG Y Y, YIN G Z, ZHEN L, et al. Effect of Home-based Telerehabilitation on the Postoperative Rehabilitation Outcome of Hip Fracture in the Aging Population［J］. Orthop Surg，2022，14（8）：1768-1777.

［188］李冉，杜巨豹，曹光磊，等. 骨科康复一体化模式对全膝关节置换术患者运动功能的效果［J］. 中国康复理论与实践，2022，28（2）：144-149

［189］杨柳，李振芳，薛辉，等. 盐熨法促进全膝关节置换患者术后功能康复［J］. 护理学杂志，2022，37（11）：39-42.

［190］ZHAO YB, ZHANG BF, WANG YZ, et al. Effectiveness of Neuromuscular Electrical Stimulation for Enhanced Recovery After Total Hip Replacement Surgery：A Randomized Controlled Trial［J］. Geriatr Orthop Surg Rehabil，2022，13：21514593221129528.

［191］蔡立柏，刘延锦，刘阳阳，等. 下肢康复机器人的应用对全膝关节置换术患者康复的影响［J］. 护理学杂志，2022，37（5）：5-9.

［192］潘卫宇，张俊娟，李伟玲，等. 创新型Teach-back工具包改善全膝关节置换术病人功能锻炼依从性及康复效果的研究［J］. 护理研究，2022，36（23）：4243-4247.

［193］ZHOU YY, ZHANG BK, RAN TF, et al. Education level has an effect on the recovery of total knee arthroplasty：a retrospective study［J］. BMC Musculoskelet Disord，2022，23（1）：1072.

［194］李有华，李英奎. 太极拳联合肌内效贴对大学足球运动员FAI姿势控制的影响［J］. 中国体育科技，2022，58（3）：59-67.

［195］高维广，刘淑惠，马玉宝，等. 软式支具对慢性踝关节不稳患者的即时疗效［J］. 中国康复理论与实践，2022，28（7）：783-788.

［196］吕倩，曾雅琴，章玮，等. 深层肌肉刺激对早期膝骨关节炎患者本体感觉及平衡功能的影响［J］. 中国康复医学杂志，2022，37（9）：1247-1250.

［197］王小逸，谢苏杭，何成奇. 功率自行车运动治疗膝骨关节炎的临床研究进展［J］. 中国康复医学杂志，2022，37（9）：1262-1267.

［198］Kama R N, Shapiro L M. American Academy of Orthopaedic Surgeons/American Society for Surgery of the Hand Clinical Practice Guideline Summary Management of Distal Radius Fractures［J］. J Am Acad Orthop Surg，2022，15，30（4）：e480-e486.

［199］郜研，陈晓磊. MSCT定量技术在体操运动员桡骨远端骨折康复效果中的评估价值及与骨代谢的相关性［J］. 影像科学与光化学，2022，40（6）：1519-1523.

［200］PRADHAN S，CHIU S，BURTON C，et al. Overall Effects and Moderators of Rehabilitation in Patients With Wrist Fracture：A Systematic Review［J］. Phys Ther，2022，102（6）：pzac032.

［201］TRINH P，ROCHLIN D，SHECKTER C，et al. Use of Hand Therapy After Distal Radius Fracture：A National Perspective［J］. J Hand Surg Am，2022，47（11）：1117.e1-1117.e9.

［202］ERINÇ S，UYGUR E，AKKAYA M，et al. Metacarpal squeezing reduces grip strength［J］. Hand Surg Rehabil，2022，41（1）：37-41.

［203］GAMO K，BABA N，KAKIMOTO T，et al. Efficacy of Hand Therapy After Volar Locking Plate Fixation of Distal Radius Fracture in Middle-Aged to Elderly Women：A Randomized Controlled Trial［J］. J Hand Surg Am，2022，47（1）：62.e1-62.e7.

［204］BLOMSTRAND J，KJELLBY W G，KARLSSON J，et al. Pain，hand function，activity performance and apprehensiveness，in patients with surgically treated distal radius fractures［J］. Journal of plastic surgery and hand surgery，2023，57（1-6）：247-252.

［205］FU J，CAI X，OUYANG H，et al. Efficacy of electroacupuncture in assisting postoperative healing of distal radius fractures：study protocol for a randomized controlled trial［J］. Journal of orthopaedic surgery and research，2022，17（1）：517.

［206］KANG J H，HONG S W. Risk Factors of Frailty in Patients with Distal Radius Fractures［J］. Geriatric orthopaedic surgery & rehabilitation，2022，13：21514593221094736.

［207］CHIU YC，WU CH，TSAI KL，et al. External Locking Plate Fixation for Femoral Subtrochanteric Fractures［J］. Geriatr Orthop Surg Rehabil，2022，13：21514593221124416.

［208］STRIANO BM，GRISDELA PT JR，SHAPIRA S，et al. Early Weight Bearing after Distal Femur Fracture Fixation［J］. Geriatr Orthop Surg Rehabil，2022，13：21514593211070128.

［209］YAMAMOTO N，TOMITA Y，ICHINOSE A，et al. Cumulated ambulation score as predictor of postoperative mobility in patients with proximal femur fractures［J］. Arch Orthop Trauma Surg，2023，143（4）：1931-1937.

［210］TUCKER NJ，MAUFFREY C，PARRY JA. Unstable minimally displaced lateral compression type 1（LC1）pelvic ring injuries have a similar hospital course as intertrochanteric femur fractures［J］. Injury，2022，53（2）：481-487.

［211］PAROLA R，MASEDA M，HERBOSA CG，et al. Quality differences in multifragmentary pertrochanteric fractures［OTA 31A2.2 and 31A2.3］treated with short and long cephalomedullary nails［J］. Injury，2022，53（7）：2600-2604.

［212］WANG Z，GU F，XU S，et al. Intramedullary Nail or Primary Arthroplasty? A System Review and Meta-Analysis on the Prognosis of Intertrochanteric Femoral Fractures Based on Randomized Controlled Trials［J］. Geriatr Orthop Surg Rehabil，2022，13：21514593221118212.

［213］HUYKE-HERNÁNDEZ FA，ONLY AJ，SORICH M，et al. Outcomes After Revision

Fixation With Cement Augmentation for Failed Intertrochanteric Fracture Fixation in Older Adult Patients〔J〕. Geriatr Orthop Surg Rehabil, 2022, 13: 21514593221135480.

〔214〕MITSUZAWA S, MATSUDA S. Cement distribution and initial fixability of trochanteric fixation nail advanced（TFNA）helical blades〔J〕. Injury, 2022, 53（3）: 1184-1189.

〔215〕LORKOWSKI J, POKORSKI M. In Silico Finite Element Modeling of Stress Distribution in Osteosynthesis after Pertrochanteric Fractures〔J〕. J Clin Med, 2022, 11（7）: 1885.

〔216〕DAVIES A, MURRAY J, ZALMAY P, et al. Transdermal Buprenorphine for Pain Management Following a Neck of Femur Fracture〔J〕. Geriatr Orthop Surg Rehabil, 2022, 13: 21514593211070260.

〔217〕HUANG T, ZHANG S, LIU X, et al. Mid-Term Outcomes of Cemented or Uncemented Total Hip Arthroplasty for Failed Proximal Femoral Nail Antirotation Following Intertrochanteric Femur Fractures: A Retrospective Observational Study〔J〕. Geriatr Orthop Surg Rehabil, 2022, 13: 21514593221132400.

〔218〕JORDAAN JD, BURGER MC, JAKOET S, et al. Mortality Rates in Femoral Neck Fractures Treated With Arthroplasty in South Africa〔J〕. Geriatr Orthop Surg Rehabil, 2022, 13: 21514593221117309.

〔219〕MONDANELLI N, TROIANO E, FACCHINI A, et al. Treatment Algorithm of Periprosthetic Femoral Fracturens〔J〕. Geriatr Orthop Surg Rehabil, 2022, 13: 21514593221097608.

〔220〕WALL B, STAMBOUGH JB, CHERNEY SM, et al. Use of the Locking Attachment Plate for Internal Fixation of Periprosthetic Femur Fractures〔J〕. Geriatr Orthop Surg Rehabil, 2022, 13: 21514593221100417.

〔221〕WONG RMY, CHEUNG WH, CHOW SKH, et al. Recommendations on the post-acute management of the osteoporotic fracture-Patients with "very-high" Re-fracture risk〔J〕. J Orthop Translat, 2022, 37: 94-99.

〔222〕武艳玲, 刘邦忠, 焦金保, 等. 跟骨骨折伴胫神经损伤康复1例报告〔J〕. 中国康复医学杂志, 2022, 37（9）: 1244-1246.

〔223〕郑苗, 魏祺, 徐又佳. 重视骨质疏松性骨折后康复治疗〔J〕. 中国骨质疏松杂志, 2022, 28（4）: 619-624.

〔224〕BOLTON K, WALLIS J A, TAYLOR N F. Benefits and harms of non-surgical and non-pharmacological management of osteoporotic vertebral fractures: A systematic review and meta-analysis〔J/OL〕. Brazilian Journal of Physical Therapy, 2022, 26（1）: 100383.

〔225〕ZHANG S, HUANG X, ZHAO X, et al. Effect of exercise on bone mineral density among patients with osteoporosis and osteopenia: A systematic review and network meta-analysis〔J/OL〕. Journal of Clinical Nursing, 2022, 31（15-16）: 2100-2111.

〔226〕BROOKE-WAVELL K, SKELTON D A, BARKER K L, et al. Strong, steady and straight: UK consensus statement on physical activity and exercise for osteoporosis〔J/OL〕.

British Journal of Sports Medicine，2022，56（15）：837-846.

［227］《中国老年骨质疏松症诊疗指南（2023）》工作组，中国老年学和老年医学学会骨质疏松分会，中国医疗保健国际交流促进会骨质疏松病学分会，等．中国老年骨质疏松症诊疗指南（2023）［J］．中华骨与关节外科杂志，2023，16（10）：865-885.

［228］ZHAO R，ZHAO X，GUAN J，et al. The effect of virtual reality technology on anti-fall ability and bone mineral density of the elderly with osteoporosis in an elderly care institution ［J/OL］．European Journal of Medical Research，2023，28（1）：204.

［229］ZHU S，LI Y，WANG L，et al. Pulsed Electromagnetic Fields May Be Effective for the Management of Primary Osteoporosis：A Systematic Review and Meta-Analysis ［J/OL］．IEEE transactions on neural systems and rehabilitation engineering：a publication of the IEEE Engineering in Medicine and Biology Society，2022，30：321-328.

［230］DE OLIVEIRA R D J，DE OLIVEIRA R G，DE OLIVEIRA L C，et al. Effectiveness of whole-body vibration on bone mineral density in postmenopausal women：a systematic review and meta-analysis of randomized controlled trials ［J/OL］．Osteoporosis international：a journal established as result of cooperation between the European Foundation for Osteoporosis and the National Osteoporosis Foundation of the USA，2023，34（1）：29-52.

［231］中华医学会骨质疏松和骨矿盐疾病分会，中华医学会骨科学分会．骨质疏松性骨折后再骨折防治专家共识［J/OL］．中华骨科杂志，2022，42（17）：1101-1111.

［232］中华医学会骨科学分会．骨质疏松性骨折诊疗指南（2022年版）［J/OL］．中华骨科杂志，2022，42（22）：1473-1491.

［233］许正伟，郝定均，程黎明，等．骨质疏松性椎体压缩骨折椎体强化术后康复治疗指南（2022版）［J/OL］．中华创伤杂志，2022，38（11）：961-972.

［234］DUBOIS B，ESCULIER J F. Soft-tissue injuries simply need PEACE and LOVE ［J］．Br J Sports Med，2020，54（2）：72-73.

［235］BOLAM S M，KONAR S，GAMBLE G，et al. Ethnicity，sex，and socioeconomic disparities in the treatment of traumatic rotator cuff injuries in Aotearoa/New Zealand ［J］．J Shoulder Elbow Surg，2023，32（1）：121-132.

［236］STEINMETZ R G，GUTH J J，MATAVA M J，et al. Return to play following nonsurgical management of superior labrum anterior-posterior tears：a systematic review ［J］．J Shoulder Elbow Surg，2022，31（6）：1323-1333.

［237］WANG H，HU F，LYU X，et al. Kinesiophobia could affect shoulder function after repair of rotator cuff tears ［J］．BMC Musculoskel Disord，2022，23（1）：714.

［238］李喜，李慎义，张轶，等．肌骨超声在肩周炎的诊断研究进展［J］．实用医学杂志，2022，38（7）：913-916.

［239］赵文君，周黎．针灸治疗与消炎镇痛药物对不同疼痛程度肩周炎的疗效比较［J］．科技导报，2022，40（23）：37-42.

［240］徐晖，王春满，王璐璐，等．脉冲射频联合体外冲击波治疗肩周炎的疗效分析［J］．介入放射学杂志，2022，31（2）：148-153.

［241］WHITTEN M, SILFIES S P, GRAMPUROHIT N, et al. A modified-delphi study establishing consensus in the therapeutic management of posttrauamtic elbow stiffness［J］. J Hand Ther, 2022, 35（2）: 299-307.

［242］KOBAYASHI Y, KIDA Y, TAKATSUJI K, et al. Effect of quantitative partial valgus stress during baseball pitching on ball velocity and subjective pitch-effort［J］. J Shoulder Elbow Surg, 2023, 32（1）: 168-173.

［243］王伟, 李世英, 郭晓平, 等. 坚骨胶囊对肘关节退变性骨关节炎伴尺神经卡压综合征患者术后康复的影响［J］. 中华中医药学刊, 2022, 40（9）: 200-203.

［244］GRIFFITH T B, CONTE S, POULIS G C, et al. Correlation of Rehabilitation and Throwing Program Milestones With Outcomes After Ulnar Collateral Ligament Reconstruction: An Analysis of 717 Professional Baseball Pitchers［J］. Am J Sports Med, 2022, 50（7）: 1990-1996.

［245］AL ATTAR W S A, BAKHSH J M, KHALEDI E H, et al. Injury prevention programs that include plyometric exercises reduce the incidence of anterior cruciate ligament injury: a systematic review of cluster randomised trials［J］. J Physiother, 2022, 68（4）: 255-261.

［246］YUE Y, LAM W K, JIANG L, et al. The effect of arch-support insole on knee kinematics and kinetics during a stop-jump maneuver［J］. Prosthet Orthotics Int, 2022, 46（4）: 368-373.

［247］JENKINS S M, GUZMAN A, GARDNER B B, et al. Rehabilitation After Anterior Cruciate Ligament Injury: Review of Current Literature and Recommendations［J］. Curr Rev Musculoskelet Med, 2022, 15（3）: 170-179.

［248］VAN DER GRAAFF S J A, MEUFFELS D E, BIERMA-ZEINSTRA S M A, et al. Why, When, and in Which Patients Nonoperative Treatment of Anterior Cruciate Ligament Injury Fails: An Exploratory Analysis of the COMPARE Trial［J］. Am J Sports Med, 2022, 50（3）: 645-651.

［249］GREVNERTS H T, KREVERS B, KVIST J. Treatment decision-making process after an anterior cruciate ligament injury: patients', orthopaedic surgeons' and physiotherapists' perspectives［J］. BMC Musculoskel Disord, 2022, 23（1）: 782.

［250］李弯月, 庄卫生, 尚亚茹, 等. 富血小板血浆注射联合有氧运动治疗膝骨性关节炎的疗效观察［J］. 中华物理医学与康复杂志, 2022, 44（7）: 628-630.

［251］O' DOWD A. Update on the Use of Platelet-Rich Plasma Injections in the Management of Musculoskeletal Injuries: A Systematic Review of Studies From 2014 to 2021［J］. Orthop J Sports Med, 2022, 10（12）: 23259671221140888.

［252］DU Y, TANG Y, GAO Y, et al. Clinical application of multidisciplinary diagnosis and treatment to promote rapid rehabilitation of anterior cruciate ligament reconstruction during perioperative period［M］. Acta medica mediterr, 2022.

［253］AMIRSHAKERI B, KHALKHALI ZAVIEH M, REZAEI M, et al. Measuring the force perception in knee flexor/ extensor muscles in patients with anterior cruciate ligament injury and healthy subjects [J]. J Back Musculoskelet Rehabil, 2022, 35 (1): 103-110.

[254] TRUONG L K, MOSEWICH A D, HOLT C J, et al. Psychological, social and contextual factors across recovery stages following a sport-related knee injury: a scoping review [J]. Br J Sports Med, 2020, 54 (19): 1149-1156.

[255] FILBAY S, KVIST J. Fear of Reinjury Following Surgical and Nonsurgical Management of Anterior Cruciate Ligament Injury: An Exploratory Analysis of the NACOX Multicenter Longitudinal Cohort Study [J]. Phys Ther, 2022, 102 (2): pzab273.

[256] MARKSTRÖM J L, GRINBERG A, HÄGER C K. Fear of Reinjury Following Anterior Cruciate Ligament Reconstruction Is Manifested in Muscle Activation Patterns of Single-Leg Side-Hop Landings [J]. Phys Ther, 2022, 102 (2): pzab218.

[257] HADLEY C J, RAO S, TJOUMAKARIS F P, et al. Safer Return to Play After Anterior Cruciate Ligament Reconstruction: Evaluation of a Return-to-Play Checklist [J]. Orthop J Sports Med, 2022, 10 (4): 23259671221090412.

[258] HU X, CHEN Y, CAI W, et al. Computer-Aided Design and 3D Printing of Hemipelvic Endoprosthesis for Personalized Limb-Salvage Reconstruction after Periacetabular Tumor Resection [J]. Bioengineering (Basel), 2022, 9 (8): 400.

[259] KOTRYCH D, MARCINKOWSKI S, BRODECKI A, et al. Does the use of 3D-printed cones give a chance to postpone the use of megaprostheses in patients with large bone defects in the knee joint? [J]. Open Med (Wars), 2022, 17 (1): 1292-1298.

[260] XU Z, JIAO J, XIAO F, et al. 3D Printing Combined with Osteotomy of the Lateral Tibial Condyle for the Treatment of Tibial Plateau Fractures Involving the Lateral Posterior Condyle [J]. Comput Math Methods Med, 2022, 13: 2022: 4245274.

[261] ŁĘGOSZ P, STARSZAK K, STANUCH M, et al. The Use of Mixed Reality in Custom-Made Revision Hip Arthroplasty: A First Case Report [J]. J Vis Exp, 2022, 4 (186).

[262] XU Y, LI X, CHANG Y, et al. Design of Personalized Cervical Fixation Orthosis Based on 3D Printing Technology [J]. Appl Bionics Biomech, 2022, 2022: 8243128.

[263] WONG MS, WU HD, BEYGI BH, et al. Compliance study of hip protector users for prevention of fragility fracture: A pilot randomized trial [J]. Prosthet Orthot Int, 2022, 46 (4): e392-e397.

[264] WANG B, SUN Y, GUO X, et al. The efficacy of 3D personalized insoles in moderate adolescent idiopathic scoliosis: a randomized controlled trial [J]. BMC Musculoskelet Disord, 2022, 23 (1): 983.

[265] ZHAO Y, ZHONG J, WANG Y, et al. Photocurable and elastic polyurethane based on polyether glycol with adjustable hardness for 3D printing customized flatfoot orthosis [J]. Biomater Sci, 2023, 11 (5): 1692-1703.

[266] MAYO AL, GOULD S, CIMINO SR, et al. A qualitative study on stakeholder perceptions of digital prosthetic socket fabrication for transtibial amputations [J]. Prosthet Orthot

Int, 2022, 46（6）：607-613.

［267］ XU Y, LI X, CHANG Y, et al. Design of Personalized Cervical Fixation Orthosis Based on 3D Printing Technology［J］. Appl Bionics Biomech, 2022, 2022：8243128.

［268］ FUNES-LORA MA, POSH R, WENSMAN J, et al. Design of a segmented custom ankle foot orthosis with custom-made metal strut and 3D-printed footplate and calf shell［J］. Prosthet Orthot Int, 2022, 46（1）：37-41.

［269］ ZHAO Y, ZHONG J, WANG Y, et al. Photocurable and elastic polyurethane based on polyether glycol with adjustable hardness for 3D printing customized flatfoot orthosis［J］. Biomater Sci, 2023, 11（5）：1692-1703.

［270］ LEE FA, LEOW ME, CHIUAN YEN C, et al. 3D-printed nails for aesthetic silicone prostheses［J］. Prosthet Orthot Int, 2022, 46（6）：641-645.

［271］ 米发棨, 杨如意, 赵天宝, 等. 3D打印技术在骨科临床与基础研究应用的现状［J］. 中国矫形外科杂志, 2022, 30（9）：810-814.

［272］ 孙天泽, 魏宏亮, 李忠海. 3D打印技术在骨科矫形器中的应用［J］. 医用生物力学, 2022, 37（5）：978-984.

［273］ FORTIN M, WOLFE D, DOVER G, et al. The effect of phasic versus combined neuromuscular electrical stimulation using the StimaWELL 120MTRS system on multifidus muscle morphology and function in patients with chronic low back pain：a randomized controlled trial protocol［J］. BMC Musculoskelet Disord, 2022, 23（1）：627.

［274］ LIN C, SHEN J, JIANG Z, et al. Spontaneous tendon rupture in a patient with systemic sclerosis：a case report［J］. BMC Musculoskelet Disord, 2022, 23（1）：1001.

［275］ XU H, ZHANG Y, WANG C. Ultrasound-guided hydrodilatation of glenohumeral joint combined with acupotomy for treatment of frozen shoulder［J］. J Back Musculoskelet Rehabil, 2022, 35（5）：1153-1160.

［276］ BABU A P, MATTEO R, RICCARDO R, et al. Effectiveness of Platform-Based Robot-Assisted Rehabilitation for Musculoskeletal or Neurologic Injuries：A Systematic Review［J］. Bioengineering, 2022, 9（4）：129-129.

［277］ WASHABAUGH EP, CHANDRAMOULI K. Functional resistance training methods for targeting patient-specific gait deficits：A review of devices and their effects on muscle activation, neural control, and gait mechanics［J］. Clinical Biomechanics, 2022, 94：105629

［278］ KUBOTA S, KADONE H, SHIMIZU Y, et al. Shoulder training using shoulder assistive robot in a patient with shoulder elevation dysfunction：A case report［J］. Journal of Orthopaedic Science, 2022, 27（5）：1154-1158.

［279］ XIAOYI W, YAN F, BING Y, et al. Technology-Based Compensation Assessment and Detection of Upper Extremity Activities of Stroke Survivors：Systematic Review［J］. Journal of medical Internet research, 2022, 24（6）：e34307-e34307.

［280］ GUO DH, LI XM, MA SQ, et al. Total Hip Arthroplasty with Robotic Arm Assistance for Precise Cup Positioning：A Case-Control Study［J］. Orthopaedic surgery, 2022, 14（7）：

1498-1505.

[281] BATAILLER C, ANDERSON MB, FLECHER X, et al. Is sequential bilateral robotic total knee arthroplasty a safe procedure? A matched comparative pilot study [J]. Archives of orthopaedic and trauma surgery, 2022, 143 (3): 1599-1609.

[282] ADAM M, HENRY P, CONG G, et al. Autonomous Spinal Robotic System for Transforaminal Lumbar Epidural Injections: A Proof of Concept of Study [J]. Global spine journal, 2022, 14 (1): 138-145.

[283] DU M, SUN J, LIU Y, et al. Tibio-Femoral Contact Force Distribution of Knee Before and After Total Knee Arthroplasty: Combined Finite Element and Gait Analysis [J]. Orthop Surg, 2022, 14 (8): 1836-1845.

[284] HUANG CH, AYDEMIR B, FOUCHER KC. Sagittal plane ankle kinetics are associated with dynamic hip range of motion and gait efficiency in women with hip osteoarthritis [J]. J Orthop Res., 2023, 41 (3): 555-561.

[285] MARTINEZ L, NOÉ N, BELDAME J, et al. Quantitative gait analysis after total hip arthroplasty through a minimally invasive direct anterior approach: A case control study [J]. Orthop Traumatol Surg Res, 2022, 108 (6): 103214.

[286] HARRELL RG, SCHUBERT MC, OXBOROUGH S, et al. Vestibular Rehabilitation Telehealth During the SAEA-CoV-2 (COVID-19) Pandemic [J]. Front Neurol, 2022, 12: 781482.

[287] WU WY, ZHANG YG, ZHANG YY, et al. Clinical Effectiveness of Home-Based Telerehabilitation Program for Geriatric Hip Fracture Following Total Hip Replacement [J]. Orthop Surg, 2023, 15 (2): 423-431.

[288] ZHANG YY, ZHANG YG, LI Z, et al. Effect of Home-based Telerehabilitation on the Postoperative Rehabilitation Outcome of Hip Fracture in the Aging Population [J]. Orthop Surg, 2022, 14 (8): 1768-1777.

[289] 张亚琴, 吕蒙蒙, 李春红, 等. 互联网背景下我国骨科术后患者居家护理的研究进展 [J]. 中华护理杂志, 2022, 57 (22): 2796-2802.

[290] 孙菊梅, 邵涵, 侯晓春, 等. 基于文献分析中国残疾人康复服务领域存在的问题 [J]. 医学与哲学, 2022, 43 (13): 77-81.

[291] YU H, YANG H. Effect of early home-based exercise for cardiac rehabilitation on the prognosis of patients with acute myocardial infarction after percutaneous coronary intervention [J]. Am J Transl Res, 2021, 13 (7): 7839-7847.

[292] PEARSON MJ, SMART NA. Effect of exercise training on endothelial function in heart failure patients: A systematic review meta-analysis [J]. Int J Cardiol, 2017, 231: 234-243.

[293] HIRAI DM, MUSCH TI, POOLE DC. Exercise training in chronic heart failure: improving skeletal muscle O2 transport and utilization [J]. Am J Physiol Heart Circ Physiol, 2015, 309 (9): H1419-1439.

［294］BESNIER F，LABRUNEE M，PATHAK A，et al. Exercise training-induced modification in autonomic nervous system：An update for cardiac patients［J］. Ann Phys Rehabil Med，2017，60（1）：27-35.

［295］NAKANISHI M，NAKAO K，KUMASAKA L，et al. Improvement in Exercise Capacity by Exercise Training Associated With Favorable Clinical Outcomes in Advanced Heart Failure With High B-Type Natriuretic Peptide Level［J］. Circ J，2017，81（9）：1307-1314.

［296］MERCHANT RM，TOPJIAN AA，PANCHAL AR，et al. Part 1：Executive Summary：2020 American Heart Association Guidelines for Cardiopulmonary Resuscitation and Emergency Cardiovascular Care［J］. Circulation，2020，142（16_suppl_2）：S337-S357.

［297］励建安. 呼吸康复视野的拓展［J］. 中国康复医学杂志，2022，37（2）：145-147.

［298］TUTOR A，LAVIE CJ，KACHUR S，et al. Impact of cardiorespiratory fitness on outcomes in cardiac rehabilitation［J］. Prog Cardiovasc Dis，2022，70：2-7.

［299］EZZATVAR Y，IZQUIERDO M，NUNEZ J，et al. Cardiorespiratory fitness measured with cardiopulmonary exercise testing and mortality in patients with cardiovascular disease：A systematic review and meta-analysis［J］. J Sport Health Sci，2021，10（6）：609-619.

［300］CARBONE S，KIM Y，KACHUR S，et al. Peak oxygen consumption achieved at the end of cardiac rehabilitation predicts long-term survival in patients with coronary heart disease［J］. Eur Heart J Qual Care Clin Outcomes，2022，8（3）：361-367.

［301］王国栋，唐丽，刘杰，等. 冠状动脉临界病变患者心肺运动试验的特点及临床意义［J］. 中国康复理论与实践，2022，28（7）：833-840.

［302］TAYLOR JL，BONIKOWSKE AR，OLSON TP. Optimizing Outcomes in Cardiac Rehabilitation：The Importance of Exercise Intensity［J］. Front Cardiovasc Med，2021，8：734278.

［303］张振英，孙兴国，孙晓静，等. 个体化精准运动为核心的整体康复方案对冠心病介入治疗术后患者整体功能再提高的临床研究［J］. 中国应用生理学杂志，2021，37（2）：202-207.

［304］李德林，李佳睿，李超，等. 经皮冠状动脉介入术后高危患者适宜靶心率下的有氧运动对心功能影响的研究［J］. 中国康复医学杂志，2023，38（1）：57-61.

［305］CHEN T，ZHU HY，SU QY. Effectiveness and Safety of Four Aerobic Exercise Intensity Prescription Techniques in Rehabilitation Training for Patients with Coronary Heart Disease［J］. Cardiol Res Pract，2022：13.

［306］台文琦，孙兴国，郝璐，等. 新确诊慢性病患者单次个体化精准运动前后桡动脉脉搏波的改变［J］. 中华高血压杂志，2022，30（5）：451-458.

［307］台文琦，孙兴国，郝璐，等. 长期慢病患者单次精准功率运动前后脉搏波波形特征个体化分析研究［J］. 中国应用生理学杂志，2021，37（2）：177-188.

［308］郑江，汉瑞娟，张红霞，等. 高强度间歇训练对COPD患者干预效果的Meta分析［J］. 护理学杂志，2022，37（3）：74-78.

［309］李广凯，张宪亮，石振国. 高强度间歇训练在心脏康复中的应用研究进展［J］. 中国运

动医学杂志，2021，40（10）：810-821.

［310］CHEN XJ. A Human Motion Function Rehabilitation Monitoring System Based on Data Mining［J］. Sci Program, 2022：9.

［311］CHEN YY, CAO L, XU YN, et al. Effectiveness of virtual reality in cardiac rehabilitation：A systematic review and meta-analysis of randomized controlled trials［J］. Int J Nurs Stud, 2022, 133：10.

［312］钟玲，邢军，赵保礼，等. 增强型体外反搏联合中强度间歇训练对冠心病心肺储备能力及运动耐力的影响［J］. 中国康复医学杂志，2023，38（4）：478-484.

［313］王贤良，莫欣宇，王帅，等. 八段锦对稳定性冠心病患者运动心肺功能及生存质量影响的随机对照试验［J］. 中医杂志，2021，62（10）：881-886＋903.

［314］顾迎春，李征艳，孙漾丽，等. 心脏康复运动联合中药气雾剂对冠心病患者心肺运动耐量及生活质量的影响［J］. 中国老年学杂志，2022，42（6）：1284-1287.

［315］DAI ZJ, ZHOU JY, XU ST, et al. Application of continuous nursing care based on hierarchical diagnosis and treatment mode in Stage Ⅱ cardiac rehabilitation of patients after percutaneous coronary intervention［J］. Front Cardiovasc Med, 2022, 9：11.

［316］CHEN Z, LI M, YIN CH, et al. Effects of cardiac rehabilitation on elderly patients with Chronic heart failure：A meta-analysis and systematic review［J］. PLoS One, 2022, 17（8）：12.

［317］BOZKURT B, FONAROW GC, GOLDBERG LR, et al. Cardiac Rehabilitation for Patients With Heart Failure：JACC Expert Panel［J］. J Am Coll Cardiol, 2021, 77（11）：1454-1469.

［318］CHUN KH, KANG SM. Cardiac Rehabilitation in Heart Failure［J］. Int J Heart Fail, 2021, 3（1）：1-14.

［319］潘海燕，夏轩，陈丽华，等. 远程心电监护指导下家庭运动康复对慢性射血分数降低型心力衰竭患者的疗效及安全性研究［J］. 临床心血管病杂志，2022，38（6）：478-483.

［320］BAO QY, LEI SX, GUO ST, et al. Effect of Traditional Chinese Exercises on Patients with Chronic Heart Failure（TCE-HF）：A Systematic Review and Meta-Analysis［J］. J Clin Med, 2023, 12（6）：15.

［321］DAI MQ, LUO ZY, HU SQ, et al. Effects of traditional Chinese exercises on the rehabilitation of patients with chronic heart failure：A meta-analysis［J］. Front Public Health, 2023, 11：13.

［322］FENG WJ, ZHOU J, LEI Y, et al. Impact of rapid rehabilitation surgery on perioperative nursing in patients undergoing cardiac surgery：A meta-analysis［J］. J Card Surg, 2022, 37（12）：5326-5335.

［323］张振英，孙兴国，席家宁，等. 门诊和住院运动锻炼为核心的整体管理对慢性心力衰竭患者心脏康复治疗效果影响的临床研究［J］. 中国应用生理学杂志，2021，37（1）：89-95.

［324］蒋旭侃，张伟明，马杨，等．基于三级康复网络的冠心病社区康复管理模式对社区冠心病患者的效果分析［J］．中国康复医学杂志，2021，36（7）：827-831.

［325］PIEPOLI MF，HOES AW，AGEWALL S，et al. 2016 European Guidelines on cardio-vascular disease prevention in clinical practice：The Sixth Joint Task Force of the European Society of Cardiology and Other Societies on Cardiovascular Disease Prevention in Clinical Practice（constituted by representatives of 10 societies and by invited experts）Developed with the special contribution of the European Association for Cardiovascular Prevention & Rehabilitation（EACPR）［J］．Eur Heart J，2016，37（29）：2315-2381.

［326］RAMACHANDRAN HJ，JIANG Y，TEO JYC，et al. Technology Acceptance of Home-Based Cardiac Telerehabilitation Programs in Patients With Coronary Heart Disease：Systematic Scoping Review［J］．J Med Internet Res，2022，24（1）：e34657.

［327］鲍志鹏，孙国珍，杨刚，等．互联网＋居家运动康复对心房颤动患者射频消融术后运动耐力及运动依从性的影响［J］．中国康复医学杂志，2021，36（1）：82-85.

［328］郭涛，张建林，李敏，等．基于多学科协作模式下心肺康复对ICU获得性衰弱患者的MRC评分及治疗效果的影响［J］．实用医学杂志，2021，37（5）：676-680.

［329］余中华，谢国省，秦昌龙，等．肺癌合并慢阻肺患者术后运动康复获益探究［J］．中国肺癌杂志，2022，25（1）：14-20.

［330］王丹，李瑾，张明，等．运动训练对晚期肺癌放疗患者心肺运动功能及生存质量影响的临床研究［J］．中国康复医学杂志，2022，37（4）：501-509.

［331］文礼红．6min步行试验在职业性尘肺病患者心肺功能康复治疗应用进展［J］．中国职业医学，2021，48（3）：347-350.

［332］毕丽娜，郑欣，戚艳艳，等．肥胖对2型糖尿病患者心肺耐力的影响研究［J］．中国全科医学，2021，24（27）：3420-3423.

［333］XIANG L，SU Z，LIU Y，et al. Effect of family socioeconomic status on the prognosis of complex congenital heart disease in children：an observational cohort study from China［J］．Lancet Child Adolesc Health，2018，2（6）：430-439.

［334］SAAVEDRA MJ，EYMANN A，PEREZ L，et al. Health related quality of life in children with congenital heart disease that undergo cardiac surgery during their first year of life［J］．Arch Argent Pediatr，2020，118（3）：166-172.

［335］SUNG H，FERLAY J，SIEGEL RL，et al. Global Cancer Statistics 2020：GLOBOCAN Estimates of Incidence and Mortality Worldwide for 36 Cancers in 185 Countries［J］．CA Cancer J Clin，2021，71（3）：209-249.

［336］黄维，杨梦璇，罗泽汝心，等．心肺物理治疗进展和挑战［J］．中国康复医学杂志，2022，37（7）：981-984.

［337］MAENNER MJ，ZACHARY W，ASHLEY RW，et al. Prevalence and Characteristics of Autism Spectrum Disorder Among Children Aged 8 Years-Autism and Developmental Disabilities Monitoring Network，11 Sites，United States，2020［J］．MMWR Surveill Summ，2023，72（2）：1-14.

［338］郑鹏飞，王金武. 3D打印儿童脑瘫下肢矫形器专家共识［J］. 中国矫形外科杂志，2023，31（9）：774-780.

［339］中华医学会儿科学分会发育行为学组，中国医师协会儿科分会儿童保健学组. 中国低龄儿童孤独症谱系障碍早期诊断专家共识［J］. 中华儿科杂志，2022，60（7）：640-646.

［340］柯晓燕，徐秀，陈立，等. 学龄前注意缺陷多动障碍儿童实施行为管理的专家共识［J］. 中国循证儿科杂志，2022，17（4）：274-280.

［341］中国优生优育协会婴幼儿发育专业委员会. 高危新生儿行为神经发育早期干预专家共识［J］. 中国儿童保健杂志，2022，30（3）：233-236.

［342］LI L，LIU L，CHEN F，et al. Clinical effects of oral motor intervention combined with non-nutritive sucking on oral feeding in preterm infants with dysphagia［J］. Jornal de Pediatria，2022，98（6）：635-640.

［343］高淑芝，贾玉凤，李阳，等. 目标－活动－丰富运动疗法对脑性瘫痪高危儿早期干预效果及家长心理健康的影响［J］. 中国康复医学杂志，2022，37（6）：784-788.

［344］贾玉凤，李阳，张双，等. 目标－活动－丰富运动疗法对全面性发育迟缓患儿智能及家长心理健康的疗效研究［J］. 中国康复，2022，37（6）：331-335.

［345］崔珍珍，刘乐，张学敏，等. 目标－活动－运动环境疗法对全面性发育落后的疗效研究［J］. 中国康复医学杂志，2022，36（2）：143-148.

［346］孙贝，丁宁，封敏，等. 以游戏为基础促进交流与行为的干预对孤独症谱系障碍幼儿内向性和外向性行为的作用［J］. 中华行为医学与脑科学杂志，2022，31（9）：798-803.

［347］吴丹萍，任芳，沈理笑，等. 孤独症谱系障碍ImPACT干预方案的改编及适应性调查［J］. 上海交通大学学报（医学版），2022，42（9）：1239-1246.

［348］吴静静，张姝好，夏磊. 阶梯式融合性箱庭疗法对孤独症谱系障碍患儿临床症状、情绪认知及生存质量的影响［J］. 中华行为医学与脑科学杂志，2022，31（9）：804-810.

［349］周玉楠，姜志梅. 孤独症鼠模型海马区脑源性神经营养因子－酪氨酸激酶受体B通路的动态变化研究［J］. 中国康复医学杂志，2022，37（7）：882-886.

［350］李莉莎，张倩，刘欢，等. 视黄酸受体α通过调控视皮质轴突蛋白1参与维生素A缺乏大鼠孤独症样行为的机制研究［J］. 中国当代儿科杂志，2022，24（8）：928-935.

［351］邢庆娜，孙永兵，赵鑫，等. 弥散峰度成像评估低年龄段孤独症谱系障碍男童脑结构改变［J］. 中国医学影像技术，2022，38（2）：182-186.

［352］葛胜男，王勇丽，尹敏敏，等. 脑性瘫痪并发言语障碍的诊断、评估与康复：基于WHO-FICs研究［J］. 中国康复理论与实践，2022，28（6）：637-645.

［353］范桃林，朱乐英，戴金娥，等. 以家庭为中心的任务导向性训练计划对痉挛型脑瘫患儿功能独立性和生活质量的影响［J］. 中华物理医学与康复杂志，2022，44（2）：138-142.

［354］CHEN J，YU X，LUO G. Effects of Transcranial Magnetic Stimulation Combined with Computer-Aided Cognitive Training on Cognitive Function of Children with Cerebral Palsy and Dysgnosia [J]. Comput Math Methods Med, 2022, 26 (8): 1-7.

[355] 张丽, 张玲, 陆芬, 等. 虚拟环境下动作观察口面肌训练治疗脑瘫流涎儿童的疗效观察 [J]. 中华物理医学与康复杂志, 2022, 44 (5): 422-426.

[356] PAUL S, NAHAR A, BHAGAWATI M, et al. A Review on recent advances of cerebral palsy [J]. Oxid Med Cell Longev, 2022, 30 (7): 2622310.

[357] YANG KG, LEE WYW, HUNG ALH, et al. Decreased cortical bone density and mechanical strength with associated elevated bone turnover markers at peri-pubertal peak height velocity: a cross-sectional and longitudinal cohort study of 396 girls with adolescent idiopathic scoliosis [J]. Osteoporos Int, 2022, 33 (3): 725-735.

[358] 王玉娥, 武珊珊, 刘佐相, 等. 赤峰市548名小学生姿势性脊柱侧弯的干预效果 [J]. 中国健康教育, 2022, 38 (10): 888-891＋931.

[359] 赵维维, 万寇, 赖华兵. 计算机辅助制作矫形器矫正青少年特发性脊柱侧弯 [J]. 中国矫形外科杂志, 2022, 30 (11): 983-988.

[360] WONG LPK, CHEUNG PWH, CHEUNG JPY. Supine correction index as a predictor for brace outcome in adolescent idiopathic scoliosis [J]. Bone Joint J, 2022, 104-B (4): 495-503.

[361] 卢跃伦, 骆国钢, 谢海风, 等. 施罗斯疗法联合正骨推拿在青少年特发性脊柱侧弯康复中的疗效研究 [J]. 中国全科医学, 2022, 25 (32): 4059-4064.

[362] MARIA TD, ARMANDA R, CARLA P, et al. Ultrasound assessment of ventilator-induced diaphragmatic dysfunction in paediatrics [J]. Acta Med Port, 2019, 32 (7-8): 520-528.

[363] LIANG F, EMERIAUD G, RASSIER DE, et al. Mechanical ventilation causes diaphragm dysfunction in newborn lambs [J]. Crit Care, 2019, 23 (1): 123.

[364] 刘美华, 彭剑雄, 罗翠, 等. 机械通气患儿早期活动方案的构建及应用研究 [J]. 中华护理杂志, 2022, 57 (8): 901-907.

[365] 刘超宇, 胡继红, 何金华, 等. 精密型摄食训练对重度颅脑外伤吞咽困难患儿康复效果的影响 [J]. 中国医药导报, 2023, 20 (4): 96-99, 107.

[366] 吴龙艳, 戎惠. 口周按摩联合试喂养方法在新生儿窒息致吞咽障碍患儿中的应用效果 [J]. 中华现代护理杂志, 2022, 28 (5): 668-671.

[367] 邱霞, 姜志梅, 孟静, 等. 脑性瘫痪国际功能、残疾和健康分类（儿童与青少年版）核心分类组合简明通用版临床应用的初步研究 [J]. 中国康复医学杂志, 2016, 31 (3): 269-273.

[368] 田伟, 游伟, 徐晓白, 等. 中医康复现代化研究与思考 [J]. 中华中医药杂志, 2022, 37 (10): 5618-5621.

[369] 沈浩冉, 魏高峡, 陈丽珍, 等. 太极拳辅助治疗对轻中度慢性阻塞性肺疾病患者疼痛、认知功能及大脑静息态脑功能的影响 [J]. 中医杂志, 2022, 63 (11): 1051-1057.

[370] 许媚媚, 林美珍, 郑静霞, 等. 早期中医肺康复训练对慢性阻塞性肺疾病急性加重期患者生存质量的影响 [J]. 实用医学杂志, 2022, 38 (19): 2481-2485.

［371］罗志辉，王昆秀，张艳琳，等．"标本配穴"揿针治疗新型冠状病毒肺炎恢复期后遗症疗效观察［J］．中国针灸，2022，42（3）：281-286．

［372］王新婷，贾美君，刘永明．太极拳对射血分数保留的心力衰竭患者临床疗效：随机对照研究［J］．中国中西医结合杂志，2022，42（8）：961-967．

［373］方淑玲，姚桐青，方翠霞，等．八段锦对老年心力衰竭伴衰弱患者的生活质量及运动耐量的影响［J］．中国康复医学杂志，2022，37（1）：108-111．

［374］张巧莉，胡树罡，王磊．太极拳训练对稳定性冠心病患者居家心脏康复的疗效观察［J］．中国运动医学杂志，2022，41（10）：767-772．

［375］李宪伦，王显，吴永健，等．经皮冠状动脉介入术后中西医结合心脏康复专家共识［J］．中国康复医学杂志，2022，37（11）：1517-1528．

［376］何静，汪伍，厉坤鹏，等．六式太极拳训练对脑卒中患者姿势平衡功能的影响［J］．中国康复医学杂志，2022，37（4）：482-487．

［377］赵若男，宋瑞，何丽云，等．中医综合康复方案治疗中风后关节活动障碍前瞻性队列研究［J］．中医杂志，2022，63（21）：2060-2065．

［378］丁勇，赵焰．针刺配合中药冰刺激治疗脑卒中吞咽障碍的疗效观察［J］．世界科学技术-中医药现代化，2022，24（7）：2877-2882．

［379］叶秋萍，刘艳莉，蓝斯霞，等．滑按指拨理筋法结合良肢位摆放治疗脑卒中后肩手综合征的效果［J］．中国老年学杂志，2022，42（20）：5033-5036．

［380］S.C.Bir，M.W.Khan，V.Javalkar et al．Emerging Concepts in Vascular Dementia：A Review［J］．J Stroke Cerebrovasc Dis，2021，30（8）：105864．

［381］彭静，陈曦．"补肾通督，醒脑益智"法电针治疗血管性痴呆80例［J］．中国针灸，2022，42（6）：623-624．

［382］韩琳，苏秀贞，张中原，等．夹脊盘龙刺对肝肾不足证帕金森病运动功能障碍的影响：随机对照试验［J］．中国针灸，2022，42（5）：493-497．

［383］董双双，颜虹杰，董青，等．八段锦训练对帕金森病患者步态和平衡功能改善的影响［J］．康复学报，2022，32（1）：18-24．

［384］孙伟，贾志杰，刘雪辉，等．针刺十二经原穴治疗血液透析相关性低血压的效果及对血管内皮功能的影响［J］．现代中西医结合杂志，2022，31（18）：2555-2558．

［385］张元丽，刘英莲，林子程，等．中医传统运动理论指导下运动管理对MHD患者透析充分性和微炎症状态的影响［J］．中国老年学杂志，2022，42（17）：4210-4214．

［386］汪雪，武平，罗云，等．艾灸治疗类风湿关节炎及对相关负性情绪的影响［J］．中国针灸，2022，42（11）：1221-1225．

［387］展俊平，王慧莲，苗喜云，等．基于TCA循环关键酶测定研究督灸治疗早期强直性脊柱炎患者关节活动度的疗效及机制［J］．世界科学技术-中医药现代化，2022，24（9）：3548-3555．

［388］TAN JY．，MOLASSIOTIS A，SUEN LKP，et al．Effects of auricular acupressure on chemotherapy-induced nausea and vomiting in breast cancer patients：a preliminary randomized controlled trial［J］．BMC Complement Med Ther，2022，22（1）：87．

［389］WEI X，YUAN R，YANG J，et al. Effects of Baduanjin exercise on cognitive function and cancer-related symptoms in women with breast cancer receiving chemotherapy：a randomized controlled trial［J］. Support Care Cancer，2022，30（7）：6079-6091.

［390］田鸿芳，赵吉平. 强弱刺激量针刺对肝郁化火型原发性失眠伴随抑郁焦虑情绪及生活质量影响的随机对照研究［J］. 中华中医药杂志，2022，37（2）：1193-1197.

［391］崔界峰，王绍礼，赵霞，等. 中医针刺疗法治疗伴有顽固性幻听慢性精神分裂症患者功能康复多中心随机对照研究［J］. 中国中西医结合杂志，2022，42（7）：817-821.

［392］党伟利，李伟，马丙祥. 针刺内关穴干预孤独症谱系障碍言语功能的临床研究［J］. 中国康复医学杂志，2022，37（7）：961-963.

［393］王静，刘芸，黄浩宇，等. 针刺对孤独症谱系障碍患儿临床表现及胃肠症状的影响［J］. 中国针灸，2022，42（12）：1373-1376.

［394］ZHANG X，HE B，WANG H，et al. Auricular acupressure for treating early stage of knee osteoarthritis：a randomized，sham-controlled prospective study［J］. QJM，2022，115（8）：525-529.

［395］白杨，宏亚丽，王薇，等. 滞动针针刺肌筋膜激痛点对粘连性肩关节囊炎患者局部软组织结构和温度的影响［J］. 中医杂志，2022，63（13）：1256-1264.

［396］秦中银，陈盼碧，唐徐韵，等. 针刺调节丝裂原活化蛋白激酶通路影响哮喘大鼠肺组织嗜酸性粒细胞凋亡的机制研究［J］. 针刺研究，2022，47（8）：690-695.

［397］王树东，黄医明，郭海清，等. 针刺经筋点对膝关节骨性关节炎Notch信号通路调控机制及Notch1、Notch2、Jagged1、Jagged2蛋白表达的实验研究［J］. 中华中医药学刊，2022，40（11）：33-36.

［398］尹炳琪，李星，武峻艳，等. 针刺督脉对AD大鼠海马区葡萄糖代谢及cAMP/PKA信号通路的影响机制［J］. 时珍国医国药，2022，33（5）：1264-1267.

［399］王煜，赵岚，阚伯红，等. 针刺对SAMP8小鼠神经干细胞活性、STAT3蛋白水平的影响及作用机制［J］. 中国老年学杂志，2022，42（9）：2196-2201.

［400］陈勇，杜忠衡，陈海燕，等. 分期针刺对缺血性脑卒中患者血清irisin水平及神经功能康复的影响［J］. 中国针灸，2022，42（8）：857-862.

［401］霍苗，陈义磊，张颖颖，等. 推拿干预慢性下腰痛即刻脑代谢临床研究［J］. 中国中西医结合杂志，2022，42（7）：811-816.

［402］田思玮，宋军，闪增郁，等. 基于红外成像探究"双手托天理三焦"的即刻效应［J］. 时珍国医国药，2022，33（8）：1919-1921.

［403］赵舒梅，龚晓燕，胡骏，等. 基于血清代谢组学与网络药理学研究咳喘停穴位贴敷治疗哮喘的效应物质与作用机制［J］. 中国中药杂志，2022，47（24）：6780-6793.

［404］樊瑜波. 康复工程研究与康复辅具创新［J］. 科技导报，2019，37（22）：6-7.

［405］陶春静，晏箐阳，马俪芳，等. 残疾人智能移动助行器的发展现状及趋势［J］. 科技导报，2019，37（22）：37-50.

［406］方新，李高峰，熊宝林，等. 康复辅助器具服务模式与人才队伍建设［J］. 中国康复医学杂志，2018，33（2）：211-214.

[407] 季林红. 中国康复辅具产业的现代化 [J]. 残疾人研究, 2021（2）: 2.

[408] 赵彦军, 李剑, 苏鹏, 等. 我国康复辅具创新设计与展望 [J]. 包装工程, 2020, 41（8）: 14-22.

[409] 葛延风, 王列军, 冯文猛, 等. 我国健康老龄化的挑战与策略选择 [J]. 管理世界, 2020, 36（4）: 86-96.

[410] 王羽, 陶春静. 康复辅助器具的居家康复环境需求及发展趋势——访北京航空航天大学生物医学工程高精尖中心研究员陶春静 [J]. 建筑技艺, 2020, 26（10）: 14-15.

[411] 李翠, 于随然. 面向脑卒中恢复期患者的上肢外骨骼主动式力量训练器的设计 [J]. 机械设计与研究, 2019, 35（4）: 5-10.

[412] 张雷雨, 李剑锋, 刘钧辉, 等. 上肢康复外骨骼的设计与人机相容性分析 [J]. 机械工程学报, 2018, 54（5）: 19-28.

[413] ZHANG L Y, LI J F, LIU J H, et al. Design and human-machine compatibility analysis of Co-Exos for upper-limb rehabilitation [J]. Journal of Mechanical Engineering, 2018, 54（5）: 19-28.

[414] 丛明, 毕聪, 王明昊, 等. 面向手功能康复训练的软体机器人设计 [J]. 中国机械工程, 2022, 33（8）: 883-889.

[415] HUANG R, CHENG H, QIU J, et al. Learning physical human robot interaction with coupled cooperative primitives for a lower exoskeleton [J]. IEEE Transaction on Automation Science and Technology, 2019, 16（4）: 1566-1574.

[416] WANG Y L, CHENG H, QIU J, et al. The AIDER system and its clinical application [J]. Science China: Information Sciences, 2021, 64.

[417] ZOU, CHAOBIN, et al. Adaptive gait planning for walking assistance lower limb exoskeletons in slope scenarios. [C] //2019 International Conference on Robotics and Automation（ICRA）. IEEE, 2019.

[418] ZHINAN PENG, RUI LUO, RUI HUANG, et al. Data-Driven Reinforcement Learning for Walking Assistance Control of a Lower Limb Exoskeleton with Hemiplegic Patients [C] //2020 IEEE International Conference on Robotics and Automation（ICRA）. IEEE, 2020: 9065-9071.

[419] 吴琼, 任诗媛, 乐赞, 等. 脑机接口综合康复训练对亚急性期脑卒中疗效的静息态功能磁共振研究 [J]. 中国康复理论与实践, 2020, 26（1）: 77-84.

[420] WANG H, LIU C, XI N, et al. Huatuo: Tuning llama model with chinese medical knowledge [J]. arXiv preprint arXiv: 2304. 06975, 2023.

[421] 吴龙强, 黄倩倩, 金韵, 等. VR/AR康复训练对早期脑梗死患者上肢运动功能的影响及其弥散张量成像研究 [J]. 温州医科大学学报, 2023, 53（5）: 364-369.

[422] 李飞云. 掩藏在游戏背后的"数字药" [J]. 信息化建设, 2019（9）: 36-37.

[423] 温鸿源, 李力强, 龙洁珍, 等. 3D虚拟现实技术对脑卒中记忆功能障碍患者疗效及～1H-MRS的影响 [J]. 中国老年学杂志, 2017, 37（1）: 100-102.

[424] 杨荣, 王萍, 常海霞. 基于虚拟现实技术的综合干预对老年脑卒中后抑郁患者生活质

量的改善作用［J］. 中国老年学杂志，2020，40（23）：5077-5079.

［425］张红利，车文生，楚娜娜. 头针联合虚拟情景互动训练对脑卒中患者功能康复的影响
［J］. 中国老年学杂志，2019，39（20）：4902-4906.

［426］ZHANG Y，WANG Z，GE Q，et al. Soft Exoskeleton Mimics Human Cough for Assisting the Expectoration Capability of SCI Patients［J］IEEE Trans Neural Syst Rehabil Eng，2022，30：936-946.

［427］Peng C，Peng W，Feng W，et al. EEG Correlates of Sustained Attention Variability during Discrete Multi-finger Force Control Tasks［J］. IEEE Transactions on Haptics，2021，14（3）：526-537.

［428］WANG D，LI T，AFZA N，et al. Haptics-mediated Approaches for Enhancing Sustained Attention：Framework and Challenges［J］. Sci China Inf Sci，2020.

［429］王晓晓，郭清. 基于CiteSpace的近十年我国医养结合研究热点及发展趋势分析［J］. 中国全科医学，2021（1）：92-97.

［430］庞庆泉，李悦，赵云，等. 医养康养相结合服务延伸居家养老模式比较与优化研究
［J］. 中国医院，2023，27（2）：59-63.

附录A 2018—2022年中国康复医学相关政策

序号	成文日期	颁布机构	标题	文号
1	2018年1月14日	国务院办公厅	关于改革完善全科医生培养与使用激励机制的意见	国办发〔2018〕3号
2	2018年3月29日	国家卫生健康委员会办公厅	关于做好2018年家庭医生签约服务工作的通知	国卫办基层函〔2018〕209号
3	2018年4月1日	国务院	关于落实《政府工作报告》重点工作部门分工的意见	国发〔2018〕9号
4	2018年4月27日	国家卫生健康委员会	关于印发母婴安全行动计划（2018—2020年）和健康儿童行动计划（2018—2020年）的通知	国卫妇幼发〔2018〕9号
5	2018年6月15日	中国共产党中央委员会、国务院	关于打赢脱贫攻坚战三年行动的指导意见	—
6	2018年6月21日	国家卫生健康委员会、国家发展和改革委员会、教育部、民政部、财政部、人力资源社会保障部、市场监督管理总局、中国银行保险监督管理委员会、国家中医药管理局、中国残疾人联合会、中央军事委员会后勤保障部	关于促进护理服务业改革与发展的指导意见	国卫医发〔2018〕20号
7	2018年6月21日	国务院	关于建立残疾儿童康复救助制度的意见	国发〔2018〕20号
8	2018年7月6日	中国残疾人联合会	关于认真贯彻落实《关于建立残疾儿童康复救助制度的意见》的通知	—

序号	成文日期	颁布机构	标题	文号
9	2018年7月12日	国家中医药管理局、国家民族事务委员会、国家发展和改革委员会、教育部、科学技术部、财政部、人力资源和社会保障部、商务部、文化和旅游部、国家卫生健康委员会、国家医疗保障局、国家药品监督管理局、国家知识产权局	关于加强新时代少数民族医药工作的若干意见	国中医药医政发〔2018〕15号
10	2018年7月18日	国务院办公厅	关于改革完善医疗卫生行业综合监管制度的指导意见	国办发〔2018〕63号
11	2018年8月7日	国家卫生健康委员会、国家中医药管理局	关于进一步做好分级诊疗制度建设有关重点工作的通知	国卫医发〔2018〕28号
12	2018年8月20日	国务院办公厅	关于印发深化医药卫生体制改革2018年下半年重点工作任务的通知	国办发〔2018〕83号
13	2018年10月17日	国家卫生健康委员会、国家发展和改革委员会、财政部、国家医疗保障局、国务院扶贫办	关于印发健康扶贫三年攻坚行动实施方案的通知	国卫财务发〔2018〕38号
14	2018年11月16日	国家卫生健康委员会、中央委员会政法委员会、中宣部、教育部、公安部、民政部、司法部、财政部、国家信访局、中国残疾人联合会	关于印发全国社会心理服务体系建设试点工作方案的通知	国卫疾控发〔2018〕44号
15	2018年11月21日	民政部	关于贯彻落实《国务院关于建立残疾儿童康复救助制度的意见》的通知	民函〔2018〕154号
16	2018年12月17日	民政部、国家发展和改革委员会、财政部、中国残疾人联合会	关于开展康复辅助器具社区租赁服务试点的通知	民发〔2018〕152号
17	2019年1月16日	中国残疾人联合会办公厅	关于学习陕西等地经验做好2019年残疾人精准康复服务工作的通知	—
18	2019年3月29日	国务院办公厅	关于推进养老服务发展的意见	国办发〔2019〕5号

续　表

序号	成文日期	颁布机构	标题	文号
19	2019年3月29日	国务院	关于落实《政府工作报告》重点工作部门分工的意见	国发〔2019〕8号
20	2019年4月12日	中国残疾人联合会办公厅	关于做好国家建档立卡贫困残疾人康复工作的通知	残联厅函〔2019〕109号
21	2019年4月23日	国家卫生健康委员会办公厅	关于做好2019年家庭医生签约服务工作的通知	国卫办基层函〔2019〕388号
22	2019年4月25日	民政部、财政部、国家卫生健康委员会、国务院扶贫办、中国残疾人联合会	关于在脱贫攻坚中做好贫困重度残疾人照护服务工作的通知	民发〔2019〕33号
23	2019年4月30日	民政部、教育部、公安部、司法部、财政部、人力资源社会保障部、国务院妇儿工委办公室、共青团中央、中华全国妇女联合会、中国残疾人联合会	关于进一步健全农村留守儿童和困境儿童关爱服务体系的意见	民发〔2019〕34号
24	2019年5月15日	国家卫生健康委员会、国家中医药管理局	关于推进紧密型县域医疗卫生共同体建设的通知	国卫基层函〔2019〕121号
25	2019年5月23日	国务院办公厅	关于印发深化医药卫生体制改革2019年重点工作任务的通知	国办发〔2019〕28号
26	2019年6月10日	国家卫生健康委员会、国家发展和改革委员会、科技部、财政部、人力资源社会保障部、自然资源部、住房城乡建设部、国家市场监督和管理总局、国家医疗保障局、中国银行保险监督管理委员会	关于印发促进社会办医持续健康规范发展意见的通知	国卫医发〔2019〕42号
27	2019年6月18日	民政部、国家发展和改革委员会、财政部、中国残疾人联合会	关于确定康复辅助器具社区租赁服务试点地区的通知	民函〔2019〕61号
28	2019年6月24日	国务院	关于实施健康中国行动的意见	国发〔2019〕13号
29	2019年7月9日	健康中国行动推进委员会	健康中国行动(2019—2030年)	—

序号	成文日期	颁布机构	标题	文号
30	2019年7月15日	中国残疾人联合会、民政部、国家卫生健康委员会、国务院扶贫办	关于印发《残疾人基本康复服务目录(2019年版)》的通知	—
31	2019年8月10日	国务院办公厅	关于印发体育强国建设纲要的通知	国办发〔2019〕40号
32	2019年9月5日	教育部办公厅、国家发展和改革委员会办公厅、民政部办公厅、商务部办公厅、国家卫生健康委员会办公厅、国家中医药管理局办公室、中华全国妇女联合会办公厅	关于教育支持社会服务产业发展提高紧缺人才培养培训质量的意见	教职成厅〔2019〕3号
33	2019年10月20日	中国共产党中央委员会、国务院	关于促进中医药传承创新发展的意见	—
34	2019年10月23日	国家卫生健康委员会、民政部、国家发展和改革委员会、教育部、财政部、人力资源社会保障部、自然资源部、住房城乡建设部、国家市场监督和管理总局、国家医疗保障局、国家中医药管理局、全国老龄办	关于深入推进医养结合发展的若干意见	国卫老龄发〔2019〕60号
35	2019年10月28日	国家卫生健康委员会、国家发展和改革委员会、教育部、民政部、财政部、人力资源社会保障部、国家医疗保障局、国家中医药管理局	关于建立完善老年健康服务体系的指导意见	国卫老龄发〔2019〕61号
36	2019年11月15日	国家卫生健康委员会办公厅	关于开展加速康复外科试点工作的通知	国卫办医函〔2019〕833号
37	2019年11月25日	中国残疾人联合会、民政部、国家卫生健康委员会	关于印发《残疾人社区康复工作标准》的通知	—
38	2019年12月5日	国家卫生健康委员会办公厅、国家中医药管理局办公室	关于加强老年护理服务工作的通知	国卫办医发〔2019〕22号
39	2019年12月28日	全国人民代表大会常务委员会	中华人民共和国基本医疗卫生与健康促进法	—
40	2020年2月25日	中国共产党中央委员会、国务院	关于深化医疗保障制度改革的意见	—

续　表

序号	成文日期	颁布机构	标题	文号
41	2020年7月8日	国家卫生健康委员会	关于全面推进社区医院建设工作的通知	国卫基层发〔2020〕12号
42	2020年7月9日	国家卫生健康委员会、国家中医药管理局	关于印发医疗联合体管理办法（试行）的通知	国卫医发〔2020〕13号
43	2020年7月10日	民政部、国家发展和改革委员会、财政部、住房和城乡建设部、国家卫生健康委员会、中国银行保险监督管理委员会、国务院扶贫办、中国残疾人联合会、全国老龄办	关于加快实施老年人居家适老化改造工程的指导意见	民发〔2020〕86号
44	2020年7月16日	国务院办公厅	关于印发深化医药卫生体制改革2020年下半年重点工作任务的通知	国办发〔2020〕25号
45	2020年8月25日	中国共产党中央委员会办公厅、国务院办公厅	关于改革完善社会救助制度的意见	—
46	2020年9月11日	工业和信息化部、中国残疾人联合会	关于推进信息无障碍的指导意见	工信部联信管〔2020〕146号
47	2020年9月28日	国家卫生健康委员会、国家发展和改革委员会、教育部、财政部、人力资源社会保障部、国家中医药管理局、国家医疗保障局	关于印发加强和完善精神专科医疗服务意见的通知	—
48	2020年10月9日	人力资源社会保障部、民政部、财政部、商务部、中华全国妇女联合会	关于实施康养职业技能培训计划的通知	人社部发〔2020〕73号
49	2020年10月14日	国家医疗保障局办公室	关于印发区域点数法总额预算和按病种分值付费试点工作方案的通知	医保办发〔2020〕45号
50	2020年11月26日	教育部、国家卫生健康委员会、国家中医药管理局	关于深化医教协同进一步推动中医药教育改革与高质量发展的实施意见	教高〔2020〕6号
51	2020年11月26日	国务院办公厅	关于建立健全养老服务综合监管制度促进养老服务高质量发展的意见	国办发〔2020〕48号

续　表

序号	成文日期	颁布机构	标题	文号
52	2020年12月1日	国家卫生健康委员会、国家中医药管理局	关于开展建设老年友善医疗机构工作的通知	国卫老龄函〔2020〕457号
53	2020年12月14日	国务院办公厅	关于促进养老托育服务健康发展的意见	国办发〔2020〕52号
54	2020年12月15日	国家中医药管理局、国家卫生健康委员会、国家体育总局、国家医疗保障局、中国残疾人联合会、中央军事委员会后勤保障部	关于印发中医药康复服务能力提升工程实施方案（2021—2025年）的通知	国中医药医政发〔2020〕4号
55	2020年12月16日	中国共产党中央委员会、国务院	关于实现巩固拓展脱贫攻坚成果同乡村振兴有效衔接的意见	—
56	2020年12月17日	民政部、国家发展和改革委员会、科学技术部、工业和信息化部、财政部、国家市场监督管理总局、中国残疾人联合会	关于开展康复辅助器具产业第二批国家综合创新试点的通知	民发〔2020〕149号
57	2020年12月17日	国家卫生健康委员会办公厅、国家中医药管理局办公室	关于加强老年人居家医疗服务工作的通知	国卫办医发〔2020〕24号
58	2020年12月18日	人力资源社会保障部、工业和信息化部、财政部、住房城乡建设部、交通运输部、国家卫生健康委员会、应急管理部、中华全国总工会	关于印发工伤预防五年行动计划(2021—2025年)的通知	人社部发〔2020〕90号
59	2020年12月25日	民政部、财政部、人力资源和社会保障部、国家卫生健康委员会、中国残疾人联合会	关于积极推行政府购买精神障碍社区康复服务工作的指导意见	民发〔2020〕148号
60	2020年12月28日	民政部、国家发展和改革委员会、教育部、科技部、工业和信息化部、司法部、财政部、人力资源社会保障部、商务部、国家卫生健康委员会、人民银行、海关总署、税务总局、国家市场监督和管理总局、统计局、国家医疗保障局、中国银行保险监督管理委员会、证券监督管理委员会、国家中医药管理局、国家药品监督管理局、国家知识产权局、中国残疾人联合会	关于印发支持康复辅助器具产业国家综合创新试点工作政策措施清单的通知	民发〔2020〕150号

续 表

序号	成文日期	颁布机构	标题	文号
61	2020年12月28日	民政部、国家卫生健康委员会、中国残疾人联合会	关于印发《精神障碍社区康复服务工作规范》的通知	民发〔2020〕147号
62	2021年1月24日	国务院	关于新时代支持革命老区振兴发展的意见	国发〔2021〕3号
63	2021年2月1日	国家卫生健康委员会、国家发展和改革委员会、工业和信息化部、民政部、财政部、人力资源社会保障部、生态环境部、住房和城乡建设部、农业农村部、国家医疗保障局、国家中医药管理局、国家乡村振兴局、中央军事委员会后勤保障部	关于印发巩固拓展健康扶贫成果同乡村振兴有效衔接实施意见的通知	国卫扶贫发〔2021〕6号
64	2021年2月10日	民政部	关于巩固拓展民政领域脱贫攻坚成果同乡村振兴有效衔接的实施意见	民发〔2021〕16号
65	2021年3月11日	全国人民代表大会	中华人民共和国国民经济和社会发展第十四个五年规划和2035年远景目标纲要	—
66	2021年3月19日	国务院	关于落实《政府工作报告》重点工作分工的意见	国发〔2021〕6号
67	2021年4月2日	健康中国行动推进委员会办公室	关于印发健康中国行动2021年工作要点的通知	国健推委办发〔2021〕1号
68	2021年4月20日	国家卫生健康委员会、国家中医药管理局	关于印发推进妇幼健康领域中医药工作实施方案（2021—2025年）的通知	国卫妇幼函〔2021〕86号
69	2021年5月11日	民政部、中央编办、国家发展和改革委员会、教育部、公安部、财政部、人力资源社会保障部、住房城乡建设部、国家卫生健康委员会、应急部、国家市场监督和管理总局、国家医疗保障局、中央军委国防动员部、中国残疾人联合会	关于进一步推进儿童福利机构优化提质和创新转型高质量发展的意见	民发〔2021〕44号

序号	成文日期	颁布机构	标题	文号
70	2021年5月14日	国务院办公厅	关于推动公立医院高质量发展的意见	国办发〔2021〕18号
71	2021年5月24日	民政部、国家发展和改革委员会	关于印发《"十四五"民政事业发展规划》的通知	民发〔2021〕51号
72	2021年5月24日	国务院办公厅	关于印发深化医药卫生体制改革2021年重点工作任务的通知	国办发〔2021〕20号
73	2021年6月6日	国务院未成年人保护工作领导小组	关于印发《国务院未成年人保护工作领导小组关于加强未成年人保护工作的意见》的通知	国未保组〔2021〕1号
74	2021年6月8日	国家卫生健康委员会办公厅、国家中医药管理局办公室	关于加快推进社区医院建设的通知	国卫办基层函〔2021〕317号
75	2021年6月8日	国家卫生健康委员会、国家发展和改革委员会、教育部、民政部、财政部、国家医疗保障局、国家中医药管理局、中国残疾人联合会	关于印发加快推进康复医疗工作发展意见的通知	国卫医发〔2021〕19号
76	2021年6月11日	中国残疾人联合会办公厅	关于进一步做好残疾儿童康复救助经办服务工作的通知	—
77	2021年7月8日	国务院	关于印发"十四五"残疾人保障和发展规划的通知	国发〔2021〕10号
78	2021年7月12日	国家药品监督管理局	关于发布医用康复器械通用名称命名指导原则等6项指导原则的通告	国家药监局通告2021年第48号
79	2021年7月20日	中国残疾人联合会办公厅	关于确定第一批全国残联系统康复专业技术人员国家级规范化培训基地的通知	残联厅函〔2021〕220号
80	2021年8月16日	中国残疾人联合会、教育部、民政部、人力资源和社会保障部、国家卫生健康委员会、国家医疗保障局	关于印发"十四五"残疾人康复服务实施方案的通知	—

续 表

序号	成文日期	颁布机构	标题	文号
81	2021年9月8日	国务院	关于印发中国妇女发展纲要和中国儿童发展纲要的通知(2021)	国发〔2021〕16号
82	2021年9月23日	国务院办公厅	关于印发"十四五"全民医疗保障规划的通知	国办发〔2021〕36号
83	2021年9月30日	国家发展和改革委员会、国务院妇儿工委办公室、住房城乡建设部、中央宣传部、中央网信办、教育部、公安部、民政部、财政部、自然资源部、生态环境部、交通运输部、文化和旅游部、国家卫生健康委员会、应急部、国家市场监督和管理总局、广电总局、体育总局、国家医疗保障局、国家林草局、共青团中央、中华全国妇女联合会、中国残疾人联合会	关于推进儿童友好城市建设的指导意见	发改社会〔2021〕1380号
84	2021年10月8日	国务院深化医药卫生体制改革领导小组	关于深入推广福建省三明市经验深化医药卫生体制改革的实施意见	国医改发〔2021〕2号
85	2021年10月13日	国务院办公厅	转发国家发展改革委关于推动生活性服务业补短板上水平提高人民生活品质若干意见的通知	国办函〔2021〕103号
86	2021年10月21日	国家卫生健康委员会办公厅	关于开展康复医疗服务试点工作的通知	国卫办医函〔2021〕536号
87	2021年10月28日	中国残疾人联合会、民政部、国家卫生健康委员会	关于印发《残疾儿童康复救助定点服务机构协议管理实施办法(试行)》的通知	—
88	2021年10月29日	国家卫生健康委员会	关于印发健康儿童行动提升计划(2021—2025年)的通知	国卫妇幼发〔2021〕33号
89	2021年10月29日	国家卫生健康委员会办公厅	关于推广三明市分级诊疗和医疗联合体建设经验的通知	国卫办医函〔2021〕547号

序号	成文日期	颁布机构	标题	文号
90	2021年11月12日	国务院	关于印发"十四五"推进农业农村现代化规划的通知	国发〔2021〕25号
91	2021年11月18日	中国共产党中央委员会、国务院	关于加强新时代老龄工作的意见	一
92	2021年11月26日	民政部、国家开发银行	关于"十四五"期间利用开发性金融支持养老服务体系建设的通知	民发〔2021〕94号
93	2021年12月7日	国家卫生健康委员会、中国共产党中央委员会宣传部、国家发展和改革委员会、教育部、科技部、工业和信息化部、民政部、财政部、人力资源社会保障部、生态环境部、住房城乡建设部、应急管理部、国务院国资委、国家市场监督和管理总局、国家医疗保障局、国家矿山安监局、全国总工会	关于印发国家职业病防治规划(2021—2025年)的通知	国卫职健发〔2021〕39号
94	2021年12月14日	国家医疗保障局、国家中医药管理局	关于医保支持中医药传承创新发展的指导意见	医保函〔2021〕229号
95	2021年12月14日	国务院办公厅	国务院办公厅关于印发国家残疾预防行动计划(2021—2025年)的通知	国办发〔2021〕50号
96	2021年12月27日	国务院办公厅	关于印发"十四五"城乡社区服务体系建设规划的通知	国办发〔2021〕56号
97	2021年12月30日	国务院	关于印发"十四五"国家应急体系规划的通知	国发〔2021〕36号
98	2021年12月30日	国务院	关于印发"十四五"国家老龄事业发展和养老服务体系规划的通知	国发〔2021〕35号
99	2021年12月31日	国家卫生健康委员会、全国老龄办、国家中医药管理局	关于全面加强老年健康服务工作的通知	国卫老龄发〔2021〕45号
100	2021年12月31日	国务院办公厅	关于转发教育部等部门"十四五"特殊教育发展提升行动计划的通知	国办发〔2021〕60号

续　表

序号	成文日期	颁布机构	标题	文号
101	2022年2月3日	全国老龄工作委员会	关于印发贯彻落实《中共中央、国务院关于加强新时代老龄工作的意见》任务分工方案的通知	全国老龄委发〔2022〕1号
102	2022年2月7日	国家卫生健康委员会、教育部、科技部、工业和信息化部、财政部、人力资源社会保障部、住房和城乡建设部、退役军人事务部、国家市场监督和管理总局、广电总局、体育总局、国家医疗保障局、中国银行保险监督管理委员会、国家中医药管理局、中国残疾人联合会	关于印发"十四五"健康老龄化规划的通知	国卫老龄发〔2022〕4号
103	2022年3月3日	国家卫生健康委员会、财政部、人力资源社会保障部、国家医疗保障局、国家中医药管理局、疾控局	关于推进家庭医生签约服务高质量发展的指导意见	国卫基层发〔2022〕10号
104	2022年3月3日	国务院办公厅	国务院办公厅关于印发"十四五"中医药发展规划的通知	国办发〔2022〕5号
105	2022年3月8日	国家中医药管理局、国家卫生健康委员会、国家发展和改革委员会、教育部、财政部、人力资源社会保障部、文化和旅游部、国家医疗保障局、国家药品监督管理局、中央军事委员会后勤保障部卫生局	关于印发基层中医药服务能力提升工程"十四五"行动计划的通知	国中医药医政发〔2022〕3号
106	2022年3月21日	国务院	关于落实《政府工作报告》重点工作分工的意见	国发〔2022〕9号
107	2022年3月23日	国家卫生健康委员会、国家发展和改革委员会、民政部、财政部、住房城乡建设部、应急部、国家医疗保障局、国家中医药管理局、中国残疾人联合会	关于开展社区医养结合能力提升行动的通知	国卫老龄函〔2022〕53号
108	2022年3月23日	健康中国行动推进委员会办公室	关于印发健康中国行动2022年工作要点的通知	国健推委办发〔2022〕2号

序号	成文日期	颁布机构	标题	文号
109	2022年3月25日	国务院办公厅	关于印发促进残疾人就业三年行动方案（2022—2024年）的通知	国办发〔2022〕6号
110	2022年4月2日	国家卫生健康委员会	关于印发贯彻2021—2030年中国妇女儿童发展纲要实施方案的通知	国卫妇幼函〔2022〕56号
111	2022年4月27日	国务院办公厅	关于印发"十四五"国民健康规划的通知	国办发〔2022〕11号
112	2022年4月29日	国家国家卫生健康委员会	关于印发《全国护理事业发展规划（2021—2025年）》的通知	国卫医发〔2022〕15号
113	2022年5月4日	国务院办公厅	关于印发深化医药卫生体制改革2022年重点工作任务的通知	国办发〔2022〕14号
114	2022年5月11日	国家卫生健康委员会办公厅	关于印发超声诊断等5个专业医疗质量控制指标（2022年版）的通知	国卫办医函〔2022〕161号
115	2022年6月15日	中国残疾人联合会办公厅	关于印发《残联系统康复机构业务规范建设评估指南（试行）》的通知	—
116	2022年7月5日	民政部、国家发展和改革委员会、教育部、公安部、司法部、财政部、人力资源社会保障部、住房城乡建设部、交通运输部、农业农村部、文化和旅游部、国家卫生健康委员会、退役军人部、应急部、体育总局、国家医疗保障局	关于健全完善村级综合服务功能的意见	民发〔2022〕56号
117	2022年7月12日	民政部、国家市场监督管理总局	关于全面推进新时代民政标准化工作的意见	民发〔2022〕58号
118	2022年7月18日	国家卫生健康委员会、国家发展和改革委员会、教育部、民政部、财政部、人力资源社会保障部、自然资源部、住房城乡建设部、应急部、国家市场监督和管理总局、国家医疗保障局	关于进一步推进医养结合发展的指导意见	国卫老龄发〔2022〕25号

续 表

序号	成文日期	颁布机构	标题	文号
119	2022年8月2日	退役军人事务部、国家发展和改革委员会、民政部、财政部、住房和城乡建设部、国家卫生健康委员会	退役军人事务部等6部门关于进一步做好移交政府安置的军队离休退休干部养老服务工作的通知	退役军人部发〔2022〕61号
120	2022年8月3日	国家卫生健康委员会	关于印发"十四五"卫生健康人才发展规划的通知	国卫人发〔2022〕27号
121	2022年8月29日	国家发展和改革委员会、教育部、科技部、民政部、财政部、人力资源社会保障部、住房城乡建设部、国家卫生健康委员会、人民银行、国资委、税务总局、国家市场监督和管理总局、中国银行保险监督管理委员会	国家发展改革委等部门印发《养老托育服务业纾困扶持若干政策措施》的通知	发改财金〔2022〕1356号
122	2022年9月27日	民政部、中央委员会政法委员会、中央文明办、教育部、财政部、住房城乡建设部、农业农村部、国家卫生健康委员会、中国残疾人联合会、全国老龄办	关于开展特殊困难老年人探访关爱服务的指导意见	民发〔2022〕73号
123	2022年10月14日	国家中医药管理局	关于印发《"十四五"中医药人才发展规划》的通知	国中医药人教发〔2022〕7号
124	2022年10月25日	体育总局、国家发展和改革委员会、工业和信息化部、自然资源部、住房城乡建设部、文化和旅游部、林草局、国铁集团	关于印发《户外运动产业发展规划（2022—2025年）》的通知	—
125	2022年10月28日	工业和信息化部、教育部、文化和旅游部、广电总局、体育总局	关于印发《虚拟现实与行业应用融合发展行动计划（2022—2026年 ）》的通知	工信部联电子〔2022〕148号

序号	成文日期	颁布机构	标题	文号
126	2022年11月1日	国家市场监督和管理总局、网信办、国家发展和改革委员会、科技部、工业和信息化部、民政局、财政部、住房城乡建设部、交通运输部、农业农村部、商务部、文化和旅游部、国家卫生健康委员会、人民银行、国资委、税务总局、中国银行保险监督管理委员会、中华全国工商业联合会	关于印发进一步提高产品、工程和服务质量行动方案（2022—2025年）的通知	国市监质发〔2022〕95号
127	2022年11月7日	国家卫生健康委员会、国家中医药管理局、国家疾病预防控制局	关于印发"十四五"全民健康信息化规划的通知	国卫规划发〔2022〕30号
128	2022年11月15日	中国残疾人联合会、教育部、中央编办、国家发展和改革委员会、财政部、人力资源和社会保障部、住房和城乡建设部	关于印发《残疾人中等职业学校设置标准》的通知	—
129	2022年11月30日	国务院国资委、国家卫生健康委员会、中央编办、国家发展和改革委员会、教育部、科技部、民政部、财政部、人力资源社会保障部、自然资源部、商务部、国家医疗保障局、国家中医药管理局	关于印发《支持国有企业办医疗机构高质量发展工作方案》的通知	国资发改革〔2022〕77号
130	2022年12月5日	国家卫生健康委员会办公厅	关于印发委属（管）医院分院区建设管理办法（试行）的通知	国卫办规划发〔2022〕15号
131	2022年12月29日	民政部、财政部、国家卫生健康委员会、中国残疾人联合会	关于开展"精康融合行动"的通知	民发〔2022〕104号